AF377223

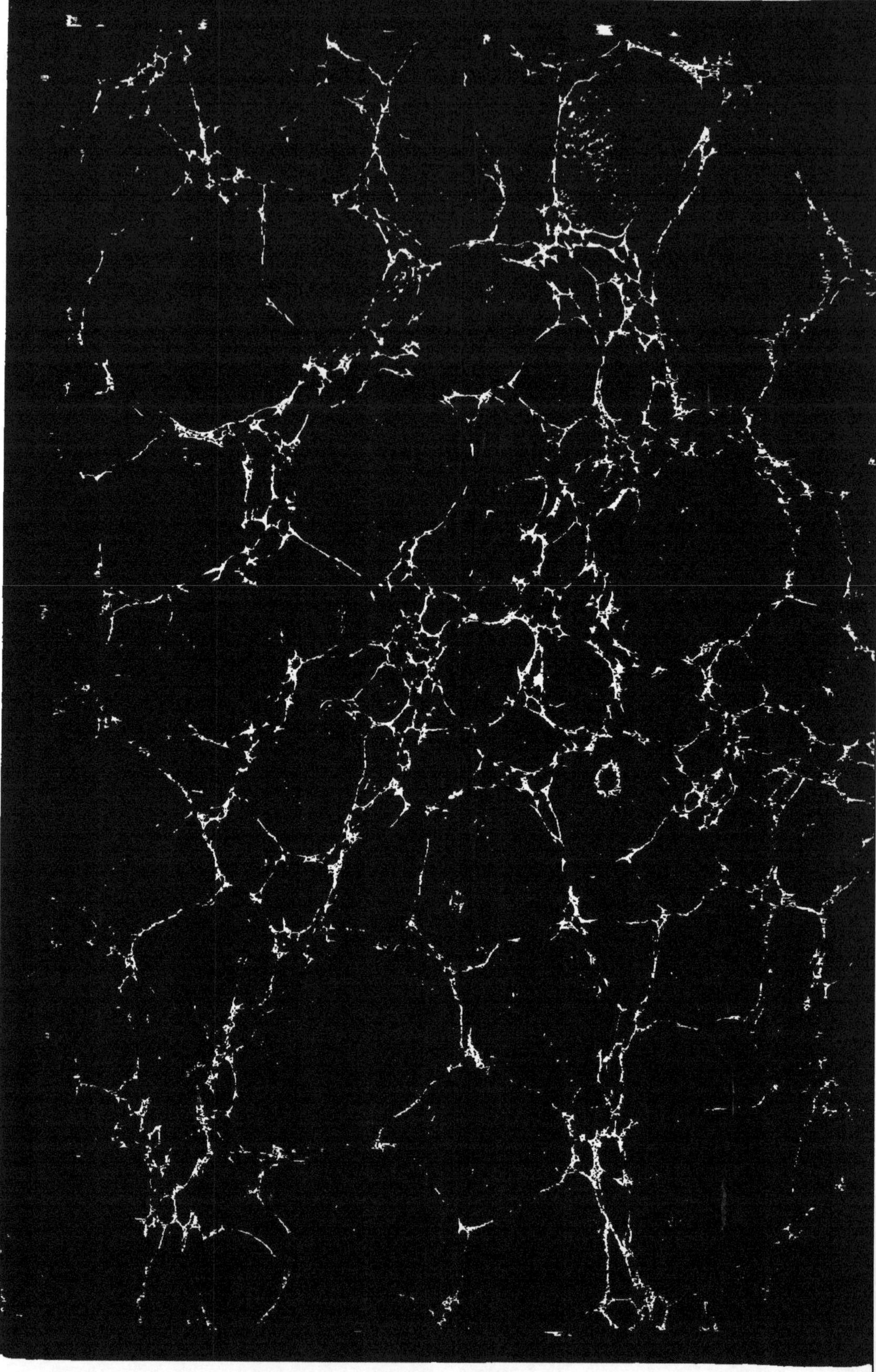

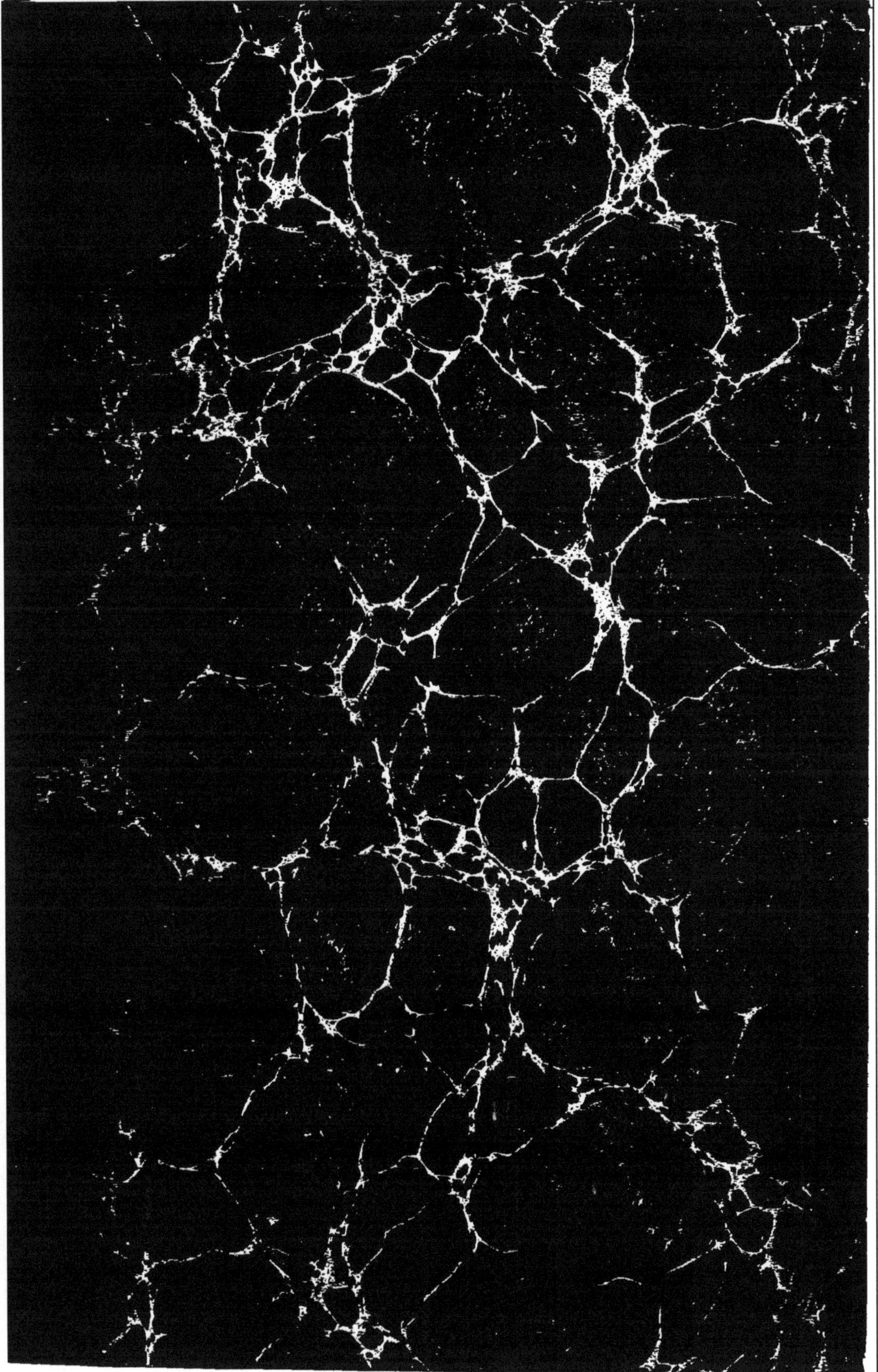

44

TRAITÉ

DE

MÉDECINE LÉGALE

CRIMINELLE,

Par Jacques POILROUX,

DOCTEUR EN MÉDECINE, MEMBRE DE L'ACADÉMIE ROYALE DE MÉDECINE
DE PARIS, ET DE PLUSIEURS SOCIÉTÉS LITTÉRAIRES OU MÉDICALES ;
MÉDECIN DES ÉPIDÉMIES DE L'ARRONDISSEMENT
DE CASTELLANE (BASSES-ALPES).

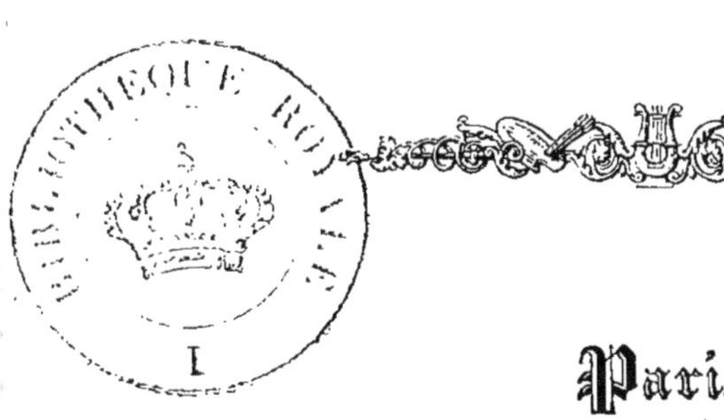

Paris.

CHEZ LEVRAULT, LIBRAIRE,

Rue de la Harpe, N° 81.

1834.

A Monsieur

Le Procureur Général

en la Cour Royale d'Aix

(Bouches-du-Rhône).

Hommage d'un ami de la justice

et de l'humanité.

Au Magistrat zélé, protecteur de l'innocence

et vengeur du crime.

J. POILROUX.

AVANT-PROPOS.

L'un de mes rapports sur l'infanticide, qui parût aux assises des Basses-Alpes il y a environ quinze ans, fixa l'attention des magistrats, des hommes de loi, et, j'ose dire, des gens de l'art. On lui accorda l'honneur d'une triple lecture.

Cherchant la cause d'un succès si inattendu, j'acquis la conviction que les organes de la justice, peu habitués à voir dans les assises des actes de médecine légale en rapport avec les circonstances graves qui en nécessitent l'em-

ploi, furent étonnés d'entendre un procès-verbal tel qu'on doit toujours l'exiger
d'un médecin qui connaît ses devoirs,
et qui sait que de sa déclaration peut
dépendre la vie ou la mort d'un accusé.

Cette circonstance et ces éloges, au
lieu de flatter mon amour-propre, me
firent gémir au contraire sur la cause à
laquelle je les devais.

Ayant été souvent appelé depuis lors
pour faire des rapports en justice, et
m'étant plus spécialement occupé de
médecine légale, j'ai été dans le cas de
faire beaucoup de recherches sur cette
science, et d'acquérir l'expérience nécessaire pour connaître la plupart des difficultés qu'elle présente.

En travaillant sur cette matière, je
me suis convaincu de plus en plus combien elle était négligée par la plupart
des médecins ; combien les magistrats
fixaient rarement leur choix sur des hommes instruits pour faire des rapports
judiciaires ; et combien on était exposé,

dans les procédures criminelles, à laisser le crime impuni, ou, ce qui est bien plus affligeant encore, à faire condamner des innocens à des peines non méritées et même au dernier supplice !

On dirait, en considérant les choix des tribunaux sur une matière aussi délicate, qu'il suffit de connaître l'anatomie et les maladies chirurgicales pour faire un rapport en justice. On serait tenté de croire que ce n'est qu'une affaire de forme ; et cependant la décision de l'expert entraîne celle du juge ; l'honneur, la fortune et la vie des individus, et même de familles entières, y sont souvent attachés.

Quel tableau déchirant pour le médecin philantrope, s'il lui était permis d'exhumer de la poussière des greffes et de passer en revue la plupart des rapports absurdes et meurtriers qui y dorment depuis des siècles ! C'est là qu'il verrait un grand nombre de victimes frappées par l'ignorance ; des décisions juridiques n'ayant d'autres bases que la prévention ; et des échafauds dressés à cause de suppositions arbitraires.

Qu'on ne dise pas que la chose n'est arrivée que dans les siècles d'ignorance et de barbarie ; qu'on n'allègue pas non plus que les progrès des sciences physiques et la propagation des lumières ont dissipé les nuages qui enfantaient de pareils malheurs.

C'est le dix-huitième siècle qui a vu éclore les rapports les plus monstrueux de médecine légale ; et tous les jours les amis de l'humanité ont à gémir sur les conséquences funestes de pareils actes ; et cependant cela arrive, quoique les Mahon, les Fodéré, les Chaussier, les Marc, les Orfila aient publié des ouvrages *ex professo* sur cette branche de la médecine ; quoique des dissertations des plus intéressantes soient sorties des différentes facultés de médecine, et surtout de celle de Paris ; et quoiqu'enfin nombre de journaux et de dictionnaires de la science

médicale renferment des articles importans propres à éclairer l'expert et à lui
faciliter la solution des questions les
plus épineuses. Eh quoi! les chirurgiens
des campagnes ne lisent point! les médecins des villes négligent cette branche
si essentielle de la médecine! à quoi
servent donc tant de flambeaux pour des
gens naturellement aveugles? et qu'importe tant de faisceaux lumineux pour
celui qui veut fermer les yeux à la lumière?

On croira peut-être que j'exagère; on
s'imaginera que les résultats de la médecine légale ne sont pas aussi déplo-
rables que je voudrais le faire entendre.
Pour détromper le lecteur, mettons sous
ses yeux quelques faits dont l'authen-
ticité n'est pas douteuse.

En rappelant ici les fameuses affaires
des Calas, des Sirven et des Mont-Bailli,
que la plume éloquente de Voltaire rendit plus fameuses encore, ne trouvons-
nous pas que la prévention et l'intolé-

rance qui régnaient du temps de ce philosophe, furent puissamment secondées par l'ignorance des chirurgiens ou médecins experts, pour faire condamner au dernier supplice, d'un côté un respectable vieillard accusé d'avoir étranglé son fils ; de l'autre une famille entière d'avoir noyé une fille, une sœur ; et en troisième lieu , un couple heureux et paisible, d'avoir porté une main parricide sur une mère, à qui de tendres liens , l'affection et l'intérêt même devaient faire désirer une longue existence ?

Ce fût le rapport des experts chargés d'examiner le cadavre de Marc-Antoine Calas, dont les conclusions admettaient si légèrement une strangulation homicide , tandis que tout déposait en faveur du suicide , qui servit d'échelle à son malheureux père pour monter au supplice de la roue.

Quoi de plus absurde que la décision de ceux qui examinèrent la fille Sirven, portant que cette fille « avait été mise

« à mort avant d'être jetée dans le puits,
« parce qu'elle n'avait pas d'eau dans
« l'estomac, et qu'elle avait au contraire
« du sang caillé à la nuque du cou ! » *

Et quels regrets ne durent pas avoir
les rapporteurs dans l'affaire Mont-Bailli,
lorsqu'après avoir confondu les sugillations cadavériques avec des coups et
contusions ; et les résultats de l'apoplexie avec les traces du meurtre , ils
furent cause d'une condamnation capitale , exécutée vis-à-vis du fils , et que
son épouse aurait également subie sans
l'heureuse circonstance d'une grossesse ?

Disons-le, avec vérité , si le célèbre
Louis , qui pût sauver la plupart des
victimes impliquées dans ces trois affaires , ou tout autre médecin instruit ,
avait visité les cadavres d'Antoine Calas,
de la fille Sirven et de la veuve Mont-
Bailli, l'humanité n'aurait pas eu à gémir
sur de pareils assassinats juridiques , et
les tribunaux criminels n'auraient pas si
long-temps retenti de ces erreurs funestes.

Mais, dira-t-on encore, ces exemples sont loin de nous ; ils ont été le fruit de l'intolérance et de la persécution ; notre siècle est plus éclairé, la médecine légale est mieux cultivée de nos jours.

La réplique est dans les faits suivans :

C'était en 1801 que deux rapports sur l'empoisonnement, par des chirurgiens ignorans, faillirent, selon Lecrerc (*Essai méd. sur l'empois.* 1803), conduire au supplice, dans le premier cas, l'épouse du défunt, et dans l'autre, des parens que des circonstances morales semblaient accuser. L'empoisonnement était basé, dans le premier rapport, dans lequel l'analyse chimique avait été négligée, sur les phénomènes cadavériques qui sont la suite ordinaire du choléra-morbus ; et dans l'autre on supposait les effets d'un poison escarrotique, quoique les symptômes observés ne pussent se rapporter à un pareil empoisonnement ; on s'étayait, d'ailleurs, d'une analyse chimique des plus extraordinaires, qui consistait à mêler le produit des selles et du vomissement avec une dissolution de litharge, à agiter le mélange avec une clef rouillée, ce qui donnait au liquide une couleur noire comme de l'encre, et faisait disparaître la rouille de la clef, preuve, disaient les experts et savans chimistes, que *ces excrétions contenaient quelques portions d'une solution de sublimé ou d'arsenic.*

C'était la même année qu'un fait plus extraordinaire se passait dans le Dauphiné (*Fodéré, méd. lég. tom.* 4) : un fâcheux concours de circonstances s'élevait contre un homme dont l'épouse venait de mourir subitement. Le mot de poison était généralement prononcé. Il n'y avait plus qu'à le constater dans le cadavre. Des experts ignorans le firent et proclamèrent son existence, non après avoir soumis les liquides de l'estomac à l'analyse chimique, ni après avoir observé des escarres, des perforations ou du moins l'inflammation de ce viscère ;

mais bien sans ouvrir ce sac alimentaire , en déduisant le fait de la couleur jaune que les parties voisines de la vésicule du fiel reçoivent de ce réservoir, et en prenant ces empreintes jaunâtres pour des taches gangréneuses , *effet non équivoque*, disaient ces experts, *d'un poison corrosif*.

Grâces au magistrat qui reconnût l'absurdité d'un pareil acte , et qui fit constater ensuite l'absence de l'empoisonnement par des médecins instruits , l'accusé ne fut point victime d'un rapport aussi perfide que ridicule.

Dans la fameuse affaire de Montargis, en 1818, au sujet d'un empoisonnement par l'arsenic (*Dict. des sciences méd. art. perforation*), à l'existence duquel croyaient six médecins ou chirurgiens, à cause d'une large escarre gangréneuse de l'estomac , et que six autres médecins de la capitale repoussaient avec force ; ce fut le mauvais travail du premier rapporteur qui mit toute la médecine en mouvement et qui procura des angoisses affreuses à celui qui faillit en être victime. Si au lieu de supposer gratuitement, dans cette circonstance, l'action de l'arsenic, ce premier rapporteur avait fait l'analyse des fluides sortis de l'estomac et épanchés dans l'abdomen, (expérience qui aurait donné un résultat satisfaisant, parce que le vomissement n'avait pas été observé) il aurait probablement constaté l'absence du poison, et il se serait épargné beaucoup de reproches et de désagrémens, sans compter les regrets mortels qui l'auraient assailli en cas d'une condamnation capitale.

Si de l'empoisonnement nous passons à l'infanticide, nous verrons des erreurs pareilles, des omissions essentielles, des absurdités de même nature ; ainsi dans l'affaire de la veuve Lorréau, en 1775 (*Fodéré*, *tom.* 4), cette femme fut accusée et condamnée, d'abord comme coupable d'infanticide, et ensuite absoute par le parlement de Grenoble à cause de l'omission, dans le rapport médico-légal, des signes de la vie de l'enfant après la naissance, quoique le rapporteur prétendit que le nouveau-né était mort d'une hémorragie du cordon ombilical, dont on avait négligé la ligature.

En 1799 les experts concluent, au sujet de Marguerite Granger, que l'enfant est mort *d'une mort violente et forcée*, sans prouver, par les expériences hydrostatiques et par d'autres signes concluans, que l'enfant avait respiré et vécu après la naissance, se contentant de déduire ce point si essentiel, dans les recherches d'infanticide, de la seule inspection de la poitrine après son ouverture, qui, dans la circonstance dont il s'agit, montrait un poumon dilaté et gonflé par l'air extérieur ; preuve suffisante, d'après ces experts, *que l'enfant était vivant en sortant de la matrice.*

Ce rapport défectueux fit condamner

l'accusée par un tribunal criminel et la fit absoudre par un autre.

Le rapport d'infanticide, si amèrement et si justement censuré par le docteur Robert de Langres, se rapproche davantage de notre époque. Il fut fait en 1814, par un docteur en médecine, membre de plusieurs sociétés médicales ; il admettait l'existence du crime, et cependant nulle mention du cordon ombilical ; supposition gratuite de la maturité et de la viabilité de l'enfant ; nul signe distinctif entre les sugillations cadavériques et les ecchymoses produites par une prétendue pression sur les parties latérales de la trachée artère ; nul examen des viscères abdominaux ; expériences hydrostatiques imparfaites ; enfin nombre d'omissions et de suppositions qui le firent annuler et qui sauvèrent l'accusée. (*Ann. clin. de Montpellier*, *tom.* 36).

Faut-il parler d'une époque plus rapprochée encore ? C'est en 1823, dans

le département du Var, que deux chirurgiens requis par la justice pour examiner le cadavre d'un nouveau-né, dont
la mort était imputée à sa mère, décla-
rent, d'après la seule inspection du
cadavre, sans en faire l'ouverture et sans
se livrer à aucune recherche, que l'enfant a péri d'une mort violente, à cause
des signes de strangulation qu'ils croient
remarquer ; et cependant l'examen ultérieur du cadavre à demi putréfié prouva,
d'une manière incontestable, que l'enfant n'avait pas respiré ; qu'il n'avait pas
vécu hors le sein de sa mère, et que les
signes de strangulation observés par les
chirurgiens devaient être plutôt le produit d'un entortillement du cordon ombilical autour du cou de l'enfant, ou du
serrement du col de la matrice lors de
la naissance, que des violences exercées
sur un corps sans vie.

S'agit-il de blessures mortelles, de la
suspension, de la strangulation ou d'autres morts violentes ? des rapports ab-

surdes se présentent en foule : on rencontre à tous pas l'ignorance prête à sauver un coupable ou à compromettre l'innocence.

Que voit-on dans un rapport d'un chirurgien , au sujet de la mort d'un enfant qui avait été frappé au dos, combattu avec tant d'avantage par le docteur Desgranges, de Lyon (*Ann. clin. tom.* 38), et qui aurait causé la mort d'un innocent, si cet habile médecin n'avait pas confondu l'ignorance ? On y trouve de *grandes meurtrissures aux lombes et rien autre apparent, à l'exception des ecchymoses qui s'observent naturellement après la mort.* On y trouve l'expression de *lombes internes,* la gangrène des parties intérieures ; *le tout occasionné par un corps contondant, ce qui, joint à une excoriation des intestins, a pu ou dû occasionner la mort.* Quel langage ! quelle conclusion !

La question de savoir si un homme

s'est précipité accidentellement ou s'il a été assassiné avant d'être précipité, est une des questions les plus importantes de médecine légale. Voici comment elle fut résolue, il y a quelques années, par le rédacteur d'un rapport fait par deux médecins, dans lequel on avait donné la description d'un grand nombre de blessures au crâne, à la face, au cou et à la poitrine. Il était dit que la plupart de ces blessures étaient des plaies faites tantôt par un *corps* tantôt par un *instrument* tranchant.

Le rédacteur concluait ainsi :

« Tel est l'exposé de toutes les bles-
« sures que nous avons reconnues au
« cadavre soumis à notre examen. La
« tête a été singulièrement maltraitée ;
« viennent ensuite les lésions du col,
« celles de la poitrine. Conséquemment
« nous estimons que la mort dudit.......
« a été déterminée par une commotion
« au cerveau tout comme par un ecchy-
« mose à la poitrine ; d'autant mieux que

« les extrémités supérieures , ces agens
« que la nature a si bien disposés pour
« la conservation de l'individu, n'ont pro-
« duit aucun effort pour s'opposer aux
« objets nuisibles, qu'elle n'a rien tenté
« pour s'y soustraire , et qu'elle s'est
« soumise sur-le-champ à leur influence
« destructive. En foi de quoi nous avons
« signé à..... »

Voici un autre fait qui s'est passé sous
mes propres yeux. En février 1820, une
femme reçoit de son fils un coup de poing
au visage et meurt dans l'espace de cinq
jours. Accusation de parricide contre ce
malheureux. Le chirurgien chargé de
faire l'examen du cadavre déclare, sans
en faire l'ouverture , que l'ecchymose
observée à la face est le produit d'un
coup, et que celui-ci a occasionné la mort.

Le rapport n'était-il pas vraiment homicide , puisque l'ouverture de ce cadavre , exhumé au bout de quelques jours,
prouva, de la manière la plus évidente ,
que cette femme était morte d'une phleg-

masie de la plèvre et du péritoine, et non des suites des violences du fils.

Pareil fait fut observé par Chaussier en 1771 (*Obs. chirurg. légales, etc.* 1790). Un homme robuste devint très-malade dix jours après avoir reçu plusieurs blessures dans diverses parties du corps, et notamment à la tête. La mort survint le neuvième jour ; elle fut attribuée aux coups par le public. Procédure à ce sujet : visite du cadavre. Cette fois l'ignorance ne fut point chargée de la commission, et l'innocent n'eût rien à craindre. Le célèbre Chaussier reconnût et prouva que le blessé avait succombé à une fluxion de poitrine très-grave, maladie épidémique qui régnait alors à Dijon, et non aux effets d'une violence extérieure.

Que les magistrats apprécient, d'après ces deux faits, les conséquences d'un premier rapport !

Faut-il enfin, au sujet d'un homme pendu, citer le travail d'un expert de la

même province que l'infortuné Calas et
la famille Sirven , et digne , à coup sùr ,
de figurer (quant à l'ignorance et à l'absurdité) à côté de celui qui fit périr le
premier sur la roue. Le voici :

« Je soussigné , chirurgien , etc.......
« examen fait de la périphérie externe du
« corps , j'ai remarqué autour du cou , et
« particulièrement sur les parties laté-
« rales et antérieures , une dépression de
« la peau avec rougeur et excoriations
« de l'épiderme , que j'ai reconnu être
« produite par une corde d'une grosseur
« médiocre , dont l'effet compressif sur
« le larynx a produit l'interruption de la
« respiration ; et n'ayant vu d'autres al-
« térations à l'extérieur , j'ai fait l'ouver-
« ture des trois grandes cavités du corps.

« J'ai remarqué dans celle de la tête
« un engorgement sanguin dans toute la
« masse cérébrale et les vaisseaux. Dans
« la poitrine , tout le système pulmonaire
« engorgé de sang , tous les viscères de
« la cavité abdominale dans l'état natu-

« rel, ce qui donne la certitude que ledit « P... s'est suicidé. » (*An. clin. tom.* 22).

C'est l'indignation que la lecture de mauvais rapports inspira à M. le professeur Fodéré, qui nous valût son excellent traité de médecine légale, dans lequel les médecins qui lisent peuvent trouver toute l'instruction nécessaire pour les guider dans les cas les plus épineux.

La même indignation m'a fait prendre la plume et ma suggéré l'idée de publier un manuel sur cette matière, borné à la partie criminelle et mis à la portée des gens de l'art de toutes les classes, et des magistrats chargés de poursuivre ou d'instruire les procédures criminelles.

En me bornant ainsi, l'ouvrage est moins volumineux et peut être acquis par tous les lecteurs auxquels il est destiné. D'ailleurs, lorsqu'il s'agit de police médicale et d'hygiène publique, tous les médecins instruits peuvent être consultés. L'administration et les tribunaux ont tout le temps nécessaire pour mettre à contribution les ressources de la médecine ; et d'ordinaire le bien ou le mal ne dépend point d'un premier rapport.

Dans la partie criminelle de la médecine légale, au contraire, c'est ce premier acte qui fait le fond de l'affaire ; c'est le pivot sur lequel roule tout le reste. Est-il bien fait ? la procédure aura nécessairement les conséquences qu'elle doit avoir. S'il ressemble à ceux dont j'ai donné quelques échantillons, la procédure croulera ou prendra de fausses directions.

Et comment n'en serait-il pas ainsi, puisque la plupart des rapports sont relatifs à l'examen des cadavres, et que la putréfaction et les opérations des premiers experts dénaturent tout et ne laissent presque plus rien à voir à d'autres médecins nommés pour confirmer ou redresser les opérations des premiers ? Il en est de même pour les blessures graves sur le vivant, dont les phénomènes varient suivant les époques où elles sont examinées. Les changemens qu'elles éprouvent ne permettent plus, aux chirurgiens commis les derniers, de reconnaître et constater ce qui a été remarqué dans le principe.

Les auteurs des ouvrages de médecine légale ont trouvé de grandes difficultés pour classer leurs matériaux dans un ordre méthodique; la variété et le grand nombre d'articles qui entrent dans cette science, et le peu de rapports qui existent entr'eux, sont la cause principale de cette difficulté. Aussi, parmi ces auteurs, les uns ont renoncé à toute classification, et pour ainsi dire à toute méthode; les autres ont classé les divers objets de manière à offrir moins d'intérêt dans leur distribution, et à soumettre le lecteur à des recherches pénibles qui le fatiguent et le dégoûtent.

Pour obvier à ces inconvéniens, j'ai adopté dans mon ouvrage un plan qui me semble assez naturel, et qui se déduit des circonstances où se trouvent placés et le magistrat qui invoque les secours de la médecine dans une affaire criminelle, et le médecin-expert chargé de correspondre aux vues de la justice.

Comme c'est pour l'examen des cadavres que cet appel a le plus souvent lieu, et comme c'est en pareille circonstance, ainsi que je l'ai déjà dit, que le travail de l'expert est de la plus grande importance, c'est aussi par les recherches de médecine légale sur les corps morts que j'ai cru devoir commencer, et voici de quelle manière j'ai considéré les choses :

Un médecin ou chirurgien est requis de se rendre à tel ou tel lieu pour examiner un cadavre. Que doit-il faire ? Comment doit-il procéder pour remplir sa mission ?

Son premier devoir est d'examiner s'il a affaire à un véritable cadavre, ou si l'individu n'est que frappé d'une mort apparente.

Dans le doute, il doit s'assurer de la chose par les moyens connus et qui seront détaillés dans un article à ce sujet.

Si après cet examen ses doutes existent encore, ou si la mort n'est réellement qu'apparente, l'expert doit employer les stimulans nécessaires pour rappeler un asphyxié à la vie.

La mort est-elle réelle? Un examen soigneux du cadavre et son ouverture doivent avoir lieu; et avant d'y procéder, l'opérateur devra rappeler à son esprit les causes les plus ordinaires des morts subites, afin qu'il ne confonde pas une mort violente avec une mort subite indépendante de toute violence extérieure.

Il faut que l'expert se rappelle encore tout ce qui est relatif au suicide, et qu'il n'ignore aucune des circonstances qui s'y rattachent; car s'il négligeait un article aussi essentiel, comment distinguerait-il, dans certains cas, la mort par homicide du suicide?

Le rapporteur devra faire une étude particulière des taches livides qui se rencontrent sur les cadavres, dont les unes sont le produit des violences extérieures, et les autres le résultat de la fermentation putride qui s'empare des corps morts.

Après avoir réfléchi sur ces divers objets, l'expert fera l'autopsie cadavérique et rédigera son rapport.

Avant donc de parler des diverses recherches à faire sur le cadavre, et qui varient suivant le genre de mort de la victime, j'ai cru nécessaire de faire précéder un chapitre des choses préliminaires que l'expert doit connaître avant de se livrer à ces recherches.

Les matières qui forment ce chapitre doivent, d'après les motifs énoncés, se classer dans l'ordre suivant :

Section Ire Mort apparente.
——— II. Signes distinctifs de la mort apparente de la réelle.
——— III. Secours à donner aux sujets frappés de mort apparente.
——— IV. Causes les plus ordinaires des morts subites naturelles
——— V. Suicide.
——— VI. Ecchymose.

Section **VII**. Autopsie cadavérique.

—— **VIII**. Rapport.

Après ce chapitre préliminaire, je passe aux investigations cadavériques, et qui sont différentes, suivant qu'il s'agit d'un nouveau né ou d'un âge postérieur aux premiers jours de la naissance, ce qui doit fournir deux chapitres, dont l'un devra comprendre tous les cas de mort violente autres que l'infanticide, et le second sera exclusivement consacré aux recherches cadavériques sur les nouveaux nés.

L'abondance des matières du premier chapitre nécessite une division dont l'ordre doit être basé sur les avantages que l'on retire de passer des objets les plus simples aux plus compliqués. Ce chapitre fournira donc six sections dans l'ordre ci-après :

1° Examen des cadavres avec blessures ou violences extérieures.

2° Des cadavres précipités.

3° Des corps morts suspendus ou étranglés.

4° Des corps noyés.

5° Des corps brûlés.

6° Des corps morts d'inanition.

Voilà donc la première partie de mon livre consacrée aux recherches de médecine légale sur le cadavre, renfermant les trois chapitres dont il vient d'être parlé.

La deuxième partie a pour objet celles qui se font en même temps sur le vivant et sur le cadavre ; elle ne comprend qu'un seul chapitre qui traite de l'empoisonnement.

La troisième partie se rapporte aux recherches de médecine légale sur le vivant ; elle embrasse deux chapitres : le premier, relatif aux blessures, se divise, selon le vœu de la loi actuelle, en trois sections.

L'une traite des blessures légères et guérissables dans vingt jours ; la deuxième de celles qui ne peuvent guérir dans cet espace de temps ; la troisième des blessures mortelles par elles-mêmes ou par accident.

Le deuxième chapitre a pour objet la médecine légale relative aux mœurs et à la propagation.

Il comprend, dans les cinq divisions qui en résultent :

Le viol,

La grossesse,

L'avortement,

La suppression de part,

La supposition de part.

Cette espèce de classification m'a paru la plus naturelle et surtout la plus convenable, pour qu'une personne, peu versée encore dans l'étude de la médecine légale, puisse se mettre bientôt au fait de tout ce qu'il y a de plus essentiel à connaître.

Dans toutes les sciences, rien ne facilite plus l'étude et n'est d'une utilité plus réelle, que de mettre l'exemple à côté du précepte. Ici, la chose est encore plus nécessaire qu'ailleurs ; voilà pourquoi je donne à la suite des articles les plus importans , un modèle de rapport sur l'objet traité et discuté. Cette pratique aura d'ailleurs l'avantage de faciliter aux experts, peu habitués à rapporter en justice , la rédaction de leur procès-verbal , et de les empêcher de tomber dans le défaut d'omissions et d'expressions vagues dont fourmillent la plupart des rapports.

Puisse mon ouvrage ainsi distribué être de quelque utilité aux lecteurs auxquels je le destine ! Puisse-t-il surtout contribuer à sauver quelque innocent des attaques de l'ignorance et de la prévention !

TRAITÉ

DE

MÉDECINE LÉGALE

CRIMINELLE.

Première Partie.

RECHERCHES DE MÉDECINE LÉGALE SUR LE CADAVRE.

CHAPITRE PREMIER.

Objets préliminaires que doit connaître l'expert avant de se livrer aux investigations cadavériques.

SECTION I.re — *Mort apparente.*

Un médecin requis par la justice pour constater le genre de mort d'un individu trouvé dans un endroit quelconque, doit, avant de se rendre aux vœux d'un magistrat, s'assurer si le flambeau

de la vie est entièrement éteint ou s'il reste quelque espoir de le rallumer encore. Deux puissans
motifs doivent l'engager à remplir cet acte d'humanité. Le premier , c'est la jouissance qu'il
éprouvera en rappelant à la vie son semblable, et
ensuite la satisfaction de fournir à la justice , par
l'organe de celui qu'il aura ranimé , les éclaircissemens nécessaires pour constater l'existence du
crime.

Supposons, en cas de suicide , que des soupçons violens de meurtre pèsent sur certains individus : leur innocence ne sera bien établie que
par le témoignage de celui que l'expert aura retiré
des bords du tombeau. Quelle jouissance ne dût
pas éprouver le restaurateur de la chirurgie fran-
çaise , l'immortel *Ambroise Paré* , lorsque , par
une suture et d'autres secours appropriés , il eût
donné la voix pour quelques momens à un sei-
gueur qui , dans un accès de mélancolie , s'était
coupé la gorge avec un rasoir! Ses domestiques ,
accusés de ce crime , ne durent leur salut qu'au
peu de paroles que cet homme articula avant sa
mort.

Que l'intervalle qui s'est écoulé depuis la découverte du cadavre ne soit point un obstacle à la
chose ; que l'absence de la plupart des signes de
la vie ou l'aspect hideux de tous les traits de la
mort n'arrêtent point le zèle de l'expert ; les fastes
de l'art sont remplis d'espèces de miracles en
pareille matière. Tel individu qui semblait irrévo-

cablement mort depuis quelque temps a été ressuscité. Tel autre , en revenant du tombeau , a
excité la surprise générale.

Si le médecin ne réussit pas dans son entre-
prise , du moins ses épreuves seront pour lui un
témoignage certain que la mort n'était que trop
réelle , et excepté que les effets d'une véritable
mort soient tels , que des tentatives pour ranimer
l'individu paraissent tout-à-fait ridicules , il doit
braver l'espèce de raillerie que les ignorans ou
les personnes étrangères aux sentimens d'humanité pourront déverser sur sa conduite. Un seul
succès le dédommagera de tout et remplira son
cœur de délices.

Comme j'écris pour une classe de lecteurs (les
médecins des campagnes) qui n'est pas familiarisée
avec la lecture des prodiges que l'art offre dans
ses annales sur une pareille matière , ou pour des
avocats et des magistrats qui ne peuvent se figurer
combien la véritable mort est difficile à reconnaître,
et combien de résurrections ont eu lieu contre
toute espèce d'espérance, je crois utile de rappeler
quelques exemples propres à convaincre ceux-ci
et à stimuler le zèle des autres.

Dans le grand nombre de faits rapportés par les
auteurs sur la mort apparente , nous trouvons que
des individus sont revenus à la vie par le plus
heureux des hasards : que d'autres, ensevelis dans
les tombeaux , n'ont payé le fatal tribut qu'après
avoir fait des efforts inouis pour sortir de leur

cercueil, assouvir leur faim et leur rage, en dévorant une partie de leurs membres ; et ont donné lieu, par cette circonstance, à la fable des vampires. C'est de cette manière que périt Jean Scot : c'est le supplice qu'éprouva l'empereur Zénon.

Une jeune fille morte de la petite vérole revient à la vie parce que le bedeau qui la portait laissa tomber le cercueil. Les ais mal unis venant à se séparer, la secousse de la chute ranima la morte. On la porte chez elle et elle revient à la santé.

Une femme morte est exposée sur la paille avec un cierge aux pieds. Ceux qui l'enlèvent font tomber le cierge : le feu prend à la paille et la morte se ranime en poussant un cri perçant. C'est le signal du retour à la vie, dont elle put jouir ensuite assez de temps.

On trouve dans presque tous les recueils des cas rares, la fameuse histoire de lady Roussel, épouse d'un colonel anglais, qui, par une tendresse inouïe, ne voulut pas laisser enterrer sa femme jusqu'à ce qu'il se manifestât des signes de putréfaction. Il la garda ainsi pendant huit jours, au bout desquels la morte se réveilla comme d'un profond sommeil, au son d'une cloche voisine. Allons! il est temps de partir, s'écria-t-elle, voilà le dernier coup de la prière.

Pareilles résurrections ont été souvent observées pendant le règne d'épidémies pestilentielles. Au rapport de Diemerbroeck, l'inhumation d'un paysan fut différée de vingt-quatre heures par défaut de cercueil. Au bout de cet intervalle on allait l'y mettre, lorsqu'il donna des marques d'une vie non éteinte. Selon Zacchias, un jeune homme, dans l'hôpital du Saint-Esprit, à Rome, tomba deux fois dans une syncope si parfaite, que pendant deux fois aussi il fut mis au nombre des morts. Comme on le portait à la fatale demeure, il donna des signes de vie : il fut secouru et il vécut long-temps.

Si ces faits n'ont eu lieu que par l'influence du hasard, on peut en citer nombre d'autres dans lesquels les secours prodigués par la tendresse ou prescrits par des gens de l'art éclairés, ont ranimé des individus qui auraient été condamnés à une véritable mort sans le concours d'heureuses circonstances.

Diogène Laerce rapporte qu'Empedocle rendit la vie à une fille qui en paraissait privée depuis quelque temps, et ce fait lui donna une grande réputation.

Le charlatan Apollonius de Tyane, qui jouissait de la réputation de sorcier, vit passer le convoi d'une femme morte subitement le jour de ses nôces. Il fait suspendre la marche, s'approche de la bière, empoigne la morte, la secoue vivement et lui dit, d'un air mystérieux, quelques mots à l'oreille. Quelle vénération ne s'attira-t-il pas, lorsqu'après cette manœuvre, on vit le flambeau de la vie se ranimer chez cette femme !

Asclépiade, avec moins d'éclat et sans charlatanisme , réussit dans une circonstance semblable. Rencontrant un pareil convoi et apercevant des signes de vie , il fit rapporter la morte chez elle malgré la résistance d'héritiers avides , et par ses soins elle recouvra la vie et la santé.

Un négociant , de retour d'un voyage , trouve sa femme exposée à la porte de la maison au moment d'être inhumée. Sa tendresse la fait rapporter dans sa chambre ; il la tire de la bière : point de signes de vie. Pour s'assurer si elle est vraiment morte et pour la ressusciter si la chose est encore possible , il fait appliquer des ventouses , fait faire des scarifications. Espoir chimérique ! déjà vingt-cinq avaient été mises sans succès ; à la vingt-sixième la morte s'écrie : ah ! que vous me faites mal !

Voici un cas où le résultat de l'irritation fut le même , quoique le motif fut bien différent. On le doit au voyageur anglais Maximilien Misson , qui en a réuni quelques-uns de ce genre. La femme d'un orfèvre de Poitiers est enterrée avec quelques bijoux ; la nuit suivante elle est exhumée par la cupidité d'un paysan du voisinage : celui-ci voulant arracher de force les objets de sa cupidité , voilà que la morte crie qu'on la tourmente cruellement. L'homme effrayé s'enfuit. Cette femme , revenue de son apoplexie , sort de son cercueil , revient chez elle , et en peu de jours elle fut tout-à-fait guérie. Le voyageur assure qu'elle vécut plusieurs années après cet événement et qu'elle eût plusieurs enfans ; il en existait encore lorsqu'on publia ce fait. L'un d'eux exerçait la profession de son père.

Parmi tant d'autres cas que je pourrais rapporter , dans lesquels des moyens excitans appliqués à propos , ou des soins bien administrés , ont retiré du tombeau des sujets qui y seraient descendus pour toujours , j'en choisirai un qui , quoique détaillé dans tous les ouvrages qui ont quelque rapport avec mon sujet , mérite néanmoins , à cause des circonstances extraordinaires qu'il présente , de trouver une place dans ce chapitre.

Rigaudeaux , chirurgien à Douai , appelé en 1745 dans un village voisin pour une femme en couche , arrive trop tard et la trouve morte depuis deux heures. Faute de chirurgien , l'opération césarienne n'avait point été faite. Sur le rapport de tout ce qui a précédé , l'opérateur demande à voir la morte. Il enlève le suaire pour examiner le ventre et le visage. Il fait , sans succès , quelques-unes des épreuves pour constater une mort réelle. Portant la main dans le vagin , il trouve l'orifice utérin bien dilaté , les eaux formées. Il perce les membranes , retourne l'enfant et le retire avec assez de facilité. Quoiqu'il parût mort , il lui fait administrer tous les secours propres à le ranimer. Comme tout était infructueux , on allait l'ensevelir , quand on aperçut quelques signes de vitalité. On redoubla les soins, on varia les stimulans;

et dans un quart d'heure l'enfant pleura comme s'il était né bien vigoureux.

Un nouvel examen de la mère, ensevelie pour la seconde fois, ne fait apercevoir aucun signe d'espérance ; néanmoins, morte depuis sept heures, elle a les jambes et les bras flexibles. L'accoucheur essaie, inutilement, l'alcali volatil. Il part du village en recommandant aux assistans de continuer les moyens propres à aiguillonner la sensibilité ; la morte se ranime au bout de deux ou trois heures. La résurrection des deux individus fut si parfaite, qu'ils étaient pleins de vie trois années après cet événement.

Peut-être dira-t-on que la plupart de ces faits n'ont aucun rapport avec la médecine légale criminelle. Pour répondre à cette objection, il me serait facile d'en citer un grand nombre dans lesquels des sujets noyés depuis quelque temps, des pendus, n'offrant aucun espèce d'espoir, ont été rappelés à la vie. Ces cas trouveront leur place aux chapitres de la submersion et de la suspension. Il suffira, pour le moment, d'en signaler quelques-uns relatifs à des blessures suivies d'une mort apparente.

Platon parle d'un guerrier blessé grièvement sur le champ de bataille, qui resta dix jours parmi les morts, privé de sentiment et de mouvement. Porté chez lui, il se ranima au bout de deux jours et au moment où tout était disposé pour les funérailles et que son corps était déjà placé sur le bûcher.

Les deux individus dont parle Pline, dans son livre sur les sujets revenus du tombeau, à mesure qu'on leur rendait les derniers devoirs, ne furent pas si heureux ; car ayant été rappelés à la vie par la chaleur du bûcher, on ne pût les enlever assez tôt pour les préserver de l'effet mortel des flammes.

Mais l'histoire de François Civille en vaut mille autres sur cette matière. La mère le portait dans son sein lorsqu'elle mourût : c'était pendant l'absence du mari. Celui-ci, surpris à son retour que l'on eût enterré le cadavre sans extraire le fruit, fit exhumer son épouse, et François Civille fut retiré vivant du sein de sa mère.

A l'âge de 26 ans, blessé grièvement au siége de Rouen, sous le règne de Charles IX, Civille, à la fin d'un assaut, tomba d'un rempart dans un fossé. Des personnes le dépouillèrent et le mirent avec un autre corps dans un autre fossé, et par-dessus un peu de terre. Il y resta depuis onze heures du matin jusqu'à six heures et demie du soir. Son valet le découvrit et le serrant dans ses bras, il sentit quelques signes de vie. Il le porta au logis. Civille passa cinq jours et cinq nuits sans parler, privé de mouvement et de sentiment, mais aussi brûlant qu'il avait été trouvé froid dans la fosse. La ville ayant été prise et ayant été jeté par la fenêtre, il tomba sur du fumier où il demeura sur le derrière de la maison, en chemise, plus de trois fois vingt-quatre heures. Tiré de là, et offrant encore quelques marques de vitalité , il fut soigné et il obtint sa guérison.

Ce n'est pas sans raison que ce malheureux, lorsqu'il signait ses actes, se disait trois fois mort, trois fois enterré et trois fois ressuscité par la grâce de Dieu.

Si de pareils exemples n'étaient pas suffisans pour engager un expert à essayer tous les moyens possibles pour rappeler à la vie un sujet dont la mort n'est pas encore bien constatée , qu'il craigne du moins de porter un fer meurtrier sur un être encore vivant, et de devenir , au premier signal d'une vie mal éteinte , un objet de haine et d'horreur vis-à-vis de toute âme sensible. Les fastes de l'art ne nous fournissent que trop de cas de cette espèce.

D'après Terrili , une femme fut rappelée à la vie au second coup de bistouri, à mesure qu'on ouvrait son corps. *Peu* , accoucheur de Paris , malgré les épreuves faites sur une femme morte dont on allait extraire l'enfant par l'opération césarienne , reconnût avec effroi, à la première incision, qu'il opérait sur le vivant.

Tout le monde connaît l'histoire et l'infortune du célèbre *Vésale* qui, ouvrant le corps d'un gentilhomme espagnol , aperçut quelques signes de vie à mesure qu'il enfonçait son instrument ; l'ouverture de la poitrine lui fit remarquer un mouvement dans le cœur. La publicité du fait lui suscita des poursuites de la part des parens et de l'inquisition.

Philippe II ne pût le soustraire aux poursuites de ce redoutable tribunal qu'en l'obligeant à faire un voyage à la Terre-Sainte [1].

Le cardinal Espinosa, ministre de ce roi, mourut de douleur après avoir été disgrâcié. A mesure qu'on l'ouvrait pour l'embaumer, il porta la main au rasoir qui excitait la sensibilité non éteinte. Le cœur fut trouvé palpitant, néanmoins le barbare chirurgien alla son train, et mit le cardinal dans l'impossibilité de revenir à la vie.

Finissons par une histoire plus récente et plus frappante encore. L'abbé Prévost est attaqué d'apoplexie, en 1763, dans le bois de Chantilli. La justice ordonne l'ouverture du cadavre pour reconnaître le genre de mort. Au premier coup de scalpel, l'abbé poussa un cri qui prouvait qu'il vivait encore ; mais c'était trop tard : le même coup, qui annonçait que le savant littérateur n'était pas encore sorti de ce monde, le plongea entièrement dans le tombeau.

Quelle leçon pour un magistrat qui se hâte de faire ouvrir un cadavre, et pour un chirurgien qui obéit sans examen préliminaire !

---

(1) Aucun médecin, que je sache, n'avait élevé des doutes sur cette fàcheuse circonstance, qui abreuva d'amertume la vie du grand Vésale. Néanmoins le professeur Richerand, dans la bibliographie universelle, est loin d'y ajouter foi, et la croit entièrement fabuleuse.

SECTION II.

Signes distinctifs de la mort apparente de la mort réelle.

Selon Pline, lorsqu'il s'agit de l'homme, on ne peut compter sur rien, pas même sur la mort. En d'autres termes, rien n'est plus difficile que de reconnaître, dans certaines occasions, si un homme est véritablement mort ou frappé seulement d'une mort apparente. Pour le vulgaire, la chose est toute simple : pour le médecin instruit, c'est un objet hérissé de difficultés. Dans cette circonstance, comme dans la plupart de celles de médecine légale, ce n'est que la collection des signes qui peut faire porter un jugement tant soi peu solide. Pour nous convaincre de cette vérité, passons en revue les phénomènes donnés par les auteurs, pour distinguer la mort apparente de la mort réelle.

Le mouvement et le sentiment sont les deux principaux attributs de la vie, et lorsqu'ils manquent entièrement, il semble que la mort devrait exister sans aucun doute. Eh bien ! il est de cas où le mouvement musculaire est tout-à-fait aboli (dans de fortes syncopes par exemple), et cependant la vie n'est pas éteinte ; bien plus, on peut observer quelques mouvemens dans des sujets réellement morts, mouvemens qui sont le produit d'un spasme qui ne cesse point avec la vie ou d'un état de putréfaction commençante.

L'absence de toute espèce de sentiment est un signe également trompeur, puisque on a vu revenir à la vie des sujets qui en étaient totalement privés, et qu'il existe des circonstances où cette propriété vitale ne peut être mise en jeu à cause de l'extrême faiblesse.

Le refroidissement est un signe qui mérite moins de confiance encore : ne voit-on pas des cadavres qui conservent leur chaleur, et des individus hystériques ou frappés de syncope seulement qui montrent un état glacial ? Combien de noyés qui ont été ensevelis quelque temps dans les eaux pendant une saison froide, qu'on a retirés tout glacés et qui néanmoins ont été rappelés à la vie ?

Les organes de la vue peuvent fournir un signe précieux, d'après Mahon, pour constater la mort. A ses approches, dit-il, ils s'altèrent, ils se couvrent d'un nuage formé par l'épaississement du fluide dans lequel ils surnagent, ils se rident et se cavent, et cette manière d'être de ces organes (si on ne peut la rapporter à des veilles prolongées, à un cours de ventre ou à un défaut de nourriture), est l'un des signes les plus sûrs de la mort. On répond à cette assertion que les yeux des apoplectiques et de ceux qui succombent à l'asphyxie du charbon, conservent leur intégrité : que ces organes se ternissent et s'enfoncent dans certaines maladies, et qu'on a ranimé des noyés et des asphyxiés malgré la toile glaireuse des yeux, leur mollesse et leur enfoncement.

La rigidité des membres est donnée comme un signe plus sûr encore. Cependant il ne mérite pas une entière confiance, s'il est vrai qu'elle puisse être confondue avec le tétanos ou tout autre affection spasmodique dont les effets persistent après la mort; et si d'ailleurs elle ne se manifeste point chez les sujets qui meurent des fièvres typhoïdes, du rachitis ou d'autres maladies pareilles.

Mais la putréfaction, dira-t-on, a été signalée et doit l'être à coup sûr, comme le signe le plus certain de la mort. En effet, cet état qui s'annonce par la lividité de la peau, sa noirceur, par l'odeur que l'on appelle cadavéreuse, devrait prouver indubitablement que la vie s'est exhalée pour toujours. Mais ne peut-on pas confondre les phénomènes qui l'accompagnent avec le sphacèle d'une partie du corps, avec l'odeur infecte de certaines fièvres putrides ? D'ailleurs elle n'existe pas encore dans la plupart des cas de médecine légale où il faut constater le genre de mort, et s'il fallait l'attendre, ce serait bien souvent le plus grand obstacle aux recherches qui doivent déceler le crime. En effet, la putréfaction dénature les organes, confond les tissus, efface les traces des manœuvres violentes, et quelle confiance mériteraient donc les opérations de l'expert s'il ne les

pratiquait que dans un cadavre atteint de la putréfaction ?

S'il n'y a aucun signe isolé qui distingue la véritable mort de la mort apparente , on peut néanmoins conclure que l'on a affaire à un cadavre ,
si tous les moyens stimulans propres à éveiller la
sensibilité sont sans résultat , et si tous les excitans , capables de ramener le flambeau de la vie ,
ne produisent aucun effet sur le sujet qui en subit
les épreuves.

Comme c'est dans les organes de la circulation
que se concentre un reste de vie prêt à s'échapper, on examinera attentivement les pulsations du
cœur et du pouls ; on fait fléchir le poignet , on
essaie aux pouces, aux aines , en appuyant légèrement ; aux carotides , en pressant davantage.
On examine la région du cœur en faisant pencher
le corps sur l'un des côtés afin que la pointe frappe
les côtes.

On s'assurera si les fonctions de la respiration
sont entièrement anéanties , en présentant à la
bouche un fil de coton très-délié , la flamme d'une
bougie ou la glace d'un miroir ; on place un verre
plein d'eau sur le creux de l'estomac ; le miroir
terni ou le mouvement remarqué par les autres
épreuves annoncent que la respiration n'est pas
éteinte. On ne doit pas oublier que le résultat de
ces expériences peut être trompeur s'il se dégage
de l'air de l'estomac qui produise les mêmes effets
que l'air venant du poumon ; il peut s'exhaler en-

core de la bouche et des narines d'un cadavre, des vapeurs capables de ternir une glace.

On essaie tous les moyens propres à aiguillonner la sensibilité. Les fortes frictions, l'irritation des parties les plus sensibles, les incisions, l'application du feu, celle des ventouses ; enfin les stimulans les plus énergiques, sans être rebuté du défaut de succès aux premières épreuves, puisque j'ai cité un cas où l'application de vingt-cinq ventouses n'avait encore rien fait et la vingt-sixième fût suivie d'un heureux résultat.

Bruhier attache quelque confiance au rapprochement de la mâchoire inférieure de l'autre dans le cadavre ; mais la paralysie ou la roideur des muscles et la luxation de l'os peuvent être tout autant d'obstacles à la réussite de cette épreuve.

A ces différens signes ou épreuves on peut ajouter la face cadavérique ; mais il y a encore à dire sur la valeur de ce signe, surtout s'il était isolé, attendu qu'on ne l'observe que dans les maladies chroniques et chez ceux qu'on va supplicier. Dans les maux aigus et subits, dans ceux ou le danger n'est pas aperçu, ce signe ne se prononce pas.

Enfin on a donné comme un des signes les plus certains de la mort, le défaut absolu d'irritabilité d'un muscle soumis aux épreuves du galvanisme au moyen de la pile de Volta. En admettant que l'absence de l'irritabilité soit un signe de mort, on ne pourra conclure que la vie existe lorsque cette propriété se rencontrera dans un muscle, puisqu'elle peut se prolonger après la mort. D'ailleurs ce moyen ne peut pas être toujours à la disposition de l'expert, ni être par conséquent mis en usage dans tous les cas de médecine légale.

Parmi les signes de la mort, la plupart défectueux, les autres incertains ou difficiles à constater, la rigidité cadavérique, d'après les observations récentes, mérite une attention particulière. On a vu que tant que les membres sont flexibles, si leur flexibilité ne succède pas à la roideur, on peut présumer un reste de vie. C'est aussi ce signe que Louis, qui avait fait tant d'épreuves sur cette matière, considérait comme le moins équivoque. Il avait observé qu'au moment de la cessation absolue des mouvemens, les articulations commençaient à se roidir ; et Nysten, dans ses pénibles travaux sur cet article, a remarqué que cette rigidité se manifestait d'abord au tronc, au cou, ensuite aux membres thoraciques, puis aux membres abdominaux, et qu'en se dissipant elle suivait la même règle ; elle persiste d'autant plus long-temps qu'elle a commencé plus tard ; et elle est d'autant plus forte que l'action musculaire l'est aussi et qu'elle s'est conservée plus intacte. Elle est très forte chez les individus athlétiques atteints de tétanos, et chez ceux qui sont asphyxiés par une espèce de gaz qui n'a point porté atteinte à la contractilité musculaire.

Cette rigidité, favorisée par la température froide, paraît quand la chaleur animale s'éteint ; et elle

résiste à l'action chimique qui produit la putréfaction. A mesure que la rigidité cesse, la putréfaction s'établit.

On distingue la rigidité cadavérique de la con-
gélation, en ce que dans cette dernière tous les
tissus sont roides, le ventre tendu, la pression sur
les tégumens laisse une impression apparente; le
mouvement des articulations produit un cri d'étain
provenant des glaçons qui se fracturent: le cœur
et le poumon sont gelés comme les autres organes.

Cette rigidité cadavérique se distingue de la
roideur convulsive, en ce que cette dernière précède la mort apparente, s'accompagne d'une certaine chaleur aux tégumens, et est plus forte que
la cadavérique. On la distingue encore en ce que
dans la convulsive, lorsque cette roideur est sur-
montée, le membre revient brusquement à sa position : la cadavérique vaincue, le membre obéit
à toutes les impressions; d'ailleurs la convulsive
cesse au bout d'une heure ou deux après la mort
avec l'influence nerveuse, et la roideur cadavérique lui succède à mesure que la chaleur s'éteint.

Dans la roideur syncopale, les membres sont
froids; les phénomènes qui l'ont précédée se sont
succédés avec une grande rapidité; la chaleur est
encore sensible au tronc. Celle qui suit certaines
asphyxies est ordinairement convulsive.

Conclusion. D'après ces détails, l'expert, en vi-
sitant un cadavre qui peut offrir quelques doutes
sur la réalité de la mort, après avoir examiné la

face , doit explorer les différentes artères et la région du cœur pour reconnaître s'il n'existe aucune sorte de battement. Il doit essayer le fil de coton , la flamme d'une bougie et la présence d'un miroir , afin de s'assurer , avec les précautions requises , si les fonctions de la respiration sont totalement nulles ou insensibles. Après ces essais , il fera celui de tous les stimulans qui ont été décrits.

Si ces différentes opérations ne font découvrir aucune lueur vitale , et s'il aperçoit une rigidité dans les membres qui ne puisse être rapportée ni à l'influence nerveuse , ni à tout autre cause , et cela d'après les signes qui ont été donnés pour distinguer ces sortes de rigidités , alors l'expert , sans attendre la putréfaction qui serait un grand obstacle aux recherches médico-légales , pourra faire l'ouverture du cadavre , avec les précautions néanmoins , que dans aucun cas, le premier coup de bistouri ne soit meurtrier, si, contre toute attente et malgré les recherches les plus sévères, l'individu n'était frappé que d'une mort apparente.

SECTION III.

Secours à donner aux sujets asphyxiés ou frappés de mort apparente.

Dans tous les cas où la mort ne sera jugée qu'apparente , et dans tous ceux où les épreuves indiquées devront être employées pour savoir si l'individu est ou n'est pas véritablement mort, on devra user de tous les moyens propres à rappeler les asphyxiés à la vie, et qui s'appliquent plus particulièrement à la mort apparente pour cause de submersion.

Après avoir dégagé le corps de tous les liens qui pourraient entraver la circulation du sang ou gêner la dilatation de la poitrine, on en sèchera toutes les parties avec des linges chauds ; si c'est un noyé, on l'enveloppera d'un drap ou de couvertures chaudes, en couchant l'asphyxié, quel qu'il soit, sur le côté droit de la poitrine, la tête un peu élevée ; on frottera son corps avec la main ou une étoffe de laine, ou un linge sec et chaud. On peut appliquer des sacs remplis de sel chaud à la plante des pieds, sur les genoux, aux aisselles et aux mains.

Quoique ces moyens ne soient pas indispensables dans les autres asphyxies, ils seront néanmoins propres à ranimer les forces vitales, surtout si pareils secours sont donnés à un sujet qui aura été exposé quelque temps à l'impression du froid.

Un moyen qui offre tous les avantages d'une douce chaleur pour éveiller les propriétés vitales, c'est le fumier chaud que l'on trouve partout et dans lequel on plonge l'asphyxié jusqu'au cou ; on l'y laisse assez de temps pour que son action agisse d'une manière suffisante. C'est par ce moyen que le célèbre Paré sauva un soldat blessé grièvement et atteint d'un tétanos, à la suite de l'exposition au froid et après des privations de tout genre.

L'application d'un gros pain chaud venant du four, ouvert et humecté d'eau-de-vie et promené sur diverses parties, est aussi un moyen dans ce genre assez efficace et qui réussit dans les mains du docteur Desgranges, vis-à-vis d'une fille qui était depuis cinq heures dans un état de mort apparente.

Après la chaleur viennent les stimulans tels que l'ammoniaque, l'eau de luce, de Cologne, que l'on approche du nez et dont on frotte les tempes, les lèvres ; le chatouillement du nez et de la gorge avec la barbe d'une plume et de forts sternutatoires. On ne doit rien introduire dans la bouche tant que la déglutition ne peut se faire, dans la crainte que le liquide ne devienne une cause de suffocation.

L'insufflation de l'air dans les narines ou dans la bouche, à moins qu'il n'y ait un obstacle par cette ouverture, avec un soufflet ordinaire, une canule, ou par une personne robuste, est aussi un puissant moyen pour rappeler à la vie. On souffle peu à peu, on cesse un instant pour laisser sortir l'air et imiter le mouvement de la respiration, et on recommence encore. Le souffle d'une personne robuste est préférable à l'air chaud ou frais et à l'oxigène, quoique cet air ne soit pas aussi pur que celui de l'atmosphère, la raison est que son introduction est douce et qu'il a une chaleur et une humidité propres à la respiration ; il dilate modérément les cellules du poumon, tandis que l'air introduit avec un soufflet agit avec trop de force, distend ces cellules et peut les déchirer.

La bronchotomie ne devra être tentée, malgré les succès qu'on lui attribue, que lorsque l'insufflation par les voies ordinaires ne peut se pratiquer facilement ou qu'elle est jugée insuffisante.

Si on a le bonheur d'apercevoir un retour à la vie, et s'il se manifeste des mouvemens convulsifs aux mâchoires, on place entre les dents, pour éviter un nouveau resserrement de ces parties et les blessures de la langue, de petits morceaux de liège, de racine de guimauve ou d'un bois mou et tendre.

Quand la déglutition commence à se faire, on peut donner quelques cuillerées d'eau-de-vie ou d'eau de fleur d'oranger avec une eau spiritueuse, aiguisée avec plusieurs gouttes d'ammoniaque. Si la déglutition ne se fait pas, on peut introduire une sonde de gomme élastique par l'une des narines, la porter dans l'œsophage et faire passer un liquide stimulant au moyen d'un entonnoir introduit dans la sonde.

Les lavemens avec la fumée du tabac, préférables à tous les lavemens préparés avec des décoctions stimulantes, en ce que les premiers pénétrent dans tous les intestins, les distendent facilement et éveillent leur sensibilité, forment aussi un excellent moyen pour ranimer le jeu des fonctions. Si on manque de machine fumigatoire applicable en pareille circonstance, il est facile d'y suppléer avec deux pipes ordinaires, en appliquant les foyers l'un sur l'autre et en introduisant dans le fondement l'un des tuyaux, l'autre devant servir à souffler et à faire pénétrer la fumée intérieurement. Pour éviter l'inconvénient du brisement du tuyau introduit dans l'anus, on doit toujours préférer un tuyau de cuir à celui de terre.

La saignée peut être utile si le sang a séjourné et séjourne à la tête, si c'est l'apoplexie qui a amené une mort apparente, si le sujet est robuste et pléthorique, et si le développement des forces vitales permet son emploi. Tant que les principes du mouvement et du sentiment sont presque éteints, tant que les fonctions vitales sont pour ainsi dire anéanties et que la contractilité est presque nulle, la saignée pourrait dissiper le peu de vitalité qui existe encore, au lieu de ranimer le sujet, comme l'expérience l'a malheureusement prouvé dans quelques circonstances.

Ces moyens, à la tête desquels la chaleur doit figurer, sont applicables dans la plupart des morts apparentes, mais surtout, comme on l'a déjà dit, dans celle des noyés. L'asphyxie produite par la combustion du charbon ou par la fermentation vineuse, ne s'accommoderait pas des mêmes agens et surtout de la chaleur. Cette espèce d'asphyxie réclame, au contraire, un air frais, des lotions avec l'eau fraîche et le vinaigre , et des aspersions réitérées avec l'eau à une température basse jusqu'à ce qu'on aperçoive quelques signes de vie , ce qui n'arrive quelquefois qu'au bout de plusieurs heures.

Mêmes précautions alors pour placer entre les dents un corps tendre , afin d'empêcher que la bouche ne se ferme encore et pour prévenir les blessures de la langue. Les aspersions d'eau fraîche doivent être continuées jusqu'à ce que l'asphyxié ait repris connaissance et proféré quelques paroles.

A cette époque on suspend les aspersions d'eau au visage , on essuie avec des linges chauds , on frictionne le corps , on approche l'ammoniaque et on fait avaler quelques cuillerées d'une potion stimulante , pour favoriser l'expansion des mouvemens vitaux.

Tels sont les secours les plus généralement usités contre toutes les espèces de mort apparente ; l'homme de l'art les emploiera avec persévérance en variant sur l'espèce , le nombre et le mode d'application , et ne devra les abandonner que lorsqu'il sera convaincu que leur emploi est tout-à-fait inutile, et que le flambeau de la vie est éteint pour jamais.

SECTION IV.

Causes les plus ordinaires des morts subites naturelles.

Dans les différens examens cadavériques, l'expert ne rencontrera pas toujours des traces de

violence criminelle , il sera souvent au cas d'examiner des individus qui auront été frappés d'une
mort subite et naturelle. Pour qu'un rapport , en
pareil cas , satisfasse entièrement la justice , il faut
que le médecin constate le genre de mort et signale la cause qui aura amené le dénouement tragique. Il est donc bien essentiel qu'il connaisse
les causes les plus ordinaires des morts subites ,
et qu'il sache dans quels organes et dans quels
appareils organiques on peut les rencontrer.

Il peut se faire que ses recherches soient infruc-
tueuses, car il est des cas où la mort ne laisse
aucune trace dans l'intérieur des viscères. Une
passion violente de l'ame , un trouble subit et
inexplicable du système nerveux , peuvent être
suivis d'un pareil résultat ; mais d'ordinaire un
dérangement plus ou moins considérable dans
les organes essentiels , des causes pathologiques
développées peu à peu et produisant un effet subitement mortel, sont observés dans les cadavres
et rendent raison d'une mort subite et imprévue.
C'est dans les trois grandes cavités du corps, mais
surtout dans les trois organes les plus essentiels
à la vie (le cerveau , le cœur et le poumon) que
l'expert devra diriger ses recherches ; et c'est là
aussi qu'on a trouvé la plupart des causes qui
amènent des morts subites ou des phénomènes
promptement suivis de la mort.

L'examen qui sera fait à la tête et dans l'intérieur du crâne , pourra faire découvrir quelque

éminence osseuse du crâne qui irritait ou pressait les membranes du cerveau. D'autrefois on rencontrera une tumeur lymphatique , un fongus de la dure-mère , une collection d'hydatides produisant le même effet. L'épilepsie entretenue , par de pareilles causes, après un nombre plus ou moins considérable d'accès , se termine d'ordinaire par une mort subite..

L'apoplexie foudroyante est une cause assez fréquente de morts imprévues. Une compression sanguine ou séreuse sur l'encéphale détruit, d'une manière prompte , l'influence nerveuse sur l'exercice des principales fonctions. Dans ces circonstances , l'expert rencontrera un épanchement sanguin dans les différentes parties de l'encéphale ou un engorgement considérable des vaisseaux cérébraux. D'autrefois , au lieu de sang , ce sera une collection plus ou moins considérable de sérosité dans les ventricules , suivie d'une compression cérébrale et d'un défaut d'action du cerveau sur les autres viscères importans. Dans d'autres circonstances un dépôt purulent formé peu à peu , aura amené un dénouement tragique soudain.

L'ouverture de la poitrine et l'examen du cœur et des gros vaisseaux pourra fournir des éclaircissemens suffisans pour constater le genre de mort en question.

Le cœur peut offrir une dégénérescence dans son tissu, une dilatation considérable dans ses parois, la rupture de ses fibres , un obstacle au passage du sang des orifices auriculaires aux ventricules , et de ceux-ci aux grosses artères. On observera , dans d'autres circonstances , l'ossification des valvules et des artères coronaires , la dilatation anévrismale de l'aorte , l'épanchement du sang dans le péricarde et autres vices organiques semblables. Ces différentes lésions peuvent être la source de longues souffrances ou d'une mort arrivée subitement.

Cependant la mort peut être également le résultat d'une affection de cet organe qui ne laisse apercevoir dans l'autopsie aucune lésion organique. Ainsi dans des passions vives de l'âme , telles qu'une grande joie et dans l'action des ris immodérés , le cœur, privé de l'influence nerveuse qui préside à ses fonctions et à ses contractions permanentes , ne peut plus lancer le sang qui doit entretenir la vie , et une mort soudaine et sans lésion physique est le résultat de ce défaut d'influence.

Le causes de mort subite trouvées dans le poumon , peuvent tenir à un engorgement de sang considérable qui empêche tel organe de remplir ses fonctions. C'est cette maladie qu'on désigne par apoplexie sanguine du poumon. Le passage d'un bol alimentaire dans la trachée artère , une vomique ouverte et le pus abreuvant et obstruant ce canal , l'oblitération des voies aériennes par cause interne peuvent occasionner une mort subite

dont les traces seront facilement aperçues à l'ouverture du cadavre ; un épanchement considérable
et soudain de sang ou de sérosité dans la poitrine , doit amener le même résultat.

L'ouverture abdominale peut aussi faire rencontrer des causes de mort subite , et l'exploration de cette cavité deviendra aussi indispensable
que celles de la tête et de la poitrine , si ces dernières surtout ne fournissent aucun résultat satisfaisant.

La réplétion de l'estomac par une grande quantité d'alimens lourds et indigestes , un nombre
prodigieux de vers dans ce viscère ou le long du
tube intestinal dont les uns auront irrité et percé
les membranes intestinales , la rupture de quelque gros tronc artériel ou veineux , à la suite d'une
dilatation pathologique , celle d'un abcès formé
dans quelqu'un des viscères abdominaux ou d'un
kyste séreux qui , après avoir fourni un épanchement subit dans la cavité abdominale , aura produit une impression funeste sur le système nerveux , sont tout autant de causes d'une cessation
entière et mortelle des fonctions.

SECTION V. — *Suicide.*

Dans ses différentes recherches de médecine
légale sur le cadavre , l'expert aura une infinité
de questions plus ou moins épineuses à résoudre.
Celle qui se rencontrera sans cesse et dont la

solution offrira tout plein de difficultés, ce sera de déterminer, en cas de mort violente, si la mort est due à une main homicide ou si elle doit être imputée au suicide.

Après avoir examiné un cadavre retiré des flots et constaté les traces de violences extérieures, un magistrat lui demandera si l'individu s'est précipité lui-même dans l'eau ou s'il y a été jeté par d'autres.

Si le supplice de la corde a fini les jours de la victime, il aura à prononcer si elle a choisi elle-même ce supplice ou si elle a été étranglée par des mains étrangères. Même question lui sera faite pour celui dont les entrailles seront brûlées par une substance vénéneuse, ou pour cet autre qui aura succombé à l'action d'un instrument tranchant ou par l'explosion d'une arme à feu.

La situation des blessures, leur nature, celle de l'arme meurtrière, la position du cadavre et autres circonstances pourront, dans certains cas, éclaircir le doute et faire distinguer ces deux genres de mort ; mais combien de fois ces différentes recherches seront insuffisantes ? Combien de fois l'expert, flottant dans une incertitude accablante, ne pourra dire aux juges si la mort doit être rapportée aux coups d'un meurtrier, ou s'il n'existe d'autre coupable que la victime elle-même?

Dans ces pénibles circonstances l'expert devra s'éclairer de tous les faits antérieurs, il ne devra point ignorer les causes qui portent au suicide, les dérangemens de l'économie animale qui accompagnent ce malheureux penchant ; l'âge, le sexe, le tempérament dans lesquels on le voit se développer de préférence , et les désordres dans les viscères qu'il laisse après la mort.

Ces différens objets vont faire la matière de ce chapitre. Le lecteur doit sentir de quelle importance et de quelle utilité ils peuvent être dans la plupart des décisions de médecine légale.

Il est reconnu, dans ce siècle, que le malheureux qui se donne la mort doit plutôt exciter la pitié que la rigueur et la vengeance des lois. Quoique raisonnant très-bien sur tous les objets, et quoique jouissant en apparence de l'intégrité de ses facultés intellectuelles, un tel individu n'en a pas moins le cerveau malade, et il l'a tellement, qu'il n'est plus maître de ses actions, et que la mort qu'il se donne est un véritable acte de démence qui écarte toute idée de culpabilité.

L'homme attente à ses jours dans des circonstances différentes et suivant les passions qui le dominent, ce qui fait qu'il existe plusieurs espèces de suicide. Je parlerai de celles qui sont les plus remarquables et les plus fréquentes.

On sait que l'individu qui est forcé d'abandonner sa patrie sans l'espoir d'y retourner de sitôt, tombe dans une langueur mélancolique qui le rend indifférent à tout ce qui l'entoure ; il n'est occupé que du pays qui l'a vu naître, des jeux de son enfance , de ses anciennes habitudes.

Lorsque rien ne lui promet le retour après lequel
il soupire , ses souffrances vont en augmentant ,
le corps dépérit , les fonctions de l'économie se
troublent , des spasmes de tout genre le tourmen-
tent , et si la mort ne vient pas mettre un térme
à ses souffrances , il finit par se débarrasser lui-
même d'une existence qui lui est entièrement à
charge.

Tel est le suicide nostalgique.

On croira peut-être que cette espèce doit atteindre de préférence l'homme qui est né dans un
beau climat , au sein de la fortune et des plaisirs ,
et qui en est arraché pour être placé dans une
position toute contraire. Bien loin de là ; c'est
le montagnard né au milieu des rochers et
des glaces qui y est le plus sujet; c'est l'habitant
de la zone glaciale , étranger à toutes les jouissances
de la vie , disputant sa triste nourriture aux bêtes
sauvages et luttant sans cesse contre la rigueur des
élémens, qui , transporté sous un ciel plus fécond
et pouvant jouir d'une vie douce et paisible, rêve
continuellement au désert qui le vit naître et ne
trouve d'autre remède au mal qu'il endure que
de mettre fin à son existence.

Une autre espèce de suicide est celle qui a lieu
après une passion violente telle que la colère ,
l'amour, la jalousie , l'ambition. L'homme qui en
est victime est tellement maîtrisé par sa passion ,
la raison en éprouve un trouble si fort , qu'il s'ar-
rache la vie comme le ferait un maniaque dans

un accès de fureur , ou le fiévreux dans le délire
fébrile. Mais ce délire est passager , il cesse avec
la passion qui l'a fait naître. Si le suicide ne
s'effectue pas de suite , s'il rencontre quelque
obstacle , alors l'individu renonce à son projet et
il n'y a pas de nouvelle tentative. En pareille circonstance ce sont les hommes les plus vigoureux
qui se tuent , et d'autant plus promptement, que
la passion est plus vive et l'impression plus subite.

Une troisième espèce résulte de l'ennui de la
vie. L'abus des plaisirs et des jouissances , une
sensibilité épuisée que rien ne peut plus émou-
voir , l'absence de tout désir ou l'impossibilité de
les satisfaire , s'il en existe encore , laissent l'individu dans un vide affreux ; la vie devient un
fardeau dont il faut se débarrasser. L'onanisme ,
l'abus des spiritueux, des jouissances immodérées ,
sont la cause directe de cette espèce de suicide.
Ici les liens qui attachent l'homme à la vie sont
rompus , et celui qui s'en débarrasse le fait sans
effort et sans regret.

Mais l'espèce la plus fréquente et qui suppose
un penchant à cet acte que des efforts inouis ne
sauraient vaincre , c'est le suicide chronique réfléchi , qui n'est qu'une modification des aliénations mentales ; c'est celui qui suppose une aber-
ration dans les facultés intellectuelles, qui rend
l'individu aussi peu maître de ses actions que s'il
était atteint d'une véritable folie. Trompé par des
hallucinations des sens , obéissant aux ordres qu'il

suppose venir d'en haut, tourmenté par une idée qui absorbe toutes les autres ou par des souffrances tantôt réelles et tantôt imaginaires , la mort est le seul remède à ses angoisses : c'est l'unique res- source pour se préserver des malheurs affreux qu'enfantent son imagination.

C'est cette espèce de suicide qu'il importe le plus au médecin légiste de connaître. Il ne doit pas ignorer aussi les circonstances qui le prépa- rent et les causes qui le développent.

Ceux qui ont un penchant à ce suicide appar- tiennent à des familles qui comptent des aliénés dans leur sein. Parmi ceux qui n'ont pas réussi dans leur projet , il y en a qui restent aliénés plus ou moins de temps. La plupart , avant de se dé- truire , offrent des symptômes du délire mélan- colique. D'autres se sont tués après avoir eu un accès de manie qui les avait laissés quelque temps tristes et moroses.

Un autre caractère qui rapproche ce penchant au suicide des maladies qui troublent la raison , c'est d'être héréditaire. Aussi chez les personnes ainsi disposées, la moindre infortune , le moindre revers, une passion que d'autres supporteront sans trouble , les porte à se détruire , et quelquefois le suicide a lieu sans qu'aucune espèce de cause le provoque. On a vu des familles entières se tuer. Un père, un fils, un frère se sont donnés la mort au même âge. Deux jumeaux , capitaines dans un corps, se sont suicidés presque à la même époque:

leur mère était aliénée, et deux des sœurs ont été tourmentées pendant plusieurs années par l'idée du suicide. Sept enfans riches , sans éprouver de malheurs , ayant une existence honorable, jouissant de la considération , se suicident dans l'espace d'un certain nombre d'années. Dans une autre famille cinq subissent le même sort, et si le sixième résiste au fatal penchant, il le doit aux tendres soins d'une épouse chérie.

Voilà des faits rapportés par des auteurs recommandables , qui prouvent sans réplique l'hérédité de ce malheureux penchant.

Le suicide , comme la manie, attaque rarement l'enfance. C'est à l'âge où les passions se développent qu'il se manifeste. L'époque de la vie où il est le plus fréquent , c'est de vingt à quarante ans.

Il tourmente moins le beau sexe que l'homme. Quoique plus sujette aux aliénations mentales, la femme se suicide moins. Le rapport, calculé sur un grand nombre de faits , est comme un à trois, c'est-à-dire un suicide de femme sur trois d'homme.

· L'un des caractères essentiels du suicide , c'est le nombre considérable de tentatives faites par l'individu pour effectuer son projet. Ceux qui tentent de se suicider ne réussissent pas toujours. Le remords fait revenir l'un ; le danger épouvante l'autre ; la pusillanimité arrête un troisième. L'expert, dans ses recherches dans un cas de mort violente avec soupçon de suicide , aura à s'enquérir s'il n'y a pas eu des tentatives antérieures.

Mais si dans la plupart des cas de tentative de suicide on échoue par défaut de résolution , dans d'autres le projet est poursuivi avec une persévérance et des précautions vraiment étonnantes. Avant de se jeter à l'eau , on se lie les mains, les jambes ; on remplit les poches de corps pésans ; on se poignarde au bord du fleuve. Un homme retiré des flots tâche de s'y plonger encore ; un autre repousse les soins qu'on lui donne ; un troisième s'étrangle avec l'appareil même qui couvre ses blessures.

L'instrument de mort ou le genre de suicide mérite aussi quelque considération. La femme , plus pusillanime que l'homme , se précipite , se pend ou se laisse mourir de faim. Le militaire et le chasseur se brûlent la cervelle. L'artisan se sert de l'outil tranchant dont il fait habituellement usage , et souvent c'est le motif le plus bizarre qui préside au choix de cet instrument.

Le plus horrible des suicides est celui qui est précédé d'homicide. En pareille circonstance , ce sont toujours des amis chers , des parens , des enfans qui sont sacrifiés. Ces barbares holocaustes sont le fruit d'un délire profond et d'une imagination bien égarée. C'est pour éviter les malheurs de ce monde et les souffrances de l'autre , qu'on immole tout ce qu'on a de plus cher et qu'on se tue ensuite. « Qui expliquera jamais, dit un savant

« médecin qui a soigné tant d'espèces d'aliénés [1],
« le désordre de l'organisme qui entraîne le for-
« cené qui veut cesser de vivre, aux actes les plus
« atroces, avant d'exécuter sa funeste résolution? »

Les phénomènes pathologiques qui annoncent
le penchant à se détruire, prouvent encore l'a-
nalogie du suicide avec la plupart des aliénations
mentales. On observe au commencement un trouble dans l'abdomen, des flatuosités, la constipation ; il s'y joint l'altération du teint, la tristesse,
un air rêveur, distrait, la maigreur, la bouffissure.

On observe encore des ardeurs d'entrailles,
des bouffées de chaleur, la céphalalgie, des battemens à l'intérieur du crâne, des spasmes généraux, un malaise très-pénible.

Les individus en proie à ces premières souffrances, renoncent à leurs habitudes, tout ce qui les
entoure leur devient indifférent, ils ne sont point
sensibles à l'impression des objets extérieurs, ils
expriment le désir de mourir, ils approuvent l'acte
de ceux qui se sont donnés la mort, ils se plai-
gnent d'avoir manqué les occasions favorables
pour se tuer. Dans cet état ils fuient le monde,
recherchent la solitude, tout leur fait ombrage.

Enfin l'idée du suicide prend plus de force,
elle prédomine sur toutes les autres, elle devient
fixe et n'abandonne plus les malades. Cette idée

---

1. Le docteur Esquirol, dans le dictionnaire des sciences médicales
article suicide.

les occupe sans cesse le jour et les obsède la nuit dans leurs rêves plus ou moins pénibles. L'attention concentrée pervertit les sensations ; le rapport des objets extérieurs devient douloureux, et tout attachement à la vie disparaît entièrement. Vers la fin, après avoir résisté long-temps à l'idée de se détruire et parvenu au dernier degré d'insensibilité physique et morale, le malheureux placé dans cette cruelle position se tue pour se soustraire à des tourmens intolérables. On observe à cette dernière période des yeux hagards, une face colorée ou très-pâle, le regard sinistre, la respiration précipitée et tous les signes d'une imagination entièrement égarée.

L'autopsie cadavérique des suicidés montre des désordres dans les viscères, mais ils ne sont pas constans ; quelquefois tous les organes sont à peu près dans l'état naturel. Voici les dérangemens que l'on observe pour l'ordinaire et qui doivent être connus du médecin expert qui, dans les recherches médico-légales, devra les rapporter à leur véritable origine.

Epaississement et densité du crâne, dilatation des vaisseaux de la dure-mère, ossification d'une partie de cette membrane, engorgement des vaisseaux de l'arachnoïde et du plexus choroïde, opacité et épaississement de cette toile. Corps calleux, mous et désorganisés, diminution de la capacité des ventricules ; cerveau plus consistant qu'à l'ordinaire, d'autres fois très-dense et réduit au tiers de son volume. Petites concrétions à la glande pinéale.

Différentes lésions organiques du cœur , lésions organiques du foie , concrétions biliaires dans le vésicule du fiel , inflammation des viscères abdominaux et de la muqueuse intestinale , côlon transverse ayant pris une position oblique et perpendiculaire , comme la chose se rencontre souvent à la suite d'un délire mélancolique.

On sera loin de penser sans doute que tous ces désordres se rencontrent à la fois dans le même sujet ; ils forment en somme tout ce qu'on trouve ordinairement dans les cadavres de ceux qui se donnent la mort.

Parmi les auteurs , les uns pensent que la cause du suicide réside plus particulièrement dans le cerveau ; les autres accusent plus volontiers les lésions organiques du foie et le désordre dans les secrétions biliaires ; d'autres les rapportent aux vices organiques du cœur et à l'inflammation chronique des viscères de l'abdomen. L'ouverture des cadavres justifie le fondement de chacune de ces opinions , mais ne peut en faire admettre aucune d'exclusive.

SECTION VI. — *Ecchymose.*

Ecchymose , contusion , meurtrissure , sugillation, tache , lividité cadavérique, voilà tout autant de mots qui sont loin d'être synonymes et qui sont très-souvent considérés comme tels par la plupart des médecins et chirurgiens , dans leurs rapports de médecine légale. Voilà tout autant d'expressions dont l'ignorance a tellement abusé , que c'est faute d'avoir distingué les états cadavériques que ces expressions représentent , que dans certaines circonstances des coupables ont échappé à la justice ; et dans d'autres , plus fréquentes encore , des sujets innocens ont été condamnés à une peine capitale. Heureux ceux qui , placés dans une position aussi déplorable , ont pu faire révoquer leur sentence de mort en implorant le secours de médecins éclairés et en faisant annuler des rapports homicides , cause première de leur condamnation.

Ce qu'il y a de plus étonnant encore , c'est que dans nombre d'ouvrages de médecine légale , la plupart de ces expressions sont données comme synonymes , et les médecins qui auraient dû prévenir des erreurs graves, en évitant une synonymie apparente , ont au contraire facilité ces erreurs , et donné lieu à des méprises funestes.

Aucun chapitre de médecine légale n'est , à mon avis , aussi important que celui-ci. Aucun ne doit être plus profondément médité par le médecin expert afin qu'il se mette à même d'éviter les erreurs graves auxquelles la matière qu'il renferme peut donner lieu.

Pour faire sentir la vérité de cette proposition et l'importance de l'article dont il s'agit , il n'y a qu'à rappeler qu'il se forme sur le cadavre , quel que soit le genre de mort, des taches livides, brunes et même noires , plus ou moins étendues et plus ou moins nombreuses , suivant la nature de la maladie qui a amené la mort, suivant la saison, la position du cadavre et autres circonstances qui tendent à produire ou accélérer la fermentation putride.

D'un autre côté la mort peut être le résultat d'un coup meurtrier ou d'une violente secousse produite par un corps orbe , dur , pesant , mu par une force active et lancé par une main coupable. Dans ce cas , on observe sur la victime des impressions livides plus ou moins étendues, sans déchirure ni ouverture à la peau. Ces taches violettes livides ou brunes peuvent être les seules traces de mort violente que le cadavre offre à l'examen du médecin expert.

N'est-il pas extrêmement important de distinguer , par les signes les moins équivoques , ces deux espèces de taches livides , puisque l'une n'est qu'un phénomène cadavérique qui ne saurait faire admettre ni rechercher le crime, tandis que l'autre suppose nécessairement un coupable ? Et n'est-il pas de la même importance de désigner l'une et l'autre par un nom différent , afin d'éviter la funeste confusion des choses ?

Cependant rien de plus commun que de trouver dans la plupart des rapports , le mot ecchymose désignant tantôt une tache livide provenant d'une

cause active et meurtrière , et tantôt celle qu'a-
mène la mort sur le cadavre. On voit des experts
qui confondent absolument ces espèces de taches ,
et d'autres qui en les distinguant sur le même
cadavre , ne donnent aucun signe et ne rapportent aucuns des caractères qui servent à les reconnaître. Bien plus , en omettant de signaler ces
caractères distinctifs , ils montrent leur erreur à
découvert en rapportant à des coups ou à des
violences extérieures des taches qui , par leur
siége , leur apparence et autres circonstances, doivent être plutôt rapportées aux effets cadavériques
qu'à une manœuvre criminelle.

On trouve encore dans les rapports de médecine légale , et même chez les auteurs, que les mots
sugillation et contusion expriment la même chose.
Mahon (*tom.* 2 , *pag.* 105) après avoir dit qu'ecchymose , tache , lividité , sont synonymes , et
que contusion et meurtrissure le sont aussi, s'attache à prouver qu'il se forme sur le cadavre des
ecchymoses de diverses espèces ; et à l'article
ecchymose , du dictionnaire des sciences médicales , on lit que ce mot paraît synonyme avec
sugillation , meurtrissure et contusion , et que la
distinction de l'ecchymose de la sugillation est
tout-à-fait arbitraire et sans aucune utilité réelle.

Voici quelques faits qui ne laissent aucun doute
sur le déplorable résultat de la confusion des mots
et des choses dont il s'agit.

Dans la fameuse affaire de Jean Chassagnieux ,

de Montbrison, en 1775, consignée dans le douzième tome des causes célèbres, deux chirurgiens, dans leur rapport, concluent, de deux plaies trouvées au cadavre, de l'engorgement de la langue et des taches et ecchymoses observées aux reins, aux parties latérales du cou, de la nuque et au temporal, qu'il y avait eu compression sur le cou, et que cette compression réunie aux blessures avait pu occasionner une mort violente.

Ces chirurgiens, sans donner aucun signe distinctif de la lividité produite par la strangulation de celle qui survient aux cadavres et sans que la partie antérieure du cou offrit des marques de compression, sans ouvrir le crâne, où ils auraient trouvé probablement des effets mortels, furent la cause d'une condamnation capitale vis-à-vis les enfans du mort accusés injustement. Le célèbre Louis fit révoquer la sentence en prouvant que la mort devait être rapportée à l'apoplexie, les plaies à une chute au moment de l'attaque, et les taches livides aux sugillations cadavériques qui avaient été facilitées dans l'espèce par la nature de la maladie, la saison chaude de l'été et la position du cadavre qui avait été long-temps couché sur le dos.

Dans l'affaire non moins célèbre de la veuve Montbailli, de Saint-Omer, qu'on trouve dans le premier volume du même ouvrage, le même auteur ne put sauver que l'une des victimes condamnées au dernier supplice ; leur arrêt de mort

lut dû aux gens de l'art , qui , entr'autres conclusions fausses et absurdes , rapportaient les lividités
cadavériques observées dans différentes parties du
corps , et qu'un état apoplectique , la pléthore ,
l'abus des boissons , une saison très-chaude et le
temps écoulé avant la visite du cadavre avaient
rendues plus nombreuses et plus étendues qu'à
l'ordinaire , rapportaient , dis-je , ces taches à
des ecchymoses produites par des coups, chute
ou compressions , et exclusivement à de pareilles
causes.

Ne trouvons-nous pas , dans le même recueil ,
que le cadavre d'un jeune homme mort subitement après s'être mis dans la neige à la suite d'un
long exercice , exhumé six mois après et offrant
au côté gauche de la poitrine , entre la plèvre et
les côtes, une quantité considérable de sang assez
rouge et à l'extérieur une large tache livide , donna
lieu aux experts , chargés de l'examiner , de conclure que cette tache provenait d'une forte contusion par un instrument contondant dont le résultat avait été l'épanchement observé et la mort
précipitée du sujet ?

Voilà encore , faute de distinguer les lividités
cadavériques , des traces de violence extérieure ,
la supposition d'un crime qui n'avait point existé:
aussi il fût facile à Antoine Petit de réduire au
néant cette conclusion , en disant que la fermentation putride développe à la poitrine des taches
cadavériques qui ressemblent à des meurtrissures

que l'odeur fait distinguer néanmoins et qui sont d'autant plus étendues qu'elles sont facilitées , comme dans le cas qui lui était soumis , par la jeunesse, l'abondance des sucs et l'inflammation qui avait précédé.

Un fait semblable est rapporté par Chaussier , dans ses observations chirurgico-légales sur un point de jurisprudence criminelle. Un jeune homme d'Autun , ayant eu une querelle avec deux de ses compatriotes , mourût dix-huit jours après d'une fièvre éruptive qui régnait alors épidémiquement. Son corps, exhumé et examiné au bout de trente-sept jours par plusieurs personnes de l'art , offrit des contusions d'après la déclaration de ceux-ci. Ce mot devint la base d'une procédure criminelle , et il fallut , dit ce célèbre médecin légiste , des volumes de mémoires et de consultations pour démontrer que ces prétendues contusions n'étaient que des lividités cadavériques produites par la fermentation putride.

Le docteur Desgranges de Lyon , sauva également de la peine capitale un accusé qui faillit être victime d'un mauvais rapport dans lequel les taches livides qui nous occupent n'étaient pas nettement distinguées. Il s'agissait d'un enfant mort d'une épidémie dyssentérique, et qui, selon le chirurgien-expert , aurait succombé à des coups qu'il avait reçus à l'épine du dos. Le chirurgien disait dans son rapport qu'il y avait sur les vertèbres des lombes de *grandes meurtrissures et rien autre appa-*

rent , à l'exception des ecchymoses qui s'observent naturellement après la mort.

Desgranges fait observer, avec raison, que l'expert aurait dû donner les signes qui lui fesaient distinguer les grandes meurtrissures des lombes , des ecchymoses ou sugillations cadavériques qui se forment d'ordinaire , et plus particulièrement à cet endroit du cadavre que partout ailleurs ; que ne l'ayant pas fait , il était probable que les unes et les autres étaient des lividités cadavériques , et que ce défaut de distinction avait souvent donné lieu à des procédures criminelles qui avaient failli être fatales. (*Annales clin. de Montpellier*, *tom.* 38.)

Enfin , dans un rapport d'infanticide par un médecin censé instruit (*mêmes annales, tom.* 36, *pag.* 135) puisqu'il se dit membre de plusieurs sociétés de médecine , censuré avec raison par le docteur Robert de Langres , on trouve nombre d'omissions, de défectuosités et de fausses conclusions ; mais le critique lui reproche plus particulièrement de parler longuement de contusions sans donner les caractères qui les distinguent des sugillations cadavériques ; d'en faire dépendre quelques-unes de la pression des doigts sans donner aucune raison valable pour les rapporter à cette cause, et sans fournir les caractères propres à faire distinguer celles-ci des autres, et surtout de conclure que celles provenant de la pression des doigts sur les parties latérales de la trachée artère, étaient un signe de strangulation, et par conséquent d'une mort violente.

Qui pourrait douter, d'après cela, de l'indispensable nécessité de distinguer soigneusement les
taches livides des cadavres causées par la putréfaction de celles qui sont le résultat de violences
criminelles ? Et qui pourrait douter aussi de la nécessité de leur donner des noms différens, afin
que la confusion des mots n'amène point la confusion des choses ?

On entend généralement par ecchymose une solution de continuité dans les parties vivantes,
sans perte de substance ni ouverture à la peau par
un corps pesant, dur et obtus, d'où résulte le
déchirement et l'ouverture de petits vaisseaux,
l'épanchement de sang dans un foyer ou dans les
tissus circonvoisins et quelquefois son passage
insolite dans les vaisseaux blancs, ce qui donne
à la partie contuse une couleur bleuâtre, livide,
plus ou moins foncée. Le mot contusion exprime
la même chose et ne diffère de l'ecchymose qu'en
ce qu'elle provient toujours d'une cause externe,
tandis que celle-ci ou l'ecchymose peut être quelquefois le résultat d'une cause putride interne [1] :
elle dépend, comme cette dernière, de l'action d'un
corps pesant, dur et obtus, qui agit sur les par-

---

(1) Pour éviter toute confusion, on devrait appeler ces plaques taches
scorbutiques, pétéchies, lividités causées par la maladie tachetée hémorragique, épanchement sanguin sous-cutané adynamique, et consa-
crer le mot ecchymose à l'épanchement sanguin sous-cutané par cause ou
violence extérieure.

liés vivantes , soit que ce corps soit lancé par un adversaire , et alors la contusion ou ecchymose doit s'appeler meurtrissure du nom de meurtrier , ou soit que par une chute ou par une impulsion étrangère quelconque et accidentelle , le corps vivant frappe contre un autre corps dur et obtus. Les effets en sont à peu-près les mêmes. Ainsi les mots ecchymose , contusion et meurtrissure expriment trois états qui supposent les mêmes phénomènes pathologiques, déchirement et broiement de petits vaisseaux , épanchement de sang en un foyer ou dans les tissus sous-cutanés ; ou bien , le passage de ce liquide dans les vaisseaux blancs ; couleur bleuâtre , livide ou noirâtre de la peau qui recouvre la partie contuse.

Ces taches livides ne se forment que dans le corps vivant ; leurs effets se conservent après la mort et elles supposent toujours l'action d'un corps dur et pesant sur les parties vivantes ou le choc de celles-ci contre un corps dur et obtus ; mais il y a cette différence que l'ecchymose et la contusion peuvent être l'effet d'une cause accidentelle , comme d'une main coupable , tandis que la meurtrissure suppose nécessairement une violence extérieure ou un coup porté par un adversaire.

Il suit de là qu'un expert qui emploie les termes d'ecchymose, contusion ou meurtrissure dans un rapport de médecine-légale , veut et doit exprimer par-là des taches livides produites par le choc du corps animé contre un corps obtus et pesant , ou de l'action de ce dernier sur le corps vivant, ce qui suppose nécessairement une chute , des coups ou autres violences extérieures criminelles.

Mais les taches livides qui se forment sur les cadavres , n'étant le résultat d'aucune action des corps orbes sur les parties animées , étant , au contraire , produites par la fermentation putride qui pousse le sang, devenu plus fluide , vers les parties les plus déclives, et ne supposant par conséquent aucune cause contondante pendant la vie ni aucune action criminelle , doivent être représentées par des expressions différentes , et les médecins ne devraient jamais les qualifier du nom de meurtrissure, contusion ou ecchymose. Le terme de lividité cadavérique , ou mieux encore de sugillation , qui leur a été donné par d'excellens médecins légistes , doit leur être exclusivement consacré. Ainsi pour éviter toute équivoque , le mot ecchymose désignera , dans cet ouvrage , les lividités cutanées et autres formées sur le vivant ; et sugillation , les lividités cadavériques qui sont le résultat même de la mort.

S'il est nécessaire de distinguer ces taches livides par des noms différens, il est bien plus essentiel encore de les distinguer sur le cadavre par les signes les plus positifs , afin que le médecin expert puisse reconnaître celles qui doivent être imputées au crime et celles qui ne sont jamais le produit d'une violence criminelle.

Voici la collection des signes qui pourront faire arriver l'expert au but qu'il se propose :

1° L'ecchymose peut se rencontrer indistinctement dans toutes les parties du corps , parce que toutes sont exposées à des violences extérieures et à l'impression des corps durs et pesans.

Les sugillations se montrent d'ordinaire au dos , aux fesses et aux parties sur lesquelles le cadavre repose ; elles s'étendent plus particulièrement aux parties génitales , au cou et à la tête ; elles sont quelquefois répandues sur tout le corps en taches lenticulaires ou en plaques plus ou moins larges ; elles résultent assez souvent de la pression , de la plicature des vêtemens et de l'inégalité du sol sur lequel le cadavre repose.

2° La sugillation se borne d'ordinaire à la superficie de la peau et ne s'étend point aux parties sous-jacentes.

Dans l'ecchymose la lividité est plus profonde : elle s'étend au tissu cellulaire même , aux muscles, suivant la violence de la contusion.

3° La sugillation ne présente ordinairement aucun épanchement de sang dans le tissu cellulaire , il y a seulement congestion de ce fluide dans les différens réseaux capillaires.

On trouve dans l'ecchymose un épanchement de sang dans le tissu sous-cutané , sous une forme concrète ou fluide , et formant une tumeur qui s'élève au-dessus du niveau de la peau. Il y a d'ailleurs déchirement des vaisseaux qui ont fourni cet épanchement ou le passage de ce fluide dans les vaisseaux blancs.

4° L'ecchymose étant le produit d'une violence extérieure du vivant du sujet, doit nécessairement se montrer immédiatement après la mort comme avant.

Les sugillations ne se forment d'ordinaire que quelques heures après la mort et après le refroidissement du cadavre, et souvent beaucoup plus tard. Étant le produit ou l'effet d'un commencement de putréfaction, qui rend le sang plus fluide et le pousse aux parties les plus déclives sur lesquelles le cadavre repose, elles sont d'autant plus étendues et plus nombreuses, que la putréfaction est déjà bien établie et que le cadavre est sous l'influence des causes qui la favorisent.

5° La sugillation peut être l'effet d'un coup ou d'une chute du cadavre, et peut offrir même un épanchement de sang fluide pareil à celui de l'ecchymose, mais la tumeur qui en résulte est flasque, mollasse ; elle s'affaisse par la dissection. En pareille circonstance, l'épanchement sanguin est l'effet d'une affection putride mortelle, telle que le typhus, la fièvre pétéchiale, la maladie tachetée hémorragique, le scorbut, ou de la putréfaction déjà bien établie dans le cadavre.

Dans l'ecchymose, outre les caractères déjà signalés, il y a gonflement de la tumeur : elle offre une certaine dureté ou rénitence ; la dissection n'en détermine point l'affaissement.

6° En faisant la dissection de violentes ecchymoses ou contusions, on remarque les traces d'une inflammation plus ou moins profonde.

Pareil phénomène étant une altération vitale dépendante de la circulation, ne peut se former dans un cadavre et ne peut se rencontrer par conséquent dans la sugillation.

7° La couleur de l'ecchymose varie pendant sa durée; elle offre d'abord une tache rouge ou bleuâtre, qui ne tarde pas à devenir livide, plombée ou noirâtre; au bout d'un certain temps elle s'éclaircit graduellement, acquiert une couleur violette, verdâtre, jaunâtre, citrine, et finit par disparaître par l'absorption.

On ne voit jamais, dans les taches livides qui proviennent de la fermentation putride, ces nuances de jaune et de citrin que l'on rencontre dans les contusions.

SECTION VII. — *Autopsie cadavérique.*

L'expert commis par la justice ayant acquis la conviction que le corps qui est soumis à son examen n'est qu'un cadavre, doit faire toutes les perquisitions nécessaires pour découvrir le genre de mort qui l'a fait succomber.

Deux modes d'investigations sont nécessaires pour cet objet : examen minutieux de toutes les parties externes, et exploration exacte des viscères et des organes intérieurs.

6

Ce dernier genre de recherche est-il toujours nécessaire; et l'ouverture du cadavre est-elle indispensable dans tous les cas ?

Si l'examen extérieur de toutes les parties du corps, fait avec la plus scrupuleuse attention, ne laisse apercevoir ni fracture, ni luxation, ni aucune espèce de blessure, ni la moindre trace de violence extérieure; s'il n'existe aucune circonstance morale qui puisse faire soupçonner le crime; mais s'il est constaté, au contraire, que l'individu est mort subitement, sans que les circonstances de sa mort puissent faire présumer qu'on a attenté à ses jours, alors l'ouverture du cadavre n'est pas, jusqu'à un certain point, indispensable. Cependant elle pourrait être utile et confirmer l'absence du crime, en faisant découvrir, à l'intérieur, l'une des causes qui amènent quelquefois les morts subites naturelles.

Si, au lieu de cela, l'expert découvre des traces de violence extérieure, quelques légères qu'elles soient; s'il existe le moindre soupçon d'homicide ou la plus légère circonstance morale qu'on ait pu attenter aux jours du sujet, alors le médecin ne peut se dispenser, sans faire preuve d'une négligence coupable, de faire l'ouverture du corps, d'examiner avec soin les viscères des trois grandes cavités, afin de pouvoir prononcer si la cause de la mort, quoique subite, a été naturelle, ou si l'intérieur du cadavre montre les effets d'une manœuvre criminelle.

N'y a-t-il aucune trace de violence extérieure et existe-t-il néanmoins quelques soupçons d'homicide ; ou bien, quoique les soupçons n'existent pas, y a-t-il impossibilité d'écarter toute idée de meurtre ? L'ouverture est encore indispensable, parce que la mort peut être l'effet du poison, d'une blessure avec un instrument piquant très-aigu et très-fin, qui ne laissera aucune trace apparente à l'extérieur [1], ou de quelque violente contusion qui aura produit la mort sans laisser aucune lividité à la peau [2]. Dans le cas où le cadavre offrira des taches livides qui pourront être l'effet de coups, comme d'une chute occasionnée par la maladie qui aura amené la mort, n'est-ce pas l'ouverture qui éclaircira la chose en faisant découvrir dans le cerveau les traces d'une apoplexie

---

(1) Leclerc, dans un essai médico-légal, sur l'empoisonnement, année 1803, rapporte le fait suivant : en 1728 une des premières dames de la cour de Sardaigne couche tranquillement avec son mari bien portant. Le lendemain matin il est trouvé mort. Trois experts, après un examen soigneux, ne trouvent aucune trace de mort violente: l'évènement tragique est attribué à un coup de sang. Un quatrième expert est commis pour examiner de nouveau le cadavre à l'insu de la femme ; une exploration attentive à l'extérieur et à l'intérieur ne lui fait rien découvrir, lorsqu'en examinant de nouveau le cœur, il aperçoit, à l'intérieur du ventricule droit, un trou léger qui le traversait de part en part. La partie de la peau correspondante examinée avec soin, offre un trou que l'embonpoint du sujet cachait. La femme arrêtée avoua que pendant le premier sommeil elle avait percé le cœur de son mari avec une épingle d'or très-piquante et très-longue qu'elle avait fait fabriquer exprès.

(2) Les auteurs citent un cas d'un coup violent reçu à la nuque, qui procura une mort prompte. Les traces extérieures étaient insensibles.

mortelle, et en montrant que l'ecchymose observée
provient de la chute de l'apoplectique et non des
actes de violence exercés à son égard ?

Cette cause de mort ne rendra-t-elle pas raison
encore des autres taches ou sugillations répandues sur le cadavre, que des ignorans seraient
tentés de prendre pour de nouvelles preuves d'une
violence criminelle, et ne parviendra-t-on pas,
de cette manière, à dissiper tout soupçon de mort
violente ? Si telle avait été la marche des chirurgiens qui furent chargés d'examiner le corps de
Jean Chassagnieux, ils n'eussent pas conclu au
meurtre et à l'homicide ; ils eussent trouvé dans
le crâne la cause de tous les phénomènes cadavériques qui frappaient leurs yeux.

La plupart des circonstances qui semblent prouver l'inutilité de l'ouverture du cadavre, à cause
de l'évidence du genre de mort qu'elles doivent
faire admettre, peuvent encore induire en erreur

Les désordres intérieurs montraient l'articulation de la tête si relâchée,
que celle-ci tournait en tout sens, et la face allait en arrière. Les muscles du cou étaient infiltrés d'un sang extravasé.

Ils en citent un second dans lequel une voiture très-chargée heurta
avec violence au cou d'un paysan robuste. On aperçoit bientôt la paralysie des membres pelviens, ensuite celles des bras, et la mort arriva
au bout de dix-huit heures sans qu'on observât d'altération dans les
fonctions de l'entendement.

Nulle trace de lésion extérieure pendant la vie et après la mort,
l'écartement des tégumens fit observer quatre onces de sang extravasé,
l'apophyse épineuse de la sixième vertèbre cervicale brisée et séparée du
corps de la vertèbre. La moelle épinière totalement délabrée en cet endroit.

et faire prendre l'homicide pour le suicide, ou tel genre de mort pour un autre. Si vous rencontrez un cadavre décapité ou horriblement mutilé, le genre de mort ne paraîtra pas douteux. Cependant l'ouverture du cadavre peut faire découvrir un empoisonnement qui aura été la véritable cause de mort, et la décapitation un moyen pour la masquer aux yeux de la justice. On trouvera un cadavre à demi-brûlé, on croira être convaincu que l'individu a péri accidentellement dans les flammes ; néanmoins l'ouverture du cadavre fera découvrir dans les viscères un plomb meurtrier ou une lésion par un instrument tranchant, qui prouvera que la mort est due à une autre cause, et que la combustion n'a été qu'un moyen suggéré à la scélératesse pour masquer le crime.

Il serait facile de citer un plus grand nombre d'exemples, qui tous prouveraient la nécessité de cette ouverture. Que penser donc de la conduite de nombre d'experts qui croient s'en dispenser dans la plupart des cas, et qui se bornent à puiser à l'extérieur du cadavre les bases de leurs rapports fautifs, et le plus souvent absurdes et pernicieux ? Qu'ils apprennent que cette ouverture est toujours utile, quel que soit le genre de mort, et qu'elle est d'une nécessité absolue pour éviter toute espèce d'erreur quand il y a la plus légère apparence de crime.

Examen extérieur du cadavre. L'expert, après avoir dégagé le corps des habillemens, liens ou enveloppes , après avoir lavé et rasé les parties chevelues , en examinera toute la surface externe et il notera exactement tout ce qu'il observera contre l'ordre naturel.

La face fixera plus particulièrement son attention. Offre-t-elle quelque chose d'insolite ? La couleur est-elle profondément altérée ? Y a-t-il du gonflement ? Les traits expriment-ils quelque chose d'extraordinaire ? Tous ces faits devront être consignés et appréciés. L'état des yeux devra être observé avec beaucoup d'attention. On remarquera ensuite la position du cadavre, l'état des membres , s'ils sont flexibles ou non , et les différentes taches livides qui se remontreront à la surface, et on notera tous les signes observés propres à faire distinguer les ecchymoses des sugillations.

L'examen des ouvertures naturelles fera découvrir les corps étrangers qui y auront été introduits , ou les substances vénéneuses qui y auront été appliquées.

En explorant le cuir chevelu , l'expert s'assurera s'il existe quelque fracture ou enfoncement des os du crâne ; s'il n'y a point de blessure par quelque instrument tranchant , contondant ou piquant ; si ces blessures vont jusqu'à l'os et le compriment , ou si elle se bornent aux tégumens ; s'il y a des bosses ; s'il n'existe pas des traces d'un instrument aigu et acéré que la scélératesse a employé quelquefois pour pénétrer dans le cerveau et produire une mort sans traces extérieures.

L'examen du cou devra être fait avec une scrupuleuse attention , pour reconnaître s'il n'y a
pas des signes de strangulation ou de distortion
de la colonne osseuse cervicale.

Les violences extérieures qui se montreront
sous l'apparence de meurtrissures, contusions ou
sugillations , et les blessures faites avec un instrument tranchant ou piquant, devront être examinées avec une attention sévère ; les premières
par des incisions de la peau et des tissus sous-
jacens , pour savoir à quelle classe il faut les rapporter d'après les signes distinctifs donnés à
l'article ecchymose , et les autres blessures par
tout ce qu'elles offriront de remarquable. Ainsi
la région qu'elles occupent , la partie qu'elles
affectent , les dimensions, la profondeur qu'elles
ont ; l'état inflammatoire purulent ou gangréneux
qu'elles offrent ; enfin la couleur, le gonflement
et la manière d'être des parties qui les environnent , sont tout autant d'objets à noter.

On reconnaîtra la profondeur et la direction
des blessures en les sondant avec des corps flexibles, tels que bougie, fil de plomb, etc., et on
évitera , avec de pareilles sondes , le changement
de direction et d'étendue de ces blessures , et on
pourra s'assurer , sans inconvénient , si elles pénètrent dans les cavités.

Les traces d'un instrument piquant, sur la poitrine ou ailleurs , devront être aussi remarquées
avec attention pour découvrir si un corps mince

et acéré , introduit profondément , n'a point été , en perçant un viscère important, la véritable cause de la mort.

Examen interne du cadavre. Pour faire l'ouverture du cadavre , l'expert doit être muni de tous les instrumens nécessaires , tels que scalpels , rasoirs, ciseaux , pinces , crochets , sondes pleines et canelées , scies , éponges , aiguilles , etc. etc. ; il doit placer le corps dans un endroit éclairé, sur une table au grand air, où il soit possible d'exciter un courant. On brûlera des substances aromatiques , ou bien on fera des fumigations antiseptiques , s'il s'exhale des miasmes dangereux.

Le cadavre sera placé dans la même position que celle où le corps a été porté. S'il existe une blessure , celle-ci sera examinée avec une grande attention, si la chose n'a pas encore été faite avant d'ouvrir les cavités.

Si rien n'exige que l'une des cavités soit plutôt ouverte que l'autre , on commencera par celle de l'abdomen. Dans les deux incisions cruciales des parois que l'on fera pour cet objet , on évitera de blesser les intestins , parce qu'on sait que leur affaissement et l'absence de l'air qui les distend ordinairement , sont des signes qui font soupçonner leur blessure.

Tous les viscères de cette cavité doivent être examinés extérieurement et intérieurement, pour savoir s'ils sont dans un état naturel ou s'ils offrent quelque altération pathologique. Que l'expert s'assure si la lésion remarquée est de la nature de celles énumérées dans l'article des causes de mort subite naturelle. On examinera encore s'il n'y a aucun épanchement de sang, de bile ou de quelque autre liquide excrémentitiel. S'il existe quelque blessure à un viscère, on poursuivra, par la dissection, son étendue, sa profondeur et ses aboutissans, et on notera toutes les circonstances pathologiques qui se rencontreront dans son trajet. L'opérateur fera ensorte que par une dissection maladroite il ne dénature point la blessure, et qu'il ne se mette dans l'impossibilité de juger de l'épanchement et des autres résultats intérieurs.

Il examinera la muqueuse gastrico-intestinale en fondant le tube digestif d'un bout à l'autre ; et s'il existe des traces d'empoisonnement, on fera une double ligature à l'estomac, pour le séparer ensuite du reste du cadavre et le soumettre à un examen particulier.

Après l'exploration abdominale on fera l'ouverture de la poitrine. Les muscles pectoraux disséqués et enlevés, les cartilages sternaux coupés, le sternum relevé et les côtes sciées ; on examinera extérieurement les poumons, et l'expert ne sera pas induit en erreur par des espèces de taches livides que présentent ces viscères dans leur état naturel.

Tous les organes contenus dans cette cavité seront visités avec soin, eu égard à leur volume, leur consistance et les différentes lésions organiques auxquelles ils sont sujets. Le cœur et les gros vaisseaux seront explorés dans leurs cavités , leurs communications et ouvertures ; on examinera s'il y a des épanchemens séreux ou sanguins dans les cavités du thorax , ou de la sérosité en glus grande quantité que de coutume dans le péricarde. On visitera l'intérieur de la trachée du larynx, et on notera tout ce qui peut s'écarter de l'ordre naturel , comme par exemple la présence de tubercules , d'ulcérations , de vomiques , etc.

En cas de blessures pénétrant de l'extérieur dans l'un des viscères de cette cavité, on devra suivre , par une dissection exacte et prudente, le trajet de la blessure et arriver à l'endroit où elle se termine. L'affaissement du poumon est un signe de lésion extérieure de ce viscère ; on en trouve l'ouverture en injectant de l'air par la trachée , qui se fraie une route et sort par l'endroit blessé. Pour ne pas confondre pareille blessure avec celle que l'expert peut faire en ouvrant la poitrine , il doit prendre garde , en coupant les cartilages des côtes et en détachant les poumons adhérens à la plèvre , de ne point blesser ces viscères et de se mettre dans l'impossibilité de distinguer ce qui est l'effet du crime de ce qui provient de sa maladresse.

Pour examiner la cavité du crâne, il faut enlever les tégumens, scier les os , et en les séparant ne point confondre les adhérences naturelles de la dure-mère avec un état pathologique de cette membrane. Les os peuvent être l'objet de quelque investigation , eu égard à leur grande densité et épaisseur ou amincissement dans certaines parties sur lesquelles un coup peu violent aurait pu devenir, par cette circonstance, une cause de mort violente. On examinera encore si leur surface interne n'est pas hérissée d'éminences ou d'aspérités qui auraient pu blesser les méninges et l'encéphale.

Les membranes du cerveau seront examinées par rapport à leur densité , opacité, engorgement, et surtout à raison de la réplétion et engorgement des vaisseaux sanguins. Toutes les espèces d'épanchemens seront appréciés par rapport à leur nature et quantité , par conséquent les ventricules ainsi que la base du crâne seront explorés avec soin pour constater la présence ou l'absence d'un épanchement quelconque. En cas de blessures graves et fractures au crâne , on suivra avec attention les parties internes correspondantes et toutes les altérations qu'elles auront pu éprouver ; enfin on fera la description pathologique des changemens observés dans la consistance , couleur et autres qualités du cerveau.

Après l'examen des trois cavités , on fera celui du rachis. Savoir si les parois osseuses qui le forment sont intactes , s'il n'y a point d'épanchement dans le canal rachidien , ou telle autre altération pathologique dans les membranes épinières ou dans la substance médullaire qu'elles recouvrent.

Quand on trouve dans une cavité une cause suffisante de mort , cette circonstance ne dispense pas d'ouvrir les autres , à cause de l'influence réciproque qu'exercent les lésions organiques d'une cavité sur les viscères renfermés dans les autres.

Dans l'examen d'une blessure mortelle , ayant son siége dans un membre ou dans telle autre partie qui ne communique point avec les trois grandes cavités , on spécifiera les corps étrangers qu'elle renferme , ses rapports avec l'instrument trouvé ; on examinera son intérieur en incisant les tégumens , de manière que l'incision ne tombe pas sur la blessure. Les muscles seront mis à nu et on s'assurera s'il y a lésion musculaire , tendineuse ou nerveuse ; on suivra par la dissection l'espèce de tendon , le tronc nerveux ou le vaisseau sanguin atteint , pour déclarer et spécifier de quelle manière l'une ou l'autre de ces pièces anatomiques a été lésée , c'est-à-dire , s'il y a piqûre, déchirure , contusion ou telle autre lésion.

SECTION VIII. — *Rapport.*

Toute la science du médecin expert doit tendre à faire un bon rapport. Après qu'il aura adhéré à la réquisition d'un magistrat, qu'il aura visité un cadavre pour constater le genre de mort, ou un blessé pour prononcer sur la gravité de la blessure, ou enfin telle personne saine ou malade, pour éclairer la justice sur l'espèce de délit, l'homme de l'art devra faire un procès-verbal de tout ce qu'il aura vu et observé ; et après avoir tiré les inductions qui en découlent, il faudra qu'il porte un jugement sur les faits qui auront été soumis à son examen. Voilà précisément ce qui constitue un rapport.

Selon les médecins légistes, c'est un acte authentique pour constater l'état d'une personne, d'une maladie, d'une blessure ou d'une mort violente, ou de celle qui, quoique naturelle, arrive subitement.

Ne s'agissant, dans mon ouvrage, que de médecine légale criminelle, il ne sera point question ici d'exoine ni de rapport administratif, ni d'estimation d'honoraires dus aux personnes de l'art ; je me bornerai entièrement au rapport judiciaire et tel qu'il vient d'être désigné d'après les auteurs de médecine légale.

La législation actuelle ne reconnaît plus de médecins ou chirurgiens jurés ou titrés, exclusivement chargés, comme autrefois, de faire des rapports en justice. Tout docteur en médecine ou en chirurgie, commis d'office par le juge d'instruction, peut faire des rapports judiciaires, et ces rapports n'ont pas une préférence telle, que tous les autres contre-rapports, contre-visites et consultations médicales soient exclus : pareils rapports servent à l'instruction du procès, à mettre les individus en ou hors d'accusation, éclairent les jurés et les juges , mais ils ne repoussent point les autres rapports ; ils ne font point donner des provisions comme autrefois. Voilà donc la preuve de l'inutilité de la division anciennement admise de rapports en dénonciatifs , provisoires et mixtes.

Les premiers pouvaient être faits par tout médecin ou chirurgien requis par les parties intéressées et pour lesquels les égards du juge étaient toujours bornés à raison de leur suspicion.

Les provisoires , ainsi appelés parce qu'ils faisaient obtenir une provision pour les alimens , médicamens et frais de poursuites , étaient ceux qui faisaient foi en justice , parce qu'ils étaient produits par les médecins et chirurgiens jurés ayant seuls titre pour cette sorte de fonction.

La qualité de mixte était réservée au rapport qui , quoique donné sur la réquisition des parties , était néanmoins approuvé par les gens de l'art jurés , et faisait obtenir , moyennant cette approbation , la provision demandée.

La confection d'un bon rapport suppose à l'expert beaucoup de connaissances , et entr'autres celle des lois anatomiques et physiologiques , de la pathologie , la séméiotique et des sciences accessoires à la médecine, telles que la botanique , la physique , la chimie. Un expert doit savoir distinguer la couleur et la consistance des tissus naturels de ceux qui sont dans un état pathologique ; les effets d'une maladie interne de ceux d'une violence extérieure , ou d'une maladie accidentelle produite par le crime.

Il doit connaître la marche , la durée et la gravité des maladies ; il doit distinguer celles qui
sont essentiellement mortelles des affections qui
ne sont que dangereuses ; il doit prévoir l'époque
de leur terminaison. En fait de blessures surtout,
la chose est très-essentielle , puisque leur durée
et l'incapacité du travail qu'elles occasionnent forment une grande différence pour le coupable aux
yeux de la loi.

Il ne doit point être étranger à la thérapeuti-
que ; s'il en était ainsi , saurait-il la meilleure
manière de traiter un mal , et pourrait-il reconnaître les fautes d'un confrère résultant d'un vice
de traitement, dont les conséquences ne sauraient
être imputées à l'accusé ?

Il faut , en un mot , pour les opérations de
médecine légale , des connaissances vastes et profondes sur toutes les parties de l'art de guérir ; il
faut une grande expérience et un jugement des
plus sains. Et comment se fait-il donc que des
opérations si délicates soient presque toujours
livrées à des chirurgiens ignorans ou à des médecins peu expérimentés , dont le travail , bien
loin d'éclairer la conscience du juge , fait naître
le plus grand embarras et jette les jurés et les
magistrats dans une incertitude accablante.

Puisse le législateur se rendre enfin aux vœux
de tant de médecins philantropes , qui désirent
vivement que la médecine légale ne soit exercée ,
comme autrefois , que par des médecins titrés et

offrant une garantie suffisante par leurs talens, leur expérience et l'étendue de leurs connaissances ! Ce serait le seul moyen pour ne plus rencontrer, dans les tribunaux, ces rapports monstrueux qui, en faisant gémir l'humanité, ne semblent avoir été conçus que pour effrayer l'innocence et rassurer le crime.

On distingue trois parties dans un rapport : le préambule, la relation des faits et les conclusions.

La première est commune à tous les rapports et n'est qu'une formule. Les deux autres forment véritablement le rapport.

La qualité du rapporteur, son domicile, la commission en vertu de laquelle il agit, l'objet ou le motif du rapport à faire, la date de l'opération, le lieu de la visite, le transport de l'expert, le nom, l'âge du sujet à examiner, la position du cadavre, la présence de l'officier de justice et le serment prêté doivent entrer dans le préambule. S'il s'agit d'un malade, on y exprime si le sujet est venu ou si on a été le trouver, s'il est couché ou levé, pouvant ou non vaquer à ses affaires, et s'il l'on agit ou non d'après une réquisition.

Savoir mettre dans le rapport tous les faits essentiels, élaguer tout ce qui est inutile, présenter l'analyse des objets avec clarté, précision et méthode : voilà ce qui doit constituer une bonne relation des faits. Que ceux-ci soient d'une exactitude sévère. L'omission de quelqu'un de ceux qui sont essentiels peut faire annuler un rapport, comme on le voit si souvent dans les affaires majeures. Des détails inutiles empêchent d'apercevoir la liaison et la nature des faits, et ne tendent qu'à obscurcir la matière. Une érudition déplacée, des raisonnemens scientifiques, des descriptions oiseuses, outre leur inutilité et l'obscurcissement qu'ils produisent, prêtent encore au ridicule. Un langage barbare et scientifique, au lieu d'éclairer, embrouille la matière du rapport.

Cet acte doit constater l'essence d'une blessure, les accidens qui l'accompagnent, ce qu'on peut craindre ou espérer, l'époque où le malade pourra vaquer ou non à ses affaires. Enfin, on ne doit rien omettre de ce qui peut éclairer la justice, ou la mettre à même de prononcer avec connaissance de cause et équité.

S'il s'agit d'infanticide, une chose indispensable est d'affirmer, d'après les observations cadavériques et la docimasie pulmonaire, que l'enfant a respiré ou non.

En cas de grossesse, avortement et accouchement, il faut désigner l'époque avec précision ; décrire non-seulement l'état des parties sexuelles et du sein, mais encore du reste du corps et des fonctions.

On fera le détail, dans les circonstances d'empoisonnement, non-seulement des symptômes observés et propres à tel ou tel poison, mais on constatera encore la découverte de la substance

vénéneuse, l'endroit où elle a été faite , la nature ,
les moyens pris pour la reconnaître , et on join-
dra le corps du délit au rapport. Pour ce qui
regarde un cadavre inconnu et qui n'offre point
de traces évidentes de mort violente , on parlera
dans la relation des faits des recherches opérées
dans les trois cavités , et on désignera celle où on a
trouvé la cause présumée de mort. S'il existe une
blessure , on doit dire si elle a été la seule cause
mortelle ou si un agent accidentel a également
concouru à éteindre la vie.

Dans les conclusions , l'expert doit exprimer le
jugement qu'il porte de l'examen des faits , soit
sur la nature , la durée et les conséquences d'une
blessure , soit sur une maladie quelconque , son
pronostic et ses causes ; et s'il s'agit d'un cadavre , sur le genre de mort , homicide ou suicide ,
ou mort spontanée et naturelle. Les conclusions
doivent être une induction rigoureuse des choses
observées. Elles ne doivent avoir rien de forcé ni
de hasardé , et rien qui ne puisse se déduire naturellement de la relation des faits. Si ceux-ci ne
font naître que des inductions douteuses , elles
doivent être ainsi exprimées. Si les inductions
doivent être sûres et certaines , aucune considération ne doit les faire présenter comme douteuses.
En cas de doute , il doit toujours être à l'avantage
de l'accusé.

Que l'honneur , la conscience et l'équité pré-
sident à toutes les espèces de rapports. Que rien

au monde ne soit capable de faire transiger un médecin avec ses devoirs. Il doit rapporter tout ce qu'il a vu , tout ce qu'il a observé, et conclure sans crainte et sans appréhension et toujours avec équité , ce qui découle naturellement de l'exposition des faits. Si pareils motifs ne suffisaient pas pour l'engager à consigner dans son rapport la vérité et toute la vérité , qu'il se rappelle du moins qu'il sera obligé de donner de vive voix l'analyse de son travail dans les débats de l'affaire , de répondre aux juges et aux jurés sur les points obscurs , de soutenir la discussion avec d'autres médecins appelés dans la cause ; et que toutes ces circonstances le feraient tomber dans des contradictions et le montreraient comme un traître à la vérité, s'il avait pu lui être infidèle dans une circonstance aussi délicate.

Malheur à celui qui, par une considération quelconque , parviendrait , en biaisant sur la vérité , à sauver un grand coupable ! Il serait responsable de tous les maux que causerait désormais à la société le criminel qui devait en être séquestré. Mais malheur au médecin ou chirurgien, à jamais indigne de l'honorable profession qu'il exerce , si, par haine , vengeance , intérêt , ou par une complaisance coupable , il contribuait à répandre le sang de l'innocent !

Qu'un rapport soit secret : que les opérations de l'expert ne soient point faites en présence de témoins inutiles et quelquefois suspects. J'ai été à même de remarquer combien de pareils personnages , en profitant des observations puisées dans l'autopsie cadavérique, contribuaient à faire bâtir des systèmes mensongers pour soustraire un coupable aux atteintes de la justice , et assurer ainsi son impunité.

L'importance de la matière d'un rapport , puisque la vie , l'honneur et la fortune des citoyens peuvent y être fortement intéressés , ne saurait permettre d'en confier la rédaction à un confrère , quelque confiance qu'il mérite , et encore moins à une personne étrangère à l'art. Il est inutile de dire les nombreux inconvéniens qui pourraient en résulter. L'expert doit avoir vu , observé, pesé et réfléchi lui-même dans ses opérations de médecine légale ; et il doit ou rédiger sur les lieux son travail , crainte d'être trahi par sa mémoire , ou du moins prendre des notes exactes et qui embrassent tous les objets , afin qu'il n'y ait aucune espèce d'erreur à craindre. Son affirmation ne doit porter que sur les objets qu'il a vus , aperçus ; il ne doit donner, que comme douteuses, les choses qui ne doivent être senties ou aperçues que par les autres. Telles sont les douleurs et les autres phénomènes qui ne tombent pas sous les sens. S'il en agissait autrement , il pourrait être trompé par des contorsions et convulsions feintes , par des souffrances simulées, par des tumeurs apparentes, des contusions produites par la succion , par des froissemens ou ecchymoses factices qui imiteraient celles qu'on attribue à tel ou tel genre de crime.

Modèle de Rapport donné par Mahon , *où sont parfaitement observées les règles prescrites dans les deux sections qui précèdent* (tom. 2, p. 247).

Nous soussignés , officiers de santé , demeurant à.... certifions que , en vertu de l'ordonnance de...... nous avons fait l'ouverture du corps de feu.... demeurant à.... et mort (tel jour à telle heure) après une blessure faite avec un couteau.....

Ayant été introduits dans la chambre où était le cadavre , nous avons trouvé ce qui suit :

1° Le corps du défunt était dans son lit , où on l'avait laissé jusqu'au moment du décès. Nous l'avons fait transporter , avec les précautions convenables , dans une pièce plus commode pour procéder à l'ouverture.

2° L'abdomen était extraordinairement gonflé et tendu ;

3° Nous avons ôté le peu de vêtemens qui restait , ainsi que les bandes qui étaient appliquées selon les règles , et des compresses imbibées d'un vin aromatique ;

4° Le dos du cadavre et ses deux cuisses étaient remarquables par plusieurs ecchymoses ou autres taches [1] ;

5° Il y avait un emplâtre sur la région hypocondriaque gauche ;

6° Sous cet emplâtre était une tente de charpie d'environ un demi-pouce de longueur , et pénétrée plutôt d'une espèce de sérosité sanguinolente que de sang même ou de pus ;

---

[1] Comme ces taches n'étaient probablement que des sugillations , le mot ecchymose , d'après ce qui a été dit à la section consacrée à cet article , n'est pas celui qu'il faut employer.

7° Nous avons trouvé une plaie à l'hypocondre gauche, laquelle était située à cinq pouces au-dessus de la crête des os des îles, et à la distance d'un empan ou d'une palme de l'aisselle ;

8° Cette plaie n'était ni gonflée ni emphysémateuse ;

9° Elle n'était ni trop rouge, ni enflammée, encore moins livide ; cependant on apercevait quelques traces livides à un pouce et demi de son bord antérieur et inférieur ;

10° Le toucher n'en a fait sortir ni sang, ni pus, ni autre chose ;

11° La longueur, qui était de huit lignes, répondait exactement à la largeur du couteau dont le meurtrier s'était servi ; et cependant, ce qui nous a tous surpris, le couteau était plutôt mousse que pointu et acéré ;

12° Elle ballait un peu, et l'un de ses angles (car elle était de forme ovale) étant plus aigu que l'opposé, faisait présumer fortement que le tranchant de la lame avait été tourné vers la partie antérieure du corps, et le dos vers la partie postérieure ;

13° La blessure avait pénétré entre la troisième et la quatrième des côtes, plus près cependant du bord supérieur de cette dernière que du bord inférieur de l'autre. Elle avait une direction parallèle aux côtes, suivant laquelle direction, après avoir passé un peu obliquement sous le muscle oblique externe du bas-ventre et les intercostaux, elle se faisait jour dans l'abdomen de devant en arrière ;

14° Une dissection bien exacte a démontré que l'artère et la veine intercostales, ainsi que le nerf, qui rampent dans le sillon de la troisième côte, n'avaient été nullement entamés ;

15° L'examen attentif de la plaie , et la séparation de la portion musculeuse d'avec les tégumens , nous ont aussi appris que les taches livides que nous avons observées , à quelque distance de son bord , ne provenaient que d'une légère ecchymose du muscle oblique externe du bas-ventre ;

16° Il sortit de la plaie une partie graisseuse , de la grosseur d'une petite aveline , qui ne présentait aucune altération ;

17° A l'ouverture de l'abdomen , il se répandit une quantité considérable de sang qui avait conservé en grande partie sa fluidité , mais qui était plutôt d'une couleur noirâtre que d'un rouge bien brillant ;

18° L'estomac et le canal intestinal en entier étaient remplis de vents et très-volumineux ;

19° On apercevait aux instestins grêles, à leurs points de contact mutuel , de stries oblongues , rouges et d'un caractère inflammatoire ;

20° Mais il y avait , à l'iléon , et principalement au côlon , dans l'endroit ou il est adhérent au péritoine du côté gauche , immédiatement au-dessus de la plaie , une inflammation considérable qui tenait deux palmes , sur la surface de l'intestin ;

21° En examinant cette partie du tube intestinal , qui n'était point affaissée sur elle-même et que l'instrument meurtrier n'avait point entamée , et après avoir isolé le côlon à sa gauche , nous découvrîmes une nouvelle quantité de sang extravasé , moitié fluide , moitié trouble , et d'une teinte roussâtre. Il y en avait aussi vers la région du bassin et des lombes ;

22° La plaie étant alors dégagée , nous avons vu clairement que cette partie dont nous avons déjà parlé , était l'extrémité d'un follicule qui remontait du rein et qui tenait de toutes parts au péritoine ; elle n'était nullement endommagée ;

23° La rate, au contraire, nous parût non-seulement d'un moindre volume qu'à l'ordinaire, plus pâle et plus inégale à la surface, mais encore percée d'outre en outre à sa partie gauche et inférieure ; en sorte que le doigt pouvait aisément passer à travers sa substance. La plaie était comme affaissée et ses bords réunis , du côté convexe du viscère ; mais elle était ouverte et baillante à la face concave ; cependant elle ne présentait aucun signe d'inflammation ni de gonflement , ni de suppuration , et sa couleur était celle de la rate elle-même ;

24° Non-seulement la rate ne fournit point de sang , lorsqu'on l'incisa et qu'on l'examina dans tous les sens après l'avoir isolée ; mais encore le doigt , qu'on introduisait dans la plaie , en était à peine teint. Toute sa substance était molle et flasque , à l'exception du bord inférieur qu'un reste de sang engorgé faisait paraître un peu dur ;

25° Les dimensions de la plaie de la rate nous faisait aisément conjecturer que l'instrument meurtrier avait pénétré plus avant ; nous continuâmes nos perquisitions , et après avoir écarté et séparé ce qui se présentait , sans employer le scalpel , nous vîmes beaucoup de sang amassé en grumeaux et sous ces grumeaux ;

26° Une blessure au rein , laquelle , ayant d'abord entamé la masse graisseuse , pénétrait sa substance dans la portion antérieure , la traversait en allant vers le dos , sur le muscle psoas , à côté des grands vaisseaux sanguins logés dans la concavité du viscère. C'était là que se terminait la blessure ;

27° Quoiqu'elle eût pénétré le rein de part en part dans une direction oblique de haut en bas , elle n'avait point ouvert le bassinet ; aussi ne s'y trouva-t-il point de sang ;

28° Elle n'offrait aucun indice d'inflammation ni de gangrène ; il en était de même de la plaie de la rate comme nous l'avons déjà dit ;

29° Les autres parties contenues dans l'abdomen , étaient , à peu de chose près , dans leur état naturel. Il y avait beaucoup de vents dans l'estomac. La veine cave était absolument vide de sang ; l'épiploon et le rein droit peu garnis de graisse ; le pancréas était fort enflammé à la partie supérieure ; la vessie urinaire était vide ;

30° Ayant passé ensuite à l'examen de la poitrine , nous avons trouvé dans sa cavité gauche une demi-livre de sang qui avait conservé sa fluidité. Le diaphragme paraissait sain dans sa totalité. Nous avons soigneusement recherché la cause de ce phénomène, et mettant une bougie allumée tantôt dans la cavité de l'abdomen, tantôt dans celle du thorax , nous avons enfin découvert un petit trou rond , qui aurait à peine logé un pois et auquel était dûe la communication entre les deux cavités ;

31° Les poumons étaient sains ; seulement le droit gorgé de sang. Le cœur était vide de sang , et nous ne trouvâmes dans ses deux ventricules que quelques concrétions qu'on pouvait croire de nature polypeuse ;

32° Enfin ayant ouvert la tête , nous avons constaté que toutes ses parties étaient dans un état absolument sain.

D'après l'état de la blessure, tel que nous l'avons exposé , d'après sa nature spécifique , nous hésitons d'au-

tant moins à la déclarer mortelle , que tous les phénomènes qui l'ont suivic et tous les faits analogues consignés
dans les ouvrages de médecine légale militent en faveur
de cette conclusion ; et que nous avons été même convaincus , par les preuves tirées de l'inspection , que la
nature n'a rien tenté pour sa propre conservation et
qu'elle s'est , en quelque sorte , soumise sur-le-champ
à sa fatale destinée.

En foi de quoi nous avons signé , etc. , etc.

CHAPITRE II.

Examen des corps morts à toutes les époques de la vie.

SECTION 1re — *Blessures des cadavres.*

Rien de plus facile que de constater une mort violente quand le crâne est fendu par un ou plusieurs coups de hâche , et que l'intérieur de la tête offre les résultats mortels de pareilles blessures. La chose est également facile , lorsque cette boîte osseuse est fracassée par un instrument ou corps orbe qui a agi avec violence , ou lorsqu'au milieu des traces d'un coup d'arme à feu , on rencontre le plomb meurtrier qui a atteint et désorganisé les viscères les plus importans. L'expert ne sera pas non plus embarrassé lorsqu'un instrument tranchant aura porté atteinte aux organes internes, ou qu'un instrument piquant et acéré aura pénétré dans l'une des trois grandes cavités , et y aura produit une lésion également funeste.

En suivant la direction de l'instrument et le chemin qu'il a parcouru à l'intérieur , on s'assure non-seulement qu'il a causé une mort violente , mais on reconnaît encore de quelle manière l'issue tragique a pu s'ensuivre.

S'il est facile de constater, dans de pareilles circonstances, que la mort a été violente, ne rencontrera-t-on aucune difficulté pour reconnaître s'il y a crime ou non, et si l'individu soumis à l'examen médico-légal s'est débarrassé lui-même de la vie, ou si une main coupable en a rompu la trame?

D'un autre côté, si les blessures observées se bornent à l'extérieur, et si elles ne paraissent point une cause suffisante de mort, comment s'assurer que de pareilles blessures sont le résultat d'une cause accidentelle, telle qu'une chute ou le choc fortuit d'un corps dur et à demi-tranchant, plutôt que d'une main criminelle ?

En troisième lieu, si les violences extérieures se bornent à des taches livides dans plusieurs parties du corps, comment s'assurera-t-on que ces taches sont le résultat d'un meurtre ou d'un produit cadavérique, développé à la suite d'une mort subite et naturelle ?

Voilà tout autant de questions intéressantes à résoudre, et qui exigent d'être traitées séparément et avec quelques détails.

Distinguer l'homicide du suicide. — Les désordres promptement mortels produits par une arme à feu, sont les mêmes dans le cas de suicide comme d'homicide. Un coup de poignard, de couteau ou de tel autre instrument acéré qui a atteint le cœur, le poumon, ou qui a sillonné les viscères abdominaux , peut avoir été porté par la main de l'individu mort comme par une main coupable. Comment distinguer les deux cas dans l'examen d'un cadavre ?

Qu'on ne s'imagine pas que le suicide abrège toujours la voie pour épargner les souffrances. Bien souvent il revient à la charge ; et quelquefois le genre de mort choisi est tellement douloureux et si cruel , qu'on ne saurait l'attribuer qu'à une main étrangère et barbare.

On lit dans le Journal des Débats du vingt-huit juin 1829 , qu'un malheureux militaire , âgé de 78 ans , par dépit amoureux , s'enfonça un mauvais couteau dans la poitrine. Cet instrument ne faisant pas de plaie assez profonde , il détacha une vieille épée de dragon qu'il portait à ses dernières campagnes, et il l'enfonça trois fois dans la poitrine , sans pouvoir atteindre le cœur qu'il cherchait. Transporté à l'hôpital et mourant d'inanition, il fit connaître qu'il était le seul auteur de sa mort.

On trouve , dans la Bibliothèque médicale de septembre 1811 , qu'un cordonnier de Venise , porté au suicide, commença par couper ses parties génitales et les jeter par la croisée. Quelque temps après , voulant obéir aux ordres de Dieu , qui le condamnait , disait-il , au supplice de la croix , il se couronne d'épines, se met à nu sur une croix, traverse ensuite les deux pieds fixés l'un sur l'autre avec un clou de cinq pouces de long qu'il fait pénétrer à coups de marteau jusqu'à une

grande profondeur dans le bois : il traverse successivement les deux mains avec des clous longs
et bien acérés, en frappant la tête des clous contre
le sol de la chambre ; il élève ses mains ainsi percées et les porte contre les trous qu'il a pratiqués
d'avance, à l'extrémité des deux bras de la croix,
et y fait pénétrer les clous afin de fixer les mains.
Avant cette dernière opération, il se sert de la
main gauche pour faire, avec un tranchet, une
large plaie au côté gauche de la poitrine.

Cela fait, à l'aide de cordages préparés et de
légers mouvemens du corps, il fait trébucher la
croix qui tombe hors de la croisée, et le patient
reste ainsi suspendu à la façade de la maison.

Qui pourrait croire qu'un malheureux mortel,
qui cherche à s'arracher la vie, eut l'adresse, le
courage et la cruauté même de parvenir à ses fins
par un moyen qui ne semble n'avoir été imaginé
que par des brigands, pour assouvir la plus atroce
des vengeances.

1° Pour distinguer le suicide de l'homicide, il
faut avoir égard à la situation et manière d'être du
cadavre et de ses membres ;

2° Aux traces de violence sur le corps, au désordre dans les habillemens, aux instrumens et
armes qui sont sur les lieux et qui ont des rapports
avec les blessures ;

3° A la position, profondeur et direction de
celles-ci ;

4° Aux résultats de l'autopsie cadavérique qui

indiqueront si l'individu mort était porté au suicide, ou si rien de pathologique ne devait troubler les fonctions ;

5° Aux circonstances antérieures, qui feront connaître si déjà il y avait eu tentative de suicide, ou des symptômes de manie et de mélancolie, ou si quelque événement fâcheux a pu provoquer le meurtre de soi-même.

Par conséquent, si le cadavre se trouve dans un lieu où il ne paraisse pas que d'autres individus aient pu se porter ; s'il n'y a aucun désordre dans ses habillemens ni aucune trace de violence ou de coup, à part la blessure qui a été mortelle ; si on trouve près de lui l'instrument ou l'arme fatale à lui appartenant ; si la blessure se trouve à la face antérieure où aux parties latérales du corps, et pénétrant dans l'une des trois grandes cavités ; si la plaie, faite par un instrument tranchant, va de gauche à droite ; ou de droite à gauche, si c'est un instrument piquant, pourvu toutefois que l'individu ne fut pas gaucher ; et si la plaie est dans la bouche ou sous le menton, en cas d'arme à feu ; s'il est prouvé que le sujet avait déjà essayé d'attenter à ses jours, et si l'autopsie cadavérique fait découvrir, dans le cerveau ou ailleurs, des dérangemens analogues à ceux de l'aliénation mentale ou de la mélancolie.

Si toutes ces circonstances ou la plupart d'entre-elles se rencontrent sans qu'il s'en présente aucune qui puisse faire croire à l'homicide, alors l'expert pourra conclure avec fondement que l'individu s'est suicidé.

Le cadavre est-il, au contraire, dans un endroit où l'on a pu pénétrer avec facilité ; reconnaît-on aux désordres des habillemens et aux traces de violences extérieures qu'il y a eu une lutte entre la victime et son assassin ; y a-t-il, sur le terrain, des traces de cette lutte, et aperçoit-on du sang répandu en abondance ou des cheveux, ou des morceaux d'habillemens à une certaine distance de l'endroit où gît le cadavre ; l'arme fatale trouvée sur le lieu de la scène, est-elle jugée ne point appartenir à la victime ; la blessure a-t-elle son siège à la partie postérieure du corps, ou aux membres et dans une direction telle que l'individu n'ait pu la faire lui-même [1]. Enfin n'y a-t-il aucune lésion dans le cadavre, ni de circon-

----

(1) Le professeur Orfila (leçons de méd. lég.), rapporte un cas de suicide bien constaté, dans lequel la victime s'était donnée un coup de pistolet qui avait produit une plaie déchirée et perforante de la largeur de la paume de la main, située *derrière et un peu au-dessus de l'apophyse mastoïde droite.* Les bords étaient formés par les téguinens du crâne ecchymosés, lacérés et noircis. En ce point, l'occipital avait été brisé et enfoncé dans la profondeur de cette blessure, etc., la plaie semblait *se diriger d'arrière en avant, de dehors en-dedans et de droite à gauche.* Le médecin crut devoir conclure que le suicidé avait la tête tournée à gauche lorsqu'il appuya la bouche de l'arme à feu contre l'occipital. Le pistolet ayant été mis dans la main du cadavre, on vit que la plaie pouvait avoir eu lieu dans cette position.

Voilà un fait qui doit faire sentir combien un seul signe, une seule circonstance pourrait jeter dans l'erreur. C'est l'ensemble qui doit juger.

stance antérieure qui annoncent un penchant à se détruire ?

Dans cette réunion de preuves qui excluent l'existence du suicide , il sera facile de juger que la mort doit être rapportée à l'homicide.

Distinguer une mort violente accidentelle de l'homicide. — Un homme frappé d'apoplexie, ou succombant tout-à-coup à une cause de mort naturelle, heurte dans sa chute contre un corps à demi-tranchant, une pierre par exemple, l'angle d'un meuble, d'où il résulte une plaie et une forte contusion à la tête qui semblent avoir été la cause de la mort de l'individu. On trouve d'ailleurs , au cadavre , des taches livides qui augmentent le soupçon de violences extérieures , ce soupçon est confirmé par les rixes continuelles qui éclataient entre le défunt et ses parens , ou d'autres individus. Comment s'assurer, dans ce cas , que la mort est l'effet du meurtre ou d'une cause accidentelle ?

Si l'individu était sujet à des passions violentes ou dans un état d'ivresse habituel, et par conséquent très-disposé à l'apoplexie ; si on trouve près du cadavre des meubles ou des pierres qui expliquent la production d'une plaie dans sa chute , et si cette plaie n'est ni assez profonde ni assez grave de sa nature pour rendre raison d'une mort aussi prompte ; si les autres effets observés peuvent dépendre plutôt d'une maladie mortelle , comme l'apoplexie , que de la blessure existante. Si les plaques livides sont , par les caractères assignés à l'article ecchymose , analogues à celles des cadavres , et si on peut expliquer leur nombre et leur étendue par le laps de temps qu'a resté le cadavre sur la place , la température de l'air et la chaleur de la saison ; il est bien plus naturel de rapporter tous les faits observés à une mort accidentelle qu'au meurtre , surtout si l'ouverture du cadavre confirme la cause de mort supposée , et si la blessure bornée à l'extérieur est jugée incapable d'avoir produit les phénomènes mortels qui frappent les sens.

C'est ainsi que le célèbre *Louis* , dans les deux causes mémorables de Jean Chassagnieux et de la veuve de Saint-Omer , prouva , par les distinctions ci-dessus et par une logique rigoureuse, que les blessures et autres marques de violence extérieure , que des chirurgiens , dans des rapports très-mal fondés , faisaient provenir d'une main coupable , n'étaient que le résultat de l'apoplexie, d'une chute au moment de l'attaque , et de la fermentation putride favorisée par la saison de l'été, et la nature du mal qui avait fait succomber ces deux individus.

Sans être atteinte d'apoplexie ni d'aucune autre cause de mort subite , une personne armée ou portant quelque instrument tranchant ou piquant , mal affermie sur ses jambes et faisant une chute à cause de ce, ou par une autre cause quelconque, peut , en tombant , se faire une blessure fâcheuse et mortelle , suivant la direction que prend l'instrument qu'il porte avec lui. En pareil cas , il n'y a que les circonstances qui accompagnent cet événement qui puissent l'éclairer. Ce n'est que par leur secours qu'on peut connaître la véritable cause d'une mort qui ne tient ni de l'homicide ni du suicide.

Tel est le cas rapporté par Desgranges, dans le journal général de médecine , d'un individu qui , vacillant sur ses jambes à cause d'un état d'ivresse, devant faire une course de demi-lieue sur les onze heures du soir , en hiver , le sol couvert de neige , est trouvé mort le lendemain au bord d'un fossé , à peu de distance de chez lui.

Déjà on crie à l'assassinat. Bientôt on désigne le meurtrier. Un examen réfléchi de l'observateur fait découvrir une plaie sous la mâchoire inférieure , produite par une tarière que cet homme portait sous le bras , qui avait ouvert l'une des carotides primitives. L'instrument fatal était près du cadavre. Nulle trace de violence sur son corps. Le sujet n'avait eu aucune dispute ; il n'avait point d'ennemi capital.

L'expert jugea que cet homme , dans son état d'ivresse et mal affermi sur ses jambes , était tombé sur l'extrémité coupante de la tarière , qui avait pénétré jusqu'à la carotide ; que dans ses mouvemens , il avait pu se délivrer de cet instrument et qu'il était mort d'hémorragie.

Distinguer une mort violente, suite de contusions

et meurtrissures , de tout autre genre de mort qui laisse voir beaucoup de sugillations cadavériques.— Quand il n'y a point de blessures par arme à feu ou par instrumens tranchans ou piquans, la mort violente est plus difficile à constater. On peut confondre , et on a souvent confondu , les traces de violences extérieures avec les taches et lividités cadavériques.

J'ai donné les caractères distinctifs de ces taches à l'article ecchymose , et tout ce qui a été dit à cet article peut s'appliquer ici.

Ainsi lorsque ces taches occupent des parties où ne se rencontrent pas habituellement les sugillations ; qu'elles forment des tumeurs dures et rénitentes avec épanchement de sang dans le tissu sous-jacent, liquide ou concret , et que cet épanchement ne peut se rapporter aux effets d'une maladie putride , que la lésion pénètre profondément et embrasse même les muscles , et qu'il y a des marques d'une phlegmasie aux parties environnantes : l'expert a droit de conclure que ces taches sont le résultat d'une mort violente , surtout s'il rencontre des lésions intérieures graves qui aient un rapport direct avec les impressions observées à l'extérieur.

Mais s'il remarque , au contraire , que les taches dont il s'agit ont leur siége dans des parties du corps où les sugillations se forment d'ordinaire ; si en les incisant elles se montrent superficielles , bornées à la peau et sans épanchement de sang ;

s'il n'y a qu'une congestion de ce fluide dans les réseaux capillaires ; si leur nombre et leur étendue peuvent être facilement expliqués par les causes qui facilitent la fermentation putride ; enfin si on ne découvre rien à l'intérieur qui soit en rapport avec ces taches livides et qu'on trouve au contraire dans quelque organe principal une cause suffisante de mort subite , alors , sans contredit , le médecin pourra prononcer que la mort, quoique soudaine , a été naturelle , et ces taches le résultat de la fermentation cadavérique.

Supposons enfin qu'il n'y ait pas de doute sur le caractère des taches qui nous occupent ; qu'elles offrent tous les signes de contusions ou meurtrissures ; qu'on connaisse même le coupable qui en est l'auteur.

Les blessures sont-elles la seule et véritable cause de la mort, ou bien celle-ci a-t-elle été produite par une maladie accidentelle ? Il n'y a que l'ouverture du cadavre et un examen minutieux des parties internes correspondantes aux blessures et de tous les viscères importans , qui puissent donner la solution du problème.

Zacchias jugea à Rome que la peste qui était venue compliquer une blessure à la tête , dont les effets n'étaient pas trop graves , avait fait périr le malade , au lieu que les agens de la justice imputaient cette mort à l'auteur de la blessure.

J'ai rapporté , à l'article ecchymose , que le jeune homme d'Autun, dont parle Chaussier, avait succombé à une fièvre éruptive épidémique , et non aux suites de quelque violence qu'il aurait éprouvée dans une rixe avec ses camarades : et l'enfant dont il est parlé dans l'observation de Desgranges , à une épidémie dyssentérique et non aux coups qu'il avait reçus aux régions dorsales et lombaires.

Si ces auteurs ont réussi à sauver des innocens d'une accusation capitale , je me rappelle avec délices que j'ai eu le bonheur de soustraire à la faux du bourreau un jeune homme accusé du crime de parricide , dont l'existence devait être admise d'après un concours de circonstances malheureuses.

Voici le précis de son histoire :

Ce jeune homme , âgé de 22 ans , vivant seul avec sa mère , ayant souvent des altercations avec elle , était loin d'être respectueux à son égard, et se livrait même quelquefois à des voies de fait.

Dans l'une de ces disputes habituelles , il s'oublia tellement , qu'il lui donna un coup de poing au visage. Un ou deux jours après , cette femme s'alite , devient très-sérieusement malade, ne cesse de se plaindre de son fils et de ses actes de brutalité ; enfin elle l'accuse , auprès de ses voisins qui la visitent pendant sa maladie , d'être l'auteur de ses souffrances et de sa mort , si elle vient à arriver.

La malade , privée des soins de la médecine , n'en ayant presque pas de son fils ou de ses voisines qui continuent à la visiter, meurt au bout du cinquième jour.

La mort, d'après ces circonstances, étant rapportée aux mauvais traitemens du fils, la justice ordonne l'examen du cadavre. Le chirurgien qui en est chargé déclare, d'après une simple exploration de la partie contuse et sans faire l'ouverture du corps, que cette blessure au visage a été la cause de la mort de cette femme. Conséquemment le fils est arrêté et mis en accusation pour cause de parricide.

Cependant le procureur du roi voyant la gravité du fait, et ne pouvant s'en rapporter à la déclaration si hasardée du chirurgien, fait exhumer le cadavre enterré depuis deux jours, et me charge, de concert avec un autre médecin et assisté du premier rapporteur, d'en faire l'ouverture et d'en faire connaître le résultat dans un rapport qui devait être dressé en conséquence. Cette opération fut pratiquée au mois de février 1820, dans un pays très-montueux, couvert d'une certaine quantité de neige. Voici les observations qui furent faites et les inductions auxquelles elles donnèrent lieu :

Examen extérieur du cadavre. Nulle trace de putréfaction ; couleur de la face, à part l'endroit contus, ni rouge ni livide. Nulle trace de violence au cou ni à aucune autre partie du corps. Sugillations à la partie postérieure du cadavre, telles qu'on les observe après la mort. Nulle plaie, nulle contusion au crâne.

Ecchymose sans déchirure à la peau, à la partie latérale gauche et moyenne de la face , s'étendant depuis la pommette et le bord inférieur orbitaire jusqu'au milieu du nez et jusqu'à la commissure gauche des lèvres ; elle occupait une bonne partie de la joue. Il y avait aussi un gonflement auquel participaient les deux paupières. Globe de l'œil intact.

Après la séparation des tégumens qui recouvraient l'ecchymose , on vit le tissu cellulaire sous-jacent , dans toute l'étendue de celle-ci et principalement vers la région nasale , dans un état pathologique et d'un rouge cramoisi. Muscles du nez , des lèvres et de la joue dans l'état naturel. Même remarque pour les os de la face , qui ne parurent , par un examen attentif , ni fracturés ni fêlés.

Examen intérieur. L'ouverture du crâne fit voir la dure-mère dans l'état naturel, à part l'injection de ses vaisseaux et la couleur du sang plus noire que d'ordinaire. Sinus de cette membrane et vaisseaux de la pie-mère également gonflés et injectés. Même remarque au plexus choroïde et à de petites veines qui pénétraient la substance du cerveau. Portion corticale de ce viscère plus foncée que d'ordinaire. La médullaire parsemée de très-petits points rosés. Une cuillerée à bouche de sérosité dans les ventricules latéraux. Nulle trace d'inflammation dans les différentes parties mentionnées. Cervelet et branches médullaires qui l'unissent au cerveau dans l'état naturel. Point d'épanchement de sang ni de pus à la base du crâne ; parois internes de cette cavité correspondantes à la partie de la face contuse , absolument saines.

La poitrine ouverte , on trouva la plèvre pulmonaire du côté droit presque partout adhérente à la plèvre costale. Les portions non adhérentes étaient rouges et offraient les traces de l'inflammation. Poumon du même côté complètement hépatisé ; son aspect dur , pesant , sans crépitation et granulé dans les endroits incisés. Le gauche , quoique plus volumineux que d'ordinaire et gorgé de sang noirâtre , crépitait encore et était perméable à l'air ; il en sortait des bulles écumeuses par la pression. Il adhérait , en certains endroits , à la plèvre costale par un tissu lamineux. Plèvre de ce côté dans l'état naturel. Le péricarde contenait une certaine quantité de sérosité. Sang noirâtre dans les ventricules et les oreillettes du cœur : celui-ci d'un volume ordinaire.

Après l'ouverture de l'abdomen , on vit le péritoine rougi du côté droit et offrant tous les caractères anatomiques de la péritonite. Même état à toute la surface antérieure de l'estomac, à l'épiploon gastro-hépatique , à une partie du grand lobe du foie , avec lequel le péritoine avait contracté des adhérences et à une portion du duodenum et du rein droit. L'inflammation était bornée au péritoine qui revêt ces viscères ; leur tissu était sain. Rien de remarquable dans l'intérieur de l'estomac. Vésicule de fiel remplie de bile. Les autres parties de l'abdomen dans un état sain.

Les conclusions de ce rapport furent que cette femme avait reçu une blessure à la partie gauche de la face , faite avec un corps contondant , à laquelle il semblait qu'on devait rapporter l'engorgement des vaisseaux du cerveau et de ses membranes ; mais qu'aucun épanchement de sang ni de pus , auquel donnent le plus souvent lieu les coups violens à la tête , n'ayant été remarqué dans le crâne : que nulle altération de la partie de cette cavité , correspondante à la blessure , n'ayant été observée , et que les experts n'ayant vu aucune lésion dans les os et les muscles situés au-dessous de la partie ecchymosée , il en résultait que cet engorgement devait être attribué à une autre cause. Les rapporteurs ajoutaient que la poitrine ayant offert les traces d'une pleuro-peripneumonie très-grave , compliquée d'une péritonite assez étendue , dont le développement ne pouvait être rapporté à la blessure du visage ; et que cette double inflammation , expliquant suffisamment la gêne de la circulation du sang dans les poumons et le reflux de ce fluide aux parties supérieures , il était hors de doute que la mort de cette femme devait être imputée à une phlegmasie grave des membranes séreuses de la poitrine et de l'abdomen , ainsi qu'à l'inflammation des poumons , et non au coup qu'elle avait reçu à la tête.

D'après ce rapport , le jeune homme ne parut

point aux assises et fut jugé en police correctionnelle.

*Distinguer les blessures faites au cadavre de
celles faites pendant la vie.* — Il peut arriver que
la méchanceté, pour assouvir quelque vengeance,
fasse des blessures ou des plaies à un cadavre pour
faire croire à l'homicide. Comment les distinguer
de celles faites sur le vivant ?

D'après les expériences tentées sur cet objet,
il résulte que les blessures faites en forme de plaies
à un cadavre, quelques heures après la mort, ont
des lèvres pâles, sans gonflement et sans aucune
trace de caillot adhérent à leur surface. On ne
trouve pas d'infiltration sanguine dans les aréoles
du tissu cellulaire environnant, à moins que l'instrument vulnérant n'ait atteint un tronc veineux
considérable. Or, tous ces phénomènes existent
lorsque la plaie a été faite pendant la vie ; et ils se
manifestent encore, quoiqu'à un faible degré, si
les blessures ont eu lieu peu de temps avant ou
après la mort. Néanmoins, comme la différence
est alors peu sensible, on ne pourrait déterminer
si la vie existait encore ou non quand elles ont été
portées. Celles au contraire faites du vivant du
sujet et quelque temps avant sa mort, offrent,
d'une manière évidente, le gonflement de la division ou des lèvres de la plaie, les caillots de
sang adhérens à leur surface et l'infiltration de ce
fluide dans les aréoles du tissu cellulaire.

On distingue les coups et chutes qu'a éprou-

vés un cadavre, de ceux qui ont eu lieu pendant la vie, en ce que dans les parties contuses,
après la mort, il n'y a pas d'épanchement sanguin,
et y en aurait-il, la tumeur qui en résulte est
flasque, mollasse, elle s'affaisse par la dissection ;
on ne trouve point des traces d'iuflammation dans
les parties sous-jacentes.

Les parties contuses pendant la vie offrent au
contraire un épanchement de sang concret ou
fluide ; une rénitence dans leur surface ; une rougeur plus ou moins considérable dans le tissu
cellulaire sous-jacent, et la dissection ne saurait
déterminer leur affaissement.

*Distinguer le sang desséché sur le linge ou sur
une arme, de la rouille et du citrate de fer* — Pour
peu que la couche de sang soit épaisse, le corps
sur lequel il adhère ayant été trempé dans l'eau
distillée, la matière colorante de sang se détache
en stries rougeâtres qui gagnent le fond du vase.
Il ne reste, au bout de quelque temps, sur le corps
taché par le liquide, que la fibrine du sang, molle,
blanche, grisâtre ou rosée, qui s'enlève avec
l'ongle. En agitant l'eau, elle devient rougeâtre,
et les caractères de ce liquide coloré sont de ne
pouvoir rétablir, même au bout de quelques heures, la couleur du papier de tournesol rougi par
un acide ; de verdir, sans donner de précipité par
une petite quantité de chlore ; de ne point changer
de couleur par l'ammoniaque (tandis que celui-ci
altère la plupart des couleurs rouges végétales) ;

d'être décoloré par l'acide nitrique, en fournissant un précipité blanc grisâtre ; de n'être point troublé par l'hydrocyanate ferruré de potasse, et de donner, par l'infusion de noix de galle, un précipité de même couleur que le liquide. **La** rouille, le citrate de fer et les autres substances qui offrent à peu près la couleur du sang desséché, présentent d'autres caractères qui ont été décrits par MM. Orfila et Lasaigne.

SECTION II. — *Cadavres précipités.*

Un cadavre trouvé sur un terrain plat ou dans un endroit où la chute n'aura pu produire qu'une blessure superficielle et insuffisante pour amener une mort prompte, fera présumer l'homicide, si le corps offre des blessures très-graves et très-étendues, telles que fractures et enfoncemens des os, ecchymoses très-profondes, dislocations des parties, contusions et déchiremens de toute espèce.

Tous ces désordres peuvent se rencontrer dans un sujet qui s'est précipité et qui a roulé quelque temps sur des rochers, de grosses pierres, des branches d'arbres, d'arbustes rompus, ou tous autres corps, qui, placés sur son passage, auront pu lui faire des blessures de toute espèce, sans qu'une main coupable ait contribué à sa mort.

Les difficultés, pour constater l'homicide, seront par conséquent plus grandes en pareil cas que dans ceux de la section précédente. Cependant , s'il existe à ce cadavre des blessures d'arme à feu ou d'un instrument piquant qui aura pénétré dans l'une des trois grandes cavités du corps , on pourra en conclure qu'il y a eu homicide , et que le cadavre n'a été précipité que pour masquer le crime et faire prendre le change.

Si le cadavre offre également des blessures faites par un corps tranchant , qui ne présentent ni dentelure ni irrégularité dans les lèvres , ni ecchymose à leurs bords ; si elles sont placées à la partie postérieure du corps et surtout celle du crâne , et si on en rencontre plusieurs qui se ressemblent par leur forme , leur longueur et leur manière d'être , on sera forcé de conclure , quelle que soit la forme ou le tranchant des pierres sur lesquelles le cadavre aura roulé , que de pareilles blessures n'auront pu être faites que par un instrument tranchant employé par un assassin , et que l'individu a été tué avant d'être précipité.

Cette conclusion sera encore plus fondée et aura toute la force de l'évidence , si à une certaine distance du précipice on trouve des traces de la lutte entre la victime et son assassin , du sang répandu , le sol gratté par les ongles , des cheveux et autres substances appartenant à la victime.

Un autre indice qui prouve que le sujet a été précipité mort et non vivant , c'est le grand nombre de blessures avec contusion et fracture des os , que l'on trouve à la tête et à la poitrine , tandis que les bras sont presque intacts et n'offrent ni fractures, ni presque pas d'autres blessures.

La chose doit être bien différente quand le sujet est précipité vivant. En pareille circonstance, l'homme envoie machinalement les bras en avant, pour garantir la tête et la poitrine ; et le premier choc a nécessairement lieu sur les membres thoraciques.

Le cas de médecine légale qui eût lieu à Castellane en 1819, confirme parfaitement ces principes.

Un homme, après être parti le matin avant le jour, conduisant une bourique chargée de blé, est trouvé mort au bas d'un précipice près duquel était le chemin par où il fallait passer. La bourique, quoique également précipitée, était encore vivante. Le blé était répandu le long du précipice. La hauteur de celui-ci était assez considérable ; on y voyait de gros rochers et beaucoup de pierres de diverses formes.

Un nombre prodigieux de blessures de toute espèce, des contusions très-fortes, des fractures de la mâchoire inférieure et de la clavicule, l'ouverture de l'une des artères sous clavières furent trouvées au cadavre.

L'opinion générale, dans le premier moment, fut que la bourique s'était précipitée la première, et que le conducteur ayant voulu la secourir, s'était précipité avec elle. Dans cette supposition, il n'y avait qu'un événement malheureux et point de crime.

Cependant le hasard fit découvrir , sur le chemin bordant le précipice , un bonnet qui n'appartenait point à la victime , et qui fut reconnu être d'un voisin avec lequel le précipité avait souvent des rixes violentes. On sut que ce voisin , d'un caractère très-irascible , l'avait menacé quelquefois de le tuer.

Cette découverte donna l'éveil à la justice , et fit recueillir nombre de renseignemens qui prouvaient la culpabilité de cet homme.

L'examen soigneux du cadavre montra qu'il y avait à la partie postérieure et latérale du crâne , trois ou quatre blessures parfaitement semblables et rapprochées , frappantes par leur régularité et netteté , sans aucune contusion dans leur intervalle , ni déchirure , ni dentelure à leurs bords , ce qui fit conclure qu'elles étaient plutôt l'effet d'un instrument tranchant que de l'action des rochers , pierres et autres corps contre lesquels la victime avait frappé , et que par conséquent cet homme avait été assassiné avant d'être précipité ; d'ailleurs les blessures les plus graves furent remarquées à la tête et à la poitrine. Les bras et les mains avaient été épargnés ; on n'observait qu'une légère excoriation à un doigt.

L'accusé , contre lequel la justice pût réunir d'ailleurs un nombre considérable de preuves , fut condamné comme meurtrier par la cour d'assises des Basses-Alpes.

On trouve un second cas de médecine légale

fort intéressant, et appartenant à la section actuelle, dans le Journal des Débats des 14 et 15 juin 1829.

Le cadavre de la femme Belan est trouvé dans l'une des carrières les plus profondes de Paris : sa tête était fracassée. On voyait à la partie postérieure, une plaie large et profonde qui paraissait être le produit d'un corps semi-contondant.

A peu de distance de la carrière, on aperçut des traces de sang et même une partie de cervelle dans un endroit où la terre paraissait grattée avec les ongles, ce qui supposait une lutte entre la victime et son assassin.

On découvrit en outre un morceau de bois qui avait fait partie d'un manche de marteau, mais on ne retrouva point le fer ni l'autre portion du manche.

Dans la poche de la victime se trouvaient plusieurs lettres à ses parens, où elle exprimait son dégoût de la vie, les tentatives qu'elle avait faites pour se noyer dans un canal, ses regrets sur ce qu'on l'en avait retirée, et l'envie bien prononcée de se précipiter dans la carrière la plus profonde, et de s'y briser la tête.

Il fut prouvé aux débats que son mari lui-même l'avait jetée dans le canal ; qu'il avait fabriqué les lettres en question, puisqu'on trouva les brouillons dans ses papiers. D'ailleurs, cette femme, presque idiote, était incapable de les avoir composées elle-même. Les traces de sang et de boue, analogues à celles du lieu de la lutte, découvertes dans les linges et les habillemens de cet homme, confirmaient sa culpabilité.

La manière d'être du cadavre dans la carrière, fit juger que cette femme ne s'était pas précipitée elle-même. La nature de sa blessure et les traces de la lutte qui avait existé avant sa mort, prouvaient qu'elle avait été assassinée.

L'époux Belan fut condamné au supplice qu'il avait justement mérité.

S'il est possible d'acquérir la conviction qu'un homme a été précipité après la mort, et que celle-ci est le résultat d'un meurtre, il n'en est pas de même quand il s'agit de savoir si un individu s'est précipité lui-même, ou s'il a été précipité vivant par d'autres.

Les auteurs donnent pour signe de cette dernière supposition, la décoloration du visage, suite de la frayeur que la victime aura éprouvée au moment qu'elle aura été lancée dans le précipice.

Ce signe peut se rencontrer aussi chez celui qui se sera précipité accidentellement, sans que sa volonté y ait pris aucune part. La vue du danger et l'idée de la mort qui se sera offerte à lui au moment de sa chute, pourront fort bien produire un pareil résultat. On peut en dire autant de celui qui se sera précipité volontairement et qui aura été effrayé du danger au moment où il se sera lancé, et où il n'aura pas été le maître de revenir de sa décision.

SECTION III. — *Suspension et Strangulation.*

Faudra-t-il , dans cet article , faire précéder d'une longue dissertation sur la cause de la mort des pendus , l'énumération des signes qui annoncent que la mort, dans certains cas , doit être imputée à une main criminelle , et dans d'autres à un véritable suicide ?

C'est ainsi que le pratiquent les auteurs de médecine légale ; et cependant leurs recherches sur une pareille matière ne sont d'aucune utilité pour faciliter la solution du problème dont il s'agit.

En effet , que l'asphyxie ou le défaut d'air dans le poumon donne la mort en pareille circonstance, ainsi qu'on le croyait autrefois , ou que les pendus meurent d'un état apoplectique par le séjour du sang à la tête , ainsi que le veulent la plupart des modernes, la chose est à peu près indifférente au médecin expert , si cette cause ne l'éclaire en rien pour distinguer l'homicide du suicide.

D'ailleurs ces deux causes peuvent agir en même temps et se prêter la main pour amener une mort plus prompte. Car le défaut d'air empêchant le poumon de se dilater , le sang doit refluer aux parties supérieures. Le séjour de ce fluide dans le cerveau opéré par la compression des jugulaires , doit mettre obstacle à son tour à l'influence de ce viscère sur les phénomènes de la respiration. La compression des nerfs du cou, en empêchant leur action sur les organes de la poitrine, ne peut qu'aggraver tous les désordres de la strangulation, et concourir à produire le dénouement tragique.

Une autre cause que le célèbre Louis a fait connaître, après s'être livré à des recherches pénibles sur cette matière, est celle qui provient de la lésion de la moelle épinière, suite inévitable de la distension ou dilacération des ligamens des vertèbres du cou, ou de la luxation ou fracture de ces os protecteurs du prolongement rachidien.

Cette cause est bien plus essentielle à connaître que celles dont il a été parlé, puisqu'elle rend raison de la mort prompte de certains suppliciés par la corde, et de la difficulté d'achever d'autres victimes pour lesquelles on conserve toujours l'espoir de rappeler la vie, malgré la durée de la suspension et les moyens violens employés pour la rendre mortelle.

La connaissance de cette cause et la facilité de la constater sur un cadavre, fournirent à l'auteur cité des données précieuses pour distinguer une suspension volontaire de celle qui est l'effet du crime.

Le premier devoir du médecin appelé pour constater la mort d'un malheureux qui a péri du supplice de la corde, est de couper de suite le lien fatal qui le tient suspendu, de s'assurer si la mort est vraie ou apparente, et d'administrer sans délai les secours qui peuvent rappeler à la vie, si les signes d'une véritable mort sont équivoques.

L'expérience apprend combien ces moyens peuvent réussir , quoiqu'il se soit écoulé un certain intervalle de temps depuis le moment de la suspension , et quoique des assassins aient fait tous leurs efforts póur hâter et assurer la mort de la victime.

Les médecins légistes parlent d'un individu pendu en Angleterre , pendant une demi-heure , auquel on fit long-temps des frictions et l'application de tous les moyens propres à éveiller la sensibilité, sans apparence de succès. Le chirurgien eut l'heureuse idée d'inciser la trachée-artère et de souffler de l'air dans le poumon à l'aide d'une canule. Ce moyen fut bientôt suivi d'un retour à la vie.

Mahon cite le cas d'une femme soumise au même supplice pendant demi-heure , à qui des amis même firent des violences en tirant les pieds , dans la vue d'abréger ses souffrances ; on lui fit éprouver , à mesure qu'elle eût été tirée de la corde , une forte pression sur la poitrine , et malgré cela on eut le bonheur de la rendre à la vie , à tel point qu'elle vécut long-temps après et qu'elle fit même des enfans. .

Le docteur Carrere sauva un pendu qui fut mis à la corde deux fois , attendu qu'à la première il offrait encore quelques signes de vie , et chez lequel , après la dernière opération , toute marque de vitalité paraissait éteinte , en usant de frictions et des stimulans sous toutes les formes. Ce fut au bout de quelques heures qu'il obtint cet heureux résultat. La même méthode lui réussit encore chez deux individus qui avaient subi le même supplice.

Quand l'expert aura inutilement employé tous les moyens appropriés aux divers cas de mort apparente, il devra examiner si le cadavre offre les signes de la strangulation ou de la suspension; s'il a véritablement subi ce dernier supplice, ou s'il a été pendu après avoir été privé de la vie, ainsi que le pratiquent des assassins pour céler leur crime et pour faire croire que la victime s'est suicidée, au lieu d'avoir reçu la mort d'un autre.

Les effets de la suspension et de la strangulation qu'Ambroise Paré a décrits avec une grande précision, et que les médecins légistes ont tour-à-tour copiés dans leurs ouvrages, sont les suivans:

Impression de la corde, autour du cou, rouge, livide ou noire. La peau voisine ridée, raccourcie et quelquefois excoriée; dans certaines circonstances, le larynx fracassé et brisé. La face, les épaules et les bras livides; d'autres ecchymoses dans d'autres parties, comme la poitrine, les cuisses. Tête et poitrine enflées. Sortie de la bouche d'une écume sanglante. Langue enflée, noire ou livide, sortant souvent de la bouche. Yeux tuméfiés. Paupières gonflées à demi-fermées. Lèvres livides également gonflées. Corps roide. Doigts contractés. Vaisseaux du cerveau et du poumon gorgés de sang.

On doit ajouter à ces signes un autre phénomène qui se rencontre assez souvent chez les pendus pendant la vie , savoir : l'érection du membre viril , l'éjaculation plus ou moins abondante du sperme , et par conséquent des taches de celui-ci sur le linge.

Les effets communs à ces deux genres de mort (la suspension et la strangulation) sont quelquefois combinés dans la suspension seulement , avec l'extension et le déchirement des ligamens des vertèbres cervicales , et même la luxation et fracture de ces os.

Suspension après la mort. — Si les signes de la suspension ne se rencontrent pas dans le cadavre, et si l'on vérifie d'ailleurs que leur absence n'est pas due à une mort prompte par la lésion de la moelle épinière qui a empêché leur développement ; si la corde n'a fait aucune impression autour du cou, ou si ce n'est qu'une impression légère et peu apparente , on pourra conclure que l'individu a été pendu mort et non vivant.

Si avec une présomption aussi forte , on trouve au cadavre une blessure qui ait pu produire la mort , ou de fortes contusions à l'abdomen qui aient eu le même résultat : ou si l'ouverture du corps fait rencontrer les traces d'un empoisonnement ou de tout autre mort violente , alors la chose sera aussi évidente qu'on puisse la désirer en pareille circonstance.

Suspension après une strangulation homicide. — Les effets de la suspension sont constatés sur le cadavre. Sont-ils le résultat du suicide ou d'une strangulation homicide ?

On distingue ces deux cas par une double impression de la corde ; l'une au bas du cou, au haut des épaules, circulaire, forte, profonde, avec plis à la peau et boursoufflement, et offrant tous les effets d'une violence sur le vivant: l'autre impression est oblique, passe sous les angles de la mâchoire inférieure aux apophyses mastoïdes et à la nuque ; légère, sans plis ni gonflement à la peau. La première impression est l'effet d'une strangulation homicide, et l'autre de la suspension du cadavre. L'une conserve toutes les traces de l'ecchymose et des violences très-fortes faites par la corde, et l'autre n'offre que les résultats d'une impression sur le corps privé de vie.

Ce premier caractère sera renforcé par toutes les autres violences exercées sur la victime, et qui seront tout autant de preuves de l'assassinat. Telles sont, par exemple, l'enfoncement des dents et leur couleur rougie par le sang, comme la chose se rencontra dans la cause de Barthelemy Pourpre, rapportée par Louis. La victime offrait d'ailleurs les traces d'une corde au bas du cou et à l'issue des épaules. Telles sont les traces du sang qui avait ensanglanté le licou du malheureux de Berne, étranglé par son fils, et qui provenait d'une blessure faite au parricide par celui qu'on étranglait ; licou qui avait été l'instrument de la strangulation après laquelle la victime fut pendue par

le fils , ce qui devait faire croire qu'elle s'était
suicidée.

Cet exemple est aussi rapporté par ce savant
chirurgien [1].

Suspension pendant la vie. — Tous les signes
de la suspension existent ; il n'y a qu'une seule

---

(1) Telle était la doctrine professée par les plus célèbres médecins légistes , depuis Ambroise Paré jusqu'à nos jours , pour distinguer les
diverses espèces de suspension ou de strangulation , lorsque le profess-
seur Orfila (Leçons de méd. lég. tome 2.) , après s'être livré à des recherches longues et pénibles sur cet article , a obtenu des résultats qui doivent la faire modifier , et doivent engager en même temps les experts
à recueillir tous les signes possibles , ayant quelque valeur , pour appuyer les conclusions qu'ils admettront dans leurs rapports.

. Par ces recherches , ce professeur s'est convaincu que l'impression
de la corde sur les pendus ne produit point une véritable ecchymose ,
parce qu'on ne trouve presque jamais d'épanchement de sang dans le
tissu cellulaire sous-cutané correspondant à la corde ; elle donne seulement à la peau du sillon une couleur brune , qui peut en imposer
pour une ecchymose.

Le signe indiqué par les auteurs , déduit de l'impression différente
de la corde sur le vivant ou sur le cadavre , savoir : qu'elle est forte
dans le premier cas , que l'ecchymose est plus manifeste et plus considérable ; tandis que dans le second le sillon est peu sensible et
presque nul , est tout-à-fait illusoire; parce qu'il s'est convaincu , par
le nombre d'expériences faites , que dans la plupart des cas la corde
détermine sur la peau et le tissu cellulaire qu'elle presse immédiatement , des effets semblables , que l'individu soit vivant ou mort , que
le cadavre soit chaud ou froid. Conséquemment , la différence du sillon
n'est d'aucune valeur , pour savoir si un individu a été pendu mort ou vif.

Le double sillon de la corde , l'un circulaire horisontal et l'autre
oblique , est loin d'avoir toute l'importance qu'on y attachait autrefois , puisque le double sillon peut avoir lieu par le seul effet du suicide , ainsi que le docteur Esquirol en a donné un exemple ; d'ailleurs
le sillon fait au cadavre étant le même que celui opéré sur le vivant ,

impression de la corde qui se trouve oblique de devant en arrière , au-dessous de la mâchoire. Il n'y a aucune trace de blessure sur le cadavre. Déterminer si le sujet s'est pendu lui-même ou s'il l'a été par d'autres.

Cette troisième question est hérissée de difficultés. On ne peut la résoudre d'une manière bien positive que dans des circonstances particulières·

---

la malveillance pourrait fort bien , en cas de suicide, en faire un circulaire au-dessus des épaules , pour faire croire à une strangulation homicide qui aurait précédé la suspension.

Le signe puisé dans de plus grands désordres au cou par l'effet de l'étranglement homicide , n'est pas non plus bien certain , puisque le même professeur a trouvé , dans un cas de pendaison volontaire , des ecchymoses considérables dans la région du cou et même la fracture de l'os hyoïde.

La luxation des vertèbres cervicales et d'autres blessures faites sur le vivant , ne sont pas des preuves suffisantes pour affirmer que la strangulation ou la suspension ont eu lieu pendant la vie , parce que la victime aura pu être meurtrie et tuée avant d'être pendue. Il est vrai que, dans ce cas , il est facile de prouver que la mort est le résultat de ces blessures.

Enfin , il résulte encore des recherches de M. Orfila , que les phénomènes de la suspension , tels que la bouffissure et couleur violacée de la face , l'écume sanguinolente à la bouche et la couleur violette des extrémités qui ne dépendent , selon le docteur Esquirol , que de la conservation du lien autour du cou , et qui ne tiennent pas à cette seule cause , d'après M. Orfila , puisqu'on les a observés peu de temps après la suspension en enlevant ce lien ; que ces phénomènes, dis-je , ne se manifestent jamais sur le cadavre , quand même il serait suspendu immédiatement après la mort et qu'on le laisserait vingt-quatre heures dans cette position. Ces signes seraient par conséquent les plus certains , en leur donnant le temps de se développer par la conservation du lien autour du cou , pour distinguer la suspension faite pendant la vie de celle opérée après la mort.

Dans la plupart des cas on ne pourra asseoir son jugement que sur un nombre plus ou moins considérable de probabilités.

Les présomptions en faveur du suicide sont les suivantes :

Tentative antérieure pour se donner la mort ; aliénation mentale préexistante ; délire mélancolique ou dégoût de la vie ; lésions cadavériques semblables à celles des suicidés.

Nul bruit entendu par les voisins, quoique l'événement se soit passé dans un endroit où les cris, les efforts ou les débats de la victime devaient être entendus par des personnes peu éloignées du lieu de la scène.

Nul désordre dans les habillemens et la coiffure du pendu. Evénement arrivé à un endroit que ce malheureux fréquentait et où il allait habituellement.

Lieu du supplice peu élevé du sol ; nécessité, si l'élévation est assez considérable, d'un meuble ou de tel autre corps sur lequel le patient puisse s'appuyer avant de se laisser aller pour subir les effets de la strangulation.

Les bords de la peau comprimés par la corde, arrondis et souples. Peu ou point d'altération dans les ligamens des vertèbres du cou, pourvu toutefois que le poids du cadavre ne soit pas extrêmement fort ni la complexion bien lâche. Impression de la corde peu profonde ; point de désordre ni d'affaissement au larynx ou à la trachée.

Si avec toutes ces circonstances, le cadavre est

trouvé dans un endroit bien fermé en-dedans, sans qu'aucun assassin ait pu s'échapper par aucune ouverture (ce signe sera le plus sûr s'il est bien constaté), alors tout porte à croire qu'il s'agit d'un suicide.

Les circonstances contraires, telles que l'absence de tout signe d'un penchant au suicide ; un bruit provenant du débat violent entre les assassins et la victime, les habillemens et la coiffure en désordre, la suspension à un endroit élevé, à un arbre par exemple, qui suppose de grandes difficultés et même l'impossibilité que le pendu se soit élevé seul et sans appui aux environs ; une impression très-profonde de la corde avec rides et dureté à la peau, désordre dans le canal aérien et les vertèbres du cou, le lieu de la scène d'un accès facile aux assassins et assez caché pour n'être pas vu par des témoins.

Tous ces indices, ou la réunion de plus grand nombre, feront conclure à l'homicide.

Strangulation sans suspension.— Il est un quatrième cas dans lequel un individu aura été étranglé dans un endroit où la victime aùra pu être l'auteur de sa mort, sans qu'elle offre des traces de violences extérieures.

Comment distinguer s'il y a étranglement homicide ou suicide ?

En d'autres termes, l'individu s'est-il étranglé lui-même, ou l'a-t-il été par d'autres ?

A mesure que la strangulation a lieu, le mouvement et le sentiment diminuent et s'éteignent peu à peu ; et difficilement la victime peut serrer assez le lien pour que la mort s'ensuive. Cependant les annales de la science renferment des cas dans lesquels des individus ont pu se donner la mort, lorsqu'ils en avaient la volonté bien décidée, en serrant assez le cordon pour que les phénomènes d'asphyxie et d'apoplexie se manifestassent de manière à éteindre la vie.

En pareille circonstance, l'impression moins forte de la ligature autour du cou, doit être l'un des principaux caractères qui annoncent le suicide, parce que dans les cas d'étranglement par une main étrangère, l'action se fait par surprise et avec une force bien supérieure à celle qu'y met le patient. Il y a toujours une constriction plus forte autour du cou, le sillon de la ligature est plus profond, et on observe de plus grands désordres au larynx et à la trachée.

Rapport sur une Suspension suicide.

Nous Médecin et Chirurgien du Roi, en son Châtelet de Paris, soussignés, certifions que sur le réquisitoire de M. le Commissaire M......, nous nous sommes transportés rue du Monceau-Saint-Gervais, vis-à-vis le grand portail de Saint-Jean-en-Grève, à la première chambre d'une maison où pend pour enseigne la Corne-de-Cerf, auquel lieu, en présence dudit sieur Commissaire et

du sieur Bon de Billy , l'un des chirurgiens du nouveau
Châtelet , nous avons visité le cadavre d'une femme
qui était âgée de 65 à 70 ans, ayant la langue noire,
épaisse , et sortant un peu hors de la bouche avec un
excrément gluant, rougeâtre et visqueux , venant tant
de la bouche que du nez ; lequel cadavre on nous a dit
être celui de N...... D......, veuve du nommé T......
maître couvreur à Paris.

Nous avons trouvé ledit cadavre droit, l'extrémité des
pieds à fleur de terre et attaché par le cou à une so-
live qui sert de soutien à une soupente , par le moyen
d'un cordon composé de deux rubans de fil de différente étendue ; l'un , large d'un pouce et l'autre plus
étroit, faisant les deux ensemble plus de six aunes de
longueur, avec un gros nœud composé de plusieurs,
lequel cordon pendait en bas et formait une anse qui
passait entre le menton et le larynx, par-dessus les angles de la mâchoire inférieure , et entre les oreilles et
les apophyses mastoïdes , et par derrière sur les parties latérales et moyennes de l'occiput; ayant fait une
profonde impression à toutes ces parties et notamment
au-dessous de la symphyse du menton où était le nœud
qui unissait les bouts du licou, au-dessous duquel était
encore une petite corde faisant six tours autour du cou
sans le comprimer ; de sorte qu'ayant examiné toutes
les circonstances ci-dessus énoncées aussi bien que celles qui sont insérées au procès-verbal dudit sieur commissaire, et après avoir examiné toutes les parties dudit cadavre, tant intérieures qu'extérieures , les unes
après les autres , nous avons reconnu que la seule cause
de mort de cette femme a été celle du licou, qu'elle
s'était elle-même préparé selon toutes les apparences.

Fait à Paris , le 7 mars 1690.

Ce rapport laisse beaucoup à désirer, tant pour les signes tirés du sillon de la corde, que pour l'état des vaisseaux de la tête et de la poitrine. On aurait dû parler aussi des habillemens, de la coiffure du cadavre, ainsi que de l'état des lieux où se trouvait le corps pendu.

On va être dédommagé de ces lacunes, par la lecture d'un procès-verbal sur cette matière fourni par un savant professeur de l'école de Paris.

Rapport de Chaussier, *pour constater l'assassinat d'une femme trouvée pendue à un arbre.*

Nous soussignés..... conformément à l'ordonnance de M. le Juge de Paix de....... Nous sommes rendus ce jourd'hui, 11 octobre 1811, sur les onze heures du matin, au domicile du nommé La..... où nous avons trouvé M. le Juge de Paix avec son Greffier, qui nous a dit qu'ayant été informé hier soir que l'on avait trouvé la femme Col..... pendue à un arbre dans le clos attenant à sa maison, il nous avait mandés pour examiner conjointement le corps de cette femme, constater le genre de mort, et en faire notre rapport.

Après avoir prêté entre les mains de M. le Juge de Paix le serment requis, nous avons été conduits dans le clos, et nous avons trouvé, à une extrémité dudit clos, à cent vingt pas de la porte d'entrée, une femme vêtue de ses habits, grosse, grasse, qui nous a paru

âgée d'environ 6o ans, et qui était suspendue par une
sorte de mouchoir , passant sous la mâchoire inférieure,
et noué sur une branche d'un gros pommier.

Nous avons remarqué :

Que le tronc de cet arbre, mesuré à la moitié de sa
hauteur , avait de circonférence trente-trois pouces ;

Qu'il ne se divisait en deux branches qu'à la hauteur
de six pieds ;

Qu'il y avait sur le terrain une espèce de grosse et
lourde échelle , longue de sept pieds , composée de deux
jumelles , carrées , épaisses , assemblées par de longs
et forts fuseaux , et qui avait évidemment servi de ra-
telier dans une écurie de chevaux.

La distance de cette sorte d'échelle au pied de l'arbre était de quatre pieds : et après avoir fait planter dans
le sol deux pieux pour marquer la position et la distance
de l'échelle , nous avons vu qu'en partant de ce point
et la relevant, elle ne parvenait contre le tronc de l'arbre qu'à peu près à la moitié de sa hauteur.

Considérant ensuite la position du corps suspendu ,
nous avons trouvé que le point de suspension à la branche de l'arbre était élevé de huit pieds sept pouces au-
dessus du sol , qu'il était éloigné de trois pieds six pouces du centre ou milieu de l'arbre , que le dos du cadavre répondait au centre de l'arbre ; que la tête était peu
fléchie en devant; les bras pendans, les mains à demi
fermées , la pointe des pieds inclinée en bas , et les talons élevés de deux pieds six à sept pouces au-dessus du
sol.

Ayant ensuite , l'un après l'autre , monté sur l'arbre ,
nous n'avons pu atteindre le point de suspension qu'a-
vec peine , et en nous penchant beaucoup sur la branche. Nous avons aussi remarquéque l'écorce de la partie

supérieure de cette branche était lisse et même un peu éraillée dans l'étendue de onze pouces ; tandis qu'au-delà du point de suspension, elle était rugueuse et couverte de lichens.

Après ces premières observations, nous avons, du consentement de M. le Juge de Paix, fait couper avec une scie à main la branche de l'arbre, un peu au-delà du point de suspension ; puis, en soulevant et soutenant le cadavre, on a fait glisser l'anse du mouchoir qui le tenait suspendu, et on l'a transporté dans une chambre de la maison, pour en faire l'examen ultérieur.

Là, nous avons fait déshabiller le cadavre, et nous avons remarqué sur la tête un bonnet de toile propre, blanche de lessive, et qui, sur le côté gauche et postérieur avait quelques taches de sang ; sur le col un fichu, sur le corps une camisole et deux jupes de laine, dont l'extérieure était mouillée dans sa partie inférieure et surtout au-devant ; les bas qui couvraient les jambes étaient aussi humides depuis le milieu de la jambe jusqu'au pied ; et cette humidité n'avait aucune odeur et ne dépendait pas d'un écoulement de l'urine ; la chémise était très-propre et sèche ; l'empeigne et les semelles des souliers étaient propres, sans boue, leur pointe un peu rougeâtre ; et l'on apercevait en divers endroits des brins d'herbes fraîches. L'anse qui avait servi à la suspension du corps était formée par un mouchoir inégalement roulé sur sa longueur, et dont les deux extrémités étaient réunies par un double nœud bien serré. En déroulant le mouchoir, nous avons vu, en différents endroits, quelques taches de sang ; nous avons vu aussi que le mouchoir avait été coupé d'une manière fort inégale, et comme par hochet, en deux portions, qui avaient été ensuite réunies par un nœud fort serré ;

et ce nœud , ainsi que les taches de sang , se trouvaient cachés au milieu des plis roulés qui formaient l'anse de suspension.

Enfin , après ces diverses observations , nous avons examiné successivement toutes les parties du corps , et nous avons reconnu ce qui suit :

I. La face pâle , un peu jaunâtre , sans tuméfaction ; les paupières molles , à demi ouvertes , sans gonflement ni altération de couleur ; les yeux enfoncés , affaissés , ternes et couverts d'une couche muqueuse ; les oreilles pâles et molles dans toute leur étendue ; les lèvres sèches , un peu brunâtres sur leurs bords , mais sans gonflement et pâles à leur face interne ; les mâchoires rapprochées et serrées ; la langue ne dépassait pas le contour alvéolaire , mais ayant seulement ses bords un peu engagés entre les deux mâchoires , en devant et sur les côtés , dans les endroits où manquaient les dents ; les bords de la langue étaient rougeâtres ; enfin il n'y avait , ni aux narines , ni à la bouche , aucune mucosité écumeuse ou sanguinolente.

II. Sur le col , dans l'endroit où était l'anse de suspension , une dépression ou enfoncement demi-circulaire , qui , de la partie moyenne de l'os hyoïde s'étendait sous le menton , avait dans cet endroit un peu plus d'un pouce , et de là montait obliquement derrière chaque oreille , et se perdait un peu au-dessus des apophyses mastoïdes. La surface de cette dépression présentait ainsi quelques lignes saillantes , inégales , d'une teinte légèrement violacée sur leurs bords ; et ces lignes , qui correspondaient aux enfoncemens formés par les plis du mouchoir se perdaient insensiblement sur les côtés.

III. Sur la partie inférieure du col , un peu au-dessus de la clavicule gauche , on voyait une excoriation rougeâtre, ovale, longue d'à peu près quinze lignes et large de cinq.

IV. La poitrine et l'abdomen ne présentaient aucune apparence de lésion. En devant, et sur le côté gauche, la peau présentait sa couleur naturelle ; en arrière, sur le côté droit, on y remarquait une légère lividité ou teinte violacée, inégalement diffuse, mais bornée à la superficie de la peau, comme nous nous en sommes assurés par de légères incisions.

V. Les pieds, les mains, ainsi que les membres dans toute leur étendue, étaient pâles et sans lividités ; seulement nous avons remarqué, à la face sus-palmaire ou externe de la deuxième phalange du doigt annulaire de la main gauche, une petite plaie transversale d'environ cinq lignes, bornée à l'épaisseur de la peau, évidemment récente, et faite par un instrument tranchant.

VI. Passant ensuite à l'examen des organes intérieurs, après avoir coupé les cheveux, nous avons trouvé à la région occipitale, un peu à gauche, une tumeur molle, peu saillante, sans changement de couleur à la peau, ayant près de deux pouces de diamètre ; et par la dissection, nous avons reconnu : 1° que cette tumeur était formée par du sang coagulé et épanché dans le tissu sous-cutané ; 2° qu'il y avait à la partie correspondante de l'os occipital, une fracture commençant au bord de la suture occipitale et se dirigeant obliquement en bas et en-dedans, dans une étendue de deux pouces trois ou quatre lignes ; 3° ayant ensuite scié le crâne avec précaution, nous avons trouvé, à l'extrémité postérieure du lobe gauche du cerveau et sur le cervelet, du sang en grande partie coagulé, dont nous évaluons la quantité à deux onces. Les autres parties du cerveau ne nous ont présenté aucune autre altération perceptible.

VII. A l'ouverture du thorax , nous avons trouvé les poumons mous , légèrement engorgés , et d'une couleur brunâtre , spécialement à leur partie postérieure latérale droite. Le cœur était mou , et ses cavités droites remplies de sang noir presque entièrement fluide.

VIII. La dissection du col ne nous a présenté sous le menton , dans l'endroit où était placée l'anse de suspension , aucune ecchymose , aucun engorgement dans le tissu ou les interstices des muscles. Mais nous avons vu , à la partie inférieure du col , un peu au-dessus des clavicules et aux côtés de la trachée-artère , deux ecchymoses profondes, l'une à droite , longue de trois à neuf lignes ; l'autre à gauche , située sous l'excoriation indiquée art. III , ayant seize à dix-huit lignes , et s'étendant un peu sur le côté de la trachée-artère.

IX. A l'ouverture de la bouche , nous avons trouvé la langue molle , rougeâtre , sans gonflement , et il n'y avait dans la bouche aucune mucosité sanguinolente et écumeuse.

X. Les viscères de l'abdomen ne présentaient aucune altération.

Conclusion. En rapprochant les diverses observations que nous ont fournies la visite du corps et l'examen du local dans lequel on l'a trouvé suspendu , il résulte :

1° Que la mort de la femme Col.... ne peut pas être regardée comme un suicide , parce que , d'après la disposition du local et l'espèce d'échelle qui s'y est trouvée, on ne pouvait parvenir au point de suspension où était son corps ; ce qui est d'ailleurs démontré par la première partie de ce rapport. (I , II , III , IV , V);

2° Que la mort est due à un coup ou choc violent à la partie postérieure de la tête (ce qui est spécialement démontré art. VI);

3° Que l'excoriation et les ecchymoses diverses observées à la partie inférieure du col (art. III et VIII) indiquent une violence antérieure à la mort ;

4° Enfin que le corps n'a été suspendu que quelque temps après la mort , puisqu'il ne porte aucune marque de strangulation (art. I , II , V , VIII).

En foi de quoi nous avons signé le présent rapport , que nous affirmons sincère et véritable.

A..... jour et an susdits.

Signé.....

SECTION IV. — *Submersion.*

Si la médecine légale relative à la suspension et à l'étranglement présente , dans beaucoup de circonstances , des questions difficiles à résoudre, et exige de la part du médecin expert des recherches pénibles et un jugement exquis , celle qui s'occupe de la submersion est bien plus épineuse encore : elle offre à chaque pas des difficultés presque insurmontables , et des questions si délicates , que l'expert le plus profond se trouve souvent en défaut.

De tous les temps néanmoins les médecins se sont occupés des noyés , des causes de leur mort et des effets de la submersion. Et chose étrange ! leurs écrits , leurs opinions et leurs expériences n'offrent qu'incertitude et contradiction !

Anciennement c'était l'eau introduite dans le poumon et l'estomac qui causait la mort des noyés. Plus tard on a nié l'introduction de ce liquide dans l'un et l'autre organe. Les uns ont donné pour signes de la submersion des phénomènes qui n'ont pas lieu, qui se manifestent rarement ou qui se rencontrent dans d'autres morts violentes. D'autres ont vu dans les cadavres des effets de la submersion que d'autres n'ont pas observé. Enfin rien de plus difficile, dans certaines circonstances, que d'établir si un individu retiré de l'eau a péri de la submersion ou de toute autre cause, s'il est tombé mort ou vif dans l'eau, s'il y a eu un homicide ou non.

Cependant, malgré les difficultés inombrables que présente cette matière, en rapportant ici tout ce que les auteurs ont dit de mieux sur cet objet, et en rappelant les meilleurs signes qui distinguent les différentes espèces de submersion, l'expert pourra résoudre la plupart des problèmes qu'un magistrat lui proposera au sujet de la mort des noyés.

Arrivé auprès de l'être froid et inanimé qui a été retiré des flots, le premier travail de l'expert est dû à l'humanité. Il s'acquittera ensuite du devoir que la justice lui impose.

Qu'il examine donc s'il a affaire à un véritable cadavre ou si la mort n'est qu'apparente. Qu'il se rappelle que de toutes les asphyxies, celle par submersion offre le plus de chances de succès pour ranimer le flambeau de la vie. Les annales de la science sont remplies d'un grand nombre de résurrections plus ou moins merveilleuses. Que l'expert ne soit découragé ni par le laps de temps que le noyé a passé sous les eaux, ni par la réunion des signes qui semblent faire perdre tout espoir de réussir.

Voici quelques faits extraordinaires et non contestés, qui pourront, s'il le faut, ranimer son zèle.

On lit dans la médecine légale de Mahon, que d'Egli sauva un Suisse qui avait resté neuf heures sous l'eau et qu'on voulait enterrer de suite, tant les signes de mort paraissaient certains.

On y lit encore qu'un jardinier suédois passa seize heures sous la glace à une grande profondeur, d'où il ne pût être retiré que par un crochet enfoncé à la tête. Des moyens convenables le rappellèrent néanmoins à la vie.

Il est rapporté dans l'ancienne encyclopédie (mort app.) que des observations incontestables prouvent que des noyés qui avaient passé trois, quatre, cinq jours sous l'eau, ont été secourus avec un succès complet.

Kunkel, dans les actes des curieux de la nature, atteste le fait d'un jeune homme qui étant tombé dans l'eau n'en fut retiré encore vivant qu'au bout de huit jours.

Pecchliu porte l'intervalle jusqu'à plusieurs semaines pour un autre jeune homme qui, après avoir été enseveli dans ce liquide pendant ce laps de temps , bien propre à effrayer l'imagination , fut néanmoins rendu à sa famille.

Ces faits, qui tendent à aiguillonner le zèle de celui qui exerce un art essentiellement conservateur, ne paraîtront pas si difficiles à concevoir, si l'on fait attention que les forces de la vie peuvent se concentrer sans s'éteindre chez un noyé, comme cela arrive dans les animaux hivernans , certains oiseaux et les insectes qui , engourdis pendant tout le temps de la saison froide , sont ensuite ranimés par la chaleur bienfaisante du printemps.

Si les soins de l'expert sont couronnés du succès , sa mission sera presque finie : alors l'individu ranimé pourra éclairer la justice sur les doutes d'homicide ou de suicide , ou sur ceux de submersion accidentelle.

Si , malgré sa constance et ses efforts tout devient inutile , le médecin doit examiner si le noyé présente les indices de la submersion pendant la vie , ou s'il a été jeté à l'eau après la mort.

Parmi les phénomènes qui ont été décrits par les médecins légistes , comme établissant le résultat le plus ordinaire de la submersion pendant la vie , il n'y en a aucun qui n'ait été un sujet de controverse ; aucun qui , pris isolément , puisse être considéré comme un signe invariable de la mort survenue au milieu des eaux ; mais leur réunion ou la majeure partie d'entr'eux donnera toujours un degré de probabilité qui approchera beaucoup de la certitude.

(123)

Submersion pendant la vie. — Les signes qui la caractérisent sont les suivans :

Extérieurement : froid et pâleur du cadavre ; dans certaines circonstances couleur violette plombée et bouffissure à la tête ; yeux entr'ouverts , pupille dilatée ; langue avançant vers le bord interne des lèvres ; bave écumeuse à la bouche et aux narines : poitrine et épigastre élevés et bombés ; bouts des doigts ordinairement écorchés ; terre ou sable nichés entre les ongles et la peau.

Intérieurement : engorgement ou réplétion des vaisseaux du cerveau ; écume aqueuse blanche ou sanguinolente dans la trachée-artère , avec odeur, couleur et consistance du liquide dans lequel le sujet a péri [1] ; poumons dilatés et renfermant l'é-

---

(1) L'écume aqueuse et sanguinolente dans la trachée-artère et les bronches , qu'on regarde généralement comme un signe assez sûr de la submersion pendant la vie , attendu que l'eau ne peut s'introduire par la glotte dans les cadavres , est considéré comme défectueux par M. Orfila (Méd. lég. tom. 2. leç. 32me), par la raison qu'on la rencontre chez les pendus et dans les sujets qui périssent d'un violent accès d'épilepsie ; qu'elle peut manquer ou se trouver en petite quantité dans des noyés , où cette écume aura été entraînée par l'entrée et sortie réitérées du liquide ; et que d'ailleurs les nouvelles expériences prouvent que l'eau peut s'introduire dans la trachée-artère des cadavres submergés.

Les doutes élevés parmi les auteurs sur l'introduction de l'eau dans les voies aériennes des personnes qui se noient , sont assez éclaircis par les expériences du même professeur sur des chiens noyés dans un liquide coloré en noir. Il résulte de ces expériences qu'il est *constant et certain* qu'il entre de l'eau dans les poumons de ces animaux ; qu'il en reste davantage quand l'animal est retiré du liquide la tête en haut ; et que dans tous les cas où il est venu respirer à la surface de l'eau , il existe dans la trachée et les bronches , une matière écumeuse qu'on dis-

cume énoncée ; cavités droites du cœur gorgées de sang , les gauches presque vides ainsi que les gros vaisseaux correspondans ; diaphragme refoulé

---

tingue quelquefois à l'œil nu sous la plèvre, et qu'on peut faire sortir par la trachée en pressant les poumons. Il en résulte encore que la remarque du docteur Piorry est fondée, savoir qu'on ne rencontre pas cette écume lorsque l'animal a été maintenu au fond de l'eau jusqu'à la mort, bien que dans cette circonstance on trouve une plus ou moins grande quantité de liquide dans le canal aérien.

Une autre résultat des expériences de ce médecin légiste faites sur des chiens et des cadavres humains , est que si les noyés restent sous l'eau douze ou quinze jours s'il s'agit d'un homme , et vingt-cinq jours à l'égard d'un chien et au-delà de ce terme et s'ils sont exposés ensuite à l'air pendant deux ou trois jours avant d'être ouverts, on ne trouve aucune trace d'écume ni de liquide écumeux dans la trachée-artère; tandis que dans les individus récemment noyés , on rencontre pour l'ordinaire ce liquide écumeux. Quand on ne le trouve pas , la chose vient de ce qu'on retire les cadavres la tête en bas , et alors le liquide s'évacue et est entraîné par son propre poids. En hiver , on observe quelquefois dans le larynx des glaçons au lieu de fluide écumeux.

D'après ces remarques , le professeur cité n'attribue point , comme les autres médecins légistes , le défaut d'écume à l'asphyxie sans matière, à la terreur ou à l'empoisonnement par les gaz qui s'élèvent du fluide submergeant ; parce que la syncope, par l'effroi, peut se dissiper dans l'eau , et laisser entrer ensuite le liquide dans la trachée ; et dans l'autre espèce la mare qui la produit , doit également pénétrer dans le canal aérien : mais il attribue le défaut d'écume à ce que le noyé est asphyxié avant de reparaître sur l'eau, ou à ce qu'il lui est impossible de le faire (et alors l'écume est entraînée à mesure qu'elle se produit par la sortie et entrée alternative du liquide dans la trachée) ; à ce que le cadavre retiré la tête en bas , l'écume par cette position s'écoule avec l'eau; à ce qu'enfin l'ouverture du cadavre n'aura été faite qu'après son séjour dans l'eau pendant long-temps , et son exposition ensuite de quelques jours à l'air.

D'après les expériences de MM. Orfila et Piorry , il entre constamment de l'eau dans le canal aérien des chiens que l'on a étranglés et

vers l'abdomen ; quelquefois eau dans l'estomac semblable au liquide submergeant[1] ; sang plus fluide qu'à l'ordinaire, et son effusion plus facile pendant la dissection.

L'écorchure du bout des doigts et la terre ou sable sous les ongles, sont des signes assez sûrs ; mais ils peuvent manquer si le noyé en plongeant dans l'eau a éprouvé un saisissement et une espèce

---

plongés dans ce liquide peu de temps après la mort. Il suffit pour cela, de les tenir quelques minutes dans l'eau en les y plaçant horizontalement ; dans cette position le liquide ne va qu'à la première division des bronches. Si l'animal est dans une position verticale, la tête en haut, l'eau va jusqu'aux dernières ramifications bronchiques et *aussi loin que s'il eût péri submergé.*

Pour établir donc que l'eau écumeuse trouvée dans un noyé dépend de la submersion pendant la vie, il faut s'assurer qu'il n'y a pas eu strangulation, suspension ou épilepsie, parce que l'écume produite dans ces circonstances, mêlée avec l'eau introduite dans les cadavres, donnerait l'eau écumeuse.

Le liquide dans le poumon sera une preuve certaine de la submersion pendant la vie s'il est de même nature que celui dans lequel on se sera noyé ; c'est-à-dire si on trouve dans cet organe de la boue, des corps étrangers ou telle autre substance remarquée dans le liquide submergeant. Cependant il ne faut pas confondre ces corps étrangers avec des restes d'alimens qui peuvent, dans un cadavre, s'élever de l'estomac et passer dans la trachée-artère. Il faut être encore sûr que ce liquide n'a pas été injecté, et que le cadavre n'est pas resté dans l'eau dans une position verticale et comme debout, parce qu'en pareille circonstance le liquide peut pénétrer à raison de son poids jusqu'aux dernières ramifications bronchiques.

(1) L'un des signes les moins équivoques de la submersion pendant la vie, est une quantité plus ou moins considérable dans l'estomac d'un liquide de même nature que le fluide submergeant, pourvu qu'il n'ait pas été injecté dans le cadavre ou avalé avant la submersion. (Orfila. loc. cit.)

de syncope suivie de l'asphyxie, soit que la frayeur l'ait provoquée ou qu'elle ait été suscitée par une autre cause ; ou s'il est tombé dans le liquide pris du vin , dans un état apoplectique , épileptique , ou s'il a été asphyxié par des gaz méphitiques qui s'élèvent de l'eau où il s'est noyé. En pareil cas , le sujet presque mort ne fait plus de mouvemens pour accrocher les corps avec les mains ; d'un autre côté l'écorchure aux doigts peut être produite par des corps fixés dans l'eau ; l'écume à la bouche et à la trachée manque également dans cette circonstance , attendu que l'asphyxie s'oppose aux mouvemens qui font entrer l'air dans la trachée et les poumons, et par conséquent au liquide aqueux qui le remplace au moment de la submersion.

La dilatation des poumons et l'élévation de la poitrine qui s'observent d'ordinaire , sont néanmoins des signes communs aux morts par suffocation. Il faut, par conséquent, l'absence de toutes les causes qui auraient pu produire ces dernières, pour que ces indices conservent toute leur force. Des auteurs citent d'ailleurs des cas dans lesquels on a remarqué un affaissement du poumon au lieu de la dilatation énoncée. M. le professeur Orfila assure que le refoulement du diaphragme vers l'abdomen et le bombement de la poitrine , quoique indiqués par les auteurs comme un signe constant , est en général faux ; qu'il a observé tout le contraire dans les nombreuses observations qu'il a faites. Bien plus , il a souvent vu que le refoulement du diaphragme vers la poitrine était très-marqué et augmenté par les gaz accumulés dans les boyaux, dans des corps noyés depuis quelque temps. Il faut remarquer encore que l'insufflation pratiquée pour rappeler le noyé à la vie rend ce signe équivoque.

L'engorgement des vaisseaux du cerveau, des cavités droites du cœur et de leurs vaisseaux correspondans, le premier surtout peut dépendre d'autres causes. Ce signe ne se rencontre pas même chez tous les noyés, si l'on s'en rapporte à l'assertion de quelques observateurs.

Submersion après la mort. — L'absence des signes rapportés et les traces d'une lésion mortelle qui n'a pu se faire dans l'eau, comme l'impression d'une corde ou d'une ligature autour du cou, une blessure par arme à feu ou par un instrument tranchant ou piquant, ou les marques évidentes d'un empoisonnement, doivent faire conclure, sans nul doute, que le sujet n'a pas péri de la submersion et qu'il a été jeté mort dans l'eau. Cependant, en fait de blessures, il faut qu'elles soient jugées d'une nature mortelle, pour que l'homicide soit bien constaté ; car, si elles étaient légères, on pourrait les imputer au suicide. Il faut encore avoir égard aux localités qui expliquent la manière dont la submersion a eu lieu. On a vu des malheureux dégoûtés de la vie et voulant s'en débarrasser à tout prix, se tirer un coup de pistolet au bord d'un fleuve et y tomber ensuite.

(128)

Les blessures observées au cadavre peuvent
également être produites par différens corps placés au milieu des eaux , soit pendant la vie du
noyé , soit lorsqu'il a déjà péri par la submersion.

On distingue les premières des autres , et
même de celles qui sont le fruit de l'homicide ,
par leur forme inégale, irrégulière, par les déchiremens qu'elles présentent et le défaut de communication aux trois grandes cavités du corps et
conséquemment par leur peu de profondeur. Etant
faites pendant la vie , elles s'accompagnent néanmoins d'hémorragie , de rougeur, de tuméfaction
des bords dans un degré proportionné au temps
que la vie a encore duré ou que la circulation s'est
faite. Ces blessures peuvent être le résultat non
seulement du choc de divers corps , comme rochers , pierre , piquet , &c. , qui se rencontrent
dans une rivière , mais encore de ceux placés sous
un sentier bordant un précipice contre lesquels
le noyé aura frappé en roulant avant d'arriver à
la rivière dans laquelle la submersion aura eu lieu.

Les blessures faites à un cadavre ne présentent
point d'inflammation ni de cercle inflammatoire ,
point de contusion ni épanchement de sang avec
tumeur élastique. On y voit seulement des taches
livides , molles , lâches , sans engorgement ni
élévation rénitente. Leurs bords sont livides, rapprochés et dépourvus d'élasticité.

Submersion homicide. — Les signes propres à
faire reconnaître cette espèce de submersion sont

d'abord tous ceux qui constatent qu'un individu a été noyé pendant la vie , et ensuite les traces d'homicide étrangères à la submersion , tels que le corps , les pieds et les poings liés ; un poids ajouté au corps , qui ne peut être du fait de la victime ; les empreintes sur le cadavre d'un débat antérieur ; un désordre dans les habillemens qu'on ne puisse rapporter à la submersion.

Néanmoins les signes de cette submersion à l'état vivant ne seront que faiblement prononcés si elle a eu lieu par surprise , si elle a été précédée immédiatement d'une grande frayeur. Dans ce cas , l'asphyxie syncopale aura produit la pâleur du cadavre et l'absence de la plupart des signes qui annoncent l'introduction de l'eau dans la trachée-artère et les phénomènes de suffocation qui en résultent.

L'expert doit savoir que l'absence même de la plupart de ces signes ou leur existence peu prononcée, est une nouvelle preuve de la submersion homicide , s'il est d'ailleurs constaté que l'individu s'est noyé dans un lieu où il n'a pu tomber accidentellement et sans le vouloir.

Submersion suicide. — Dans cette espèce , tous les signes de la submersion sont bien prononcés et entr'autres l'eau écumeuse dans le canal aérien, l'écorchure au bout des doigts et les corps étrangers sous les ongles. Aussi ces noyés sont difficilement rappelés à la vie. Pour rendre leur mort plus certaine , les uns se lient les mains , remplissent

leurs poches de corps pesans, ou se jettent à l'eau
après s'être fait des blessures. Dans ce dernier
cas, on fera ensorte de ne pas confondre cette
espèce de submersion avec celle due à l'homicide.
Pour éviter l'erreur, on examinera la direction de
la blessure et on inspectera le lieu de la scène.
Si, quoique ce lieu soit fréquenté, rien n'a été
entendu au voisinage ; si la ligature n'est pas
serrée et est au contraire artistement faite ; si le
noyé avait déjà essayé d'attenter à ses jours et s'il
offre des marques du penchant au suicide ; s'il
n'y a rien d'extraordinaire dans ses habillemens
ni aucune trace de violence sur son corps, alors
tout annonce qu'il a été son propre meurtrier.

M. le professeur Fodéré (*Dict. des scien. méd.
art. indice*), reconnut qu'un noyé s'était suicidé,
quoiqu'il eût les mains liées, en voyant que le
ruban de la ligature était lâche, que celle-ci était
faite avec art ; et il jugea que les nœuds peu serrés
avaient été faits avec les dents sur les pouces.

Submersion accidentelle. — Elle est la plus fréquente de toutes et on doit toujours la supposer
quand il n'y a pas des preuves contraires. On peut
se noyer involontairement de mille manières. Des
voyages et promenades sur mer ou sur des riviè-
res, le passage de ces dernières, de torrens gros-
sis par les pluies, la neige, &c., sont tout autant
d'occasions de cette espèce de submersion.

Les signes qui annoncent que le corps s'est
noyé vivant, l'absence de ceux de l'homicide et

du suicide , et de toutes les circonstances morales qui accompagnent l'un ou l'autre , doivent laisser peu de doute sur une submersion accidentelle. Il en est une espèce pourtant qui exige des investigations soigneuses et qui mérite toute l'attention du médecin expert : c'est celle qui concerne un individu qui , passant à un sentier étroit , vient à se précipiter et à rouler sur des cailloux , des racines d'arbres , d'arbustes et des rochers même , et arrive ensuite à une rivière qui coule au bas du précipice et s'y noie.

Le cadavre peut offrir toutes sortes de blessures faites sur le vivant , et les signes positifs ou négatifs de la submersion.

C'est un des cas les plus épineux de médecine légale , et qui ne doit faire admettre le crime qu'en tant que les blessures peuvent être rapportées à un instrument tranchant.

Tel est celui de Nicolas Maizières , dont parle le professeur Fodéré , et qu'il met , ainsi que l'avait fait Louis , au nombre des submersions accidentelles. Cependant les soupçons d'homicide ne peuvent être entièrement écartés de ce cas de médecine légale , attendu que les experts avaient constaté « des blessures, fractures et contusions à « la tête du cadavre de forme circulaire , de huit « pouces de longueur, particulièrement des deux « côtés. »

Le caractère de ces blessures n'annonce-t-il pas plutôt l'action d'un instrument tranchant ou semi-contondant qui a été porté deux ou trois fois de la même manière, que le choc des corps placés sur la route qu'avait parcourue le malheureux Maizières en se précipitant?

Rapport sur un cas de submersion suicide.

Ce jourd'hui 25 juin 1829, je soussigné J. M..... docteur en médecine, domicilié en cette ville de C .... en vertu de la réquisition de M. le Juge de Paix de..... me suis transporté à..... hameau de..... pour procéder à la visite et examen du nommé C..... berger, lequel a été trouvé aujourd'hui dans la cuve du moulin dudit hameau étouffé par les eaux.

Ayant fait extraire le cadavre de la cuve où il était plongé, je l'ai fait transporter avec les précautions convenables au cimetière du village, et après avoir été placé sur une table, j'ai observé sur le corps de cet individu, qui était âgé de 17 ans, ce qui suit :

Extérieurement. Rougeur et lividité de la face, paupières entr'ouvertes, pupilles dilatées, bouche fermée, lèvres pâles ; langue avancée sur le bord intérieur des lèvres ; bouche et narines dépourvues de bave écumeuse ; crâne faiblement garni de cheveux ; traces multipliées d'une teigne ancienne occupant tout le cuir chevelu.

Les habillemens qui recouvraient encore le cadavre et qui n'offraient aucune espèce de désordre, de déchirure etc., ayant été enlevés, le corps était roide et pâle dans toutes les parties, excepté dans les jambes qui paraissaient en grande partie livides, aux endroits surtout où des guêtres, en forme de bas, exerçaient une certaine pression ; ses membres étaient en outre infiltrés ; les bras maigres et secs ; la poitrine comme dans la plupart des cadavres ; abdomen déprimé.

Nulle trace de lésion au crâne, à la colonne vertébrale, au cou, aux mains, aux bouts des doigts , ni dans aucune autre partie du corps. Des incisions faites aux taches livides des jambes , ont prouvé que cette couleur se bornait à la peau et qu'il n'y avait point d'épanchement sanguin dans les tissus sous-jacens. Le cellulaire laissait apercevoir l'infiltration séreuse déjà remarquée.

Intérieurement. Engorgement des vaisseaux sanguins du cerveau. Un peu de sérosité jaunâtre dans les ventricules latéraux. Cerveau, cervelet et meninges, d'ailleurs sains. Veines du cou gorgées de sang. Trachée-artère contenant de l'écume blanche. Poumons très-distendus, crépitans, renfermant de l'écume blanche en certains endroits, et sanguinolente dans d'autres. Ventricule droit du cœur gorgé de sang noir.

Péritoine sain. Estomac renfermant quelque peu d'eau , des mucosités visqueuses et blanches , et de minces débris de pommes de terre et de féves fraîches. Rien de pathologique dans ses membranes. Intestins vides jusqu'au rectum ; celui-ci n'offrait pas le moindre résidu de matières alimentaires. Les autres viscères du bas ventre dans un état sain. Vessie urinaire contractée sur elle même, de manière à offrir un très-petit volume.

Je conclus de cet examen et de ces observations que le cadavre dudit C..... ayant offert la plupart des signes de la submersion pendant la vie ; et n'ayant rien présenté à l'extérieur ni à l'intérieur qui fut le produit d'une violence criminelle (les taches livides des jambes ayant eu le caractère des sugillations ou lividités cadavériques), on doit imputer la mort de ce jeune hómme au suicide , et avec d'autant plus de fondement , qu'il paraissait dans un état maladif et qu'on se rend raison , par cette circonstance, de la cause qui l'a porté à attenter à ses jours.

Fait à H..... l'an et jour susdits.

Rapport sur une submersion opérée après la mort.

Nous soussignés docteurs en médecine.... rapportons que sur la réquisition de M. le Procureur du Roi près le tribunal de...... Nous nous sommes transportés, ce jourd'hui 31 octobre 1829, à la commune du Bourguet, pour y visiter le corps d'un homme qu'on avait retiré d'un torrent , enterré depuis deux jours , qu'on a fait exhumer et que l'on dit être le nommé..... à l'effet de découvrir si la mort de cet homme est ou non l'effet de quelque violence criminelle.

Après avoir fait retirer le cadavre de la fosse et d'une espèce de boite qui le recouvrait depuis la tête jusqu'aux genoux , nous avons procédé attentivement à l'examen de toutes les parties extérieures , sur lesquelles nous avons trouvé les traces suivantes de violence :

1° A la partie supérieure de la tête , une plaie irrégulière et transversale, de la longueur de trois pouces et de la largeur de deux, partout profonde jusqu'aux pariétaux , qui étaient fracturés et légèrement enfoncés ;

2° Plaie aux tégumens qui recouvrent la bosse frontale gauche , de la longueur de sept à huit lignes , s'étendant en profondeur jusqu'à l'os ;

3° Plaie horizontale au-dessus du sourcil gauche , de la longueur d'un pouce et pénétrant jusqu'à l'os ;

4° Plaie profonde à l'angle interne des paupières du côté droit et à la racine du nez. A travers cette plaie nous avons vu et touché un écrasement des os propres du nez ;

5° Plaie longitudinale traversant de part en part l'aîle gauche du nez ;

6° Plaie profonde et de forme triangulaire au menton avec enfoncement des quatre dents incisives de la mâchoire inférieure ; les deux incisives moyennes de la mâchoire supérieure étaient fracturées.

Lesdites plaies paraissent avoir été faites avec des corps contondans et angulaires.

La coloration de la peau paraissait être dans son état naturel. Le bout des doigts et des ongles n'avait rien de remarquable.

Ayant ensuite procédé à l'ouverture des cavités splanchniques, nous avons reconnu à l'ouverture du crâne :

1° Une lésion très-superficielle à la dure-mère, correspondant à la fracture et à l'enfoncement des os dont nous avons parlé ci-dessus, avec gonflement d'une partie des vaisseaux qui rampent sur la surface du cerveau ; il n'y avait aucun épanchement ni séreux ni sanguin dans les ventricules du cerveau ;

2° L'appareil respiratoire ayant été particulièrement examiné avec le plus grand soin , ne nous a présenté aucun symptôme d'asphyxie par submersion. L'arrière bouche , le larynx , la trachée-artère et les bronches étaient , ainsi que tous les viscères contenus dans la poitrine , dans l'état physiologique le plus naturel ;

3° L'appareil digestif , de même que les autres viscères de l'abdomen , ne nous ont présenté aucune lésion pathologique.

D'après cet examen, nous concluons que cet homme est mort subitement des plaies de la tête, des fractures du crâne et de l'écrasement des os du nez et non de l'asphyxie par submersion.

Nous avons pensé, en voyant l'état des lieux, le lit du torrent hérissé de grosses pierres aigües, la muraille qui borde le chemin, haute de deux mètres environ, et la position dans laquelle se trouvait le cadavre lorsqu'on le découvrit, que les plaies et fractures pouvaient avoir été faites par la chute de l'individu dans le torrent et par les pierres que ce torrent débordé entraîne avec violence. Cependant nous ne pouvons rien avancer de positif à cet égard.

Fait à la commune du Bourguet, l'an et jour susdits. Signé C..... d. m. m.

Approuvant le rapport ci-dessus dans tout son contenu, si ce n'est que je ne puis admettre l'hypothèse que la chute de l'individu dans le torrent puisse avoir occasionné les plaies et fractures observées. D..... le 5 décembre 1829. A.....

Tel fut le rapport d'un cas très-intéressant de médecine légale, qui eut lieu dans un village du Var, éloigné de deux lieues de Castellane.

Ce cas rentre dans ceux de submersion accidentelle des individus qui, après s'être précipités et avoir roulé sur des corps qui produisent toutes sortes de blessures, tombent dans une rivière qui coule au bas du précipice.

Ici il n'y avait point de précipice ; le pays était plat, mais l'homme dont il s'agit avait essuyé toute la journée une pluie abondante. L'eau inondait le chemin du lieu où il devait passer. Pour éviter de mouiller ses jambes, l'idée de monter et de suivre un mur qui bordait le torrent et le chemin se présentait naturellement. Par l'effet d'un vertige, d'un faux pas ou de tout autre cause, il pouvait se précipiter dans le torrent hérissé de grosses pierres anguleuses et semi-tranchantes.

L'absence des signes de strangulation, d'empoisonnement et de blessures par instrument tranchant, piquant, ou par arme à feu, semblait confirmer l'idée d'une mort accidentelle. Bien loin de s'opposer à cette hypothèse, les circonstances morales la rendaient plus vraisemblable. En effet, le lieu de la scène n'était qu'à deux cents pas du village ; la pluie avait été et était encore très-abondante. Comment supposer qu'un malfaiteur commit un assassinat dans de pareilles circonstances, arrêté qu'il devait être par la pluie qui tombait à sceaux, et par la crainte d'être aperçu dans l'exécution de son crime, par quelque individu sortant ou rentrant dans le village ?

Cependant, il faut en convenir, les mêmes circonstances pouvaient favoriser un meurtrier : l'eau de la pluie le faisait, en délayant le sang de la victime, en effaçant les empreintes de la lutte et en faisant disparaître toutes les traces de l'assassinat ; et la nuit qui s'approchait couvrait le crime de ses voiles et retenait dans leurs maisons les personnes qui auraient pu arriver au lieu de la scène..

Les circonstances morales n'étant point du domaine de la médecine , c'était à la justice à les apprécier. Les experts avaient à décider dans l'espèce , d'après l'état du cadavre , si la victime s'était précipitée et noyée accidentellement , ou si une main homicide l'avait jetée dans le torrent après l'avoir privée de la vie.

Les blessures observées ne pouvaient donner la solution du problème , parce qu'elles pouvaient être le résultat de la chute sur des pierres anguleuses et semi-tranchantes , comme l'effet de violences criminelles. Le rapport des experts , comme le dit le célèbre Louis de celui touchant Nicolas Maizières , avec lequel il a quelque analogie , *certifie la mort violente par accident , et il ne constate pas plus un forfait qu'il ne l'exclut.*

Cependant les rapporteurs , dans le procès-verbal sur le noyé d'Aulnay , parlaient de blessures avec des instrumens tranchans et contondans ayant la même forme , particulièrement de deux côtés de la tête ; et malgré ces expressions , Louis admettait la possibilité d'une cause vulnérante autre qu'une main homicide. Dans l'affaire du Bourguet , les experts n'ont remarqué aucune lésion par instrument tranchant , aucune régularité ni similitude entre les blessures ; conséquemment la mort accidentelle était plus probable.

D'un autre côté l'homicide devait être plutôt soupçonné dans le cas actuel qu'une mort accidentelle, parce que les blessures étant plus nombreuses et se trouvant toutes à la tête sans que les autres parties du corps, et entr'autres les bras et les mains, offrissent la moindre lésion ; cette circonstance, ainsi que je l'ai remarqué à l'article des cadavres précipités, est plutôt le résultat de violences criminelles que celui des blessures opérées par différens corps qui se trouvent le long d'un précipice ; en outre, il est difficile de concevoir que la tête du sujet, en se précipitant, portât sur cinq ou six endroits différens, pour y subir des blessures très-graves avec fracture et enfoncement des os ; il est difficile de concevoir encore que la chute occasionnât instantanément la mort, au point que le corps du noyé, à son ouverture, ne pût offrir aucun signe de submersion pendant la vie.

Malgré ces circonstances, le doute des experts était louable. Ils ne pouvaient conclure à l'homicide, car bien qu'il ne fût pas vraisemblable que la chute de la victime eût pu amener toutes les lésions de la tête, du moins la chose n'était pas impossible.

Il est vrai que l'un des rapporteurs n'admettait pas que cette chute eût été la cause des plaies et fractures observées ; mais en repoussant la possibilité du fait, à l'époque où il manifesta son opinion, ne cédait-il pas à l'influence d'un bruit d'assassinat, que nombre de preuves recueillies déjà par la justice autorisait à admettre ?

En effet, cet assassinat avait été commis ; la victime, dont les mœurs étaient simples, eut le malheur, en conduisant un petit troupeau dans son voyage, de s'accompagner d'un mauvais sujet, à qui, entr'autres confidences, il dit probablement qu'il était porteur d'une petite somme d'argent.

Arrivé près du Bourguet et en face du torrent qui devait céler le crime, ce redoutable compagnon crut le moment favorable pour assommer la victime, la dépouiller et la livrer aux flots.

C'est le vol de l'argent qui fit connaître à la justice qu'il y avait plutôt homicide qu'une mort accidentelle ; mais le vol était insuffisant pour assouvir la cupidité du meurtrier. Aussi il fut trahi par le petit troupeau dont il s'empara encore et qu'il eût la maladresse de conduire lui-même pour en faire la vente.

Enfin l'assassin ayant été signalé, saisi et traduit devant les assises du Var, sa culpabilité fut assez évidente pour qu'une condamnation capitale s'ensuivit : il y mit lui-même le sceau en se suicidant deux jours après dans sa prison.

SECTION V. — *Combustion.*

Pour échapper au glaive de la justice, un assassin fait rouler sa victime dans un précipice ou l'expose au courant d'un fleuve. Un autre la suspend à un arbre, à une poutre après l'avoir étranglée. Un troisième, par un second crime aussi grand que le premier, met le feu à une habitation, dans l'espoir que les flammes en dévorant tout, feront disparaître les dernières traces du crime.

Un médecin appelé pour examiner un ou plùsieurs cadavres qui ont été victimes d'un incendie, doit faire les mêmes recherches que lorsqu'il examine un noyé ou un pendu ; il faut qu'il prononce si le sujet soumis à son examen a péri du feu ou si une main criminelle avait déjà donné la mort avant d'exposer la victime à l'action des flammes.

Il est vrai qu'en pareille circonstance la combustion peut tout dénaturer et faire disparaître les traces des blessures, comme les ecchymoses, les meurtrissures et les autres lésions qui ne pénétrent point dans les trois grandes cavités. Cependant, excepté que le feu ait produit une incinération entière du corps, on peut trouver encore, sur les restes du cadavre, les traces d'un coup de feu, d'un instrument tranchant ou de l'arme qui aura pénétré dans les viscères.

Le docteur Marc (*art. cadavre*, *du diction. des scien. méd.*) rapporte à ce sujet un cas frappant que tous les médecins experts devraient avoir présent, non-seulement à l'occasion d'un incendie, mais encore dans tous les cas de médecine légale où ils peuvent être trompés par les apparences.

Une chaumière isolée et habitée par deux époux est réduite en cendres ; ces deux malheureux sont trouvés presque carbonisés par les flammes au milieu des décombres. Par des recherches provoquées par la justice, les médecins en ouvrant les cadavres trouvent des traces de blessures par arme à feu. On trouve même dans la poitrine les balles qui ont occasionné la mort. Quelque temps après les brigands, coupables du double crime d'assassinat et d'incendie, sont découverts et punis.

Le professeur Fodéré rapporte dans sa médecine légale, qu'en 1809, près d'Aubagne, un malfaiteur assassina plusieurs personnes et mit ensuite le feu à la maison. L'officier de santé, sans examiner les corps, conclut que tout avait péri de l'incendie. Un blessé trouvé mort à cent pas de cette maison et d'autres circonstances font soupçonner un autre crime. On exhume, treize jours après, les cadavres, et on peut, à travers les chairs qui n'étaient brûlées que superficiellement, distinguer les coups de hâche et en suivre les dimensions et la profondeur.

Il n'y a pas bien long-temps que notre arrondissement a été témoin du crime de fratricide, au châtiment duquel le meurtrier voulait se soustraire, en jetant sa victime dans la fournaise d'un four à plâtre où il était occupé à travailler. La combustion ne fût pas assez forte pour faire disparaître les traces de l'assassinat. Ce malheureux fut condamné à la juste punition de son crime par la cour d'assises.

Que l'expert, en pareille circonstance, n'agisse point avec une légèreté coupable ; qu'il n'attribue point à l'incendie ce qui peut être le fruit du crime, et qu'il ne porte une pareille décision que lorsque, par une investigation soigneuse, il sera convaincu que les restes du cadavre ne présentent ni blessure ni trace criminelle. En agir autrement, ce serait ouvrir au crime la voie de l'impunité et mériter les reproches que dût s'attirer le chirurgien dont parle M. Fodéré sur l'affaire d'Aubagne.

Mais si d'un côté l'expert doit, dans ces sortes d'occasions, faire les recherches pour découvrir le crime et ne point tout rapporter à l'action des flammes ; il ne doit pas non plus, dans d'autres circonstances, partager la triste prévention du vulgaire et supposer un forfait là où il n'y a qu'un événement malheureux, ou le concours de plusieurs circonstances fâcheuses qui semblent signaler un coupable.

Ces réflexions seront d'autant plus nécessaires à faire, que la combustion du cadavre aura été plus profonde et plus achevée ; lors surtout que ce sera le seul corps qui aura été brûlé dans une maison, une chambre, et que les corps environnans auront été à l'abri de la combustion. L'expert, dans de telles conjonctures, doit se rappeler que parmi les milliers de causes mortelles qui nous poursuivent et nous peuvent frapper à chaque instant, il y en a une bien extraordinaire, bien constatée néanmoins qui peut réduire en cendres une malheureuse victime, sans qu'il y ait la moindre apparence du crime et sans que les causes ordinaires de la combustion aient participé à cet événement.

Un grand nombre de faits prouvent trop bien la combustion humaine spontanée pour qu'il soit raisonnable de la révoquer en doute. Le médecin doit en connaître les caractères pour la distinguer des autres combustions et pour qu'il ne s'arrête point à l'idée d'un crime dans les circonstances où il pourra la rencontrer, quand même quelques soupçons de culpabilité planeraient sur des personnes qui vivent sous le même toit que la victime.

Ainsi un expert instruit pourra soustraire à des poursuites injustes un malheureux sans reproche, que des ignorans auront poussé vers le glaive de la justice en supposant un crime imaginaire. Grâces aux lumières des experts qui furent appelés dans la cause du malheureux Millet de Reims, en 1725, déjà condamné par l'opinion et gémissant sous le poids d'une procédure criminelle. Cet accusé eut le bonheur d'échapper à l'infâmie et à l'échafaud; il fut reconnu innocent du crime d'assassinat de son épouse qui avait été presque entièrement consumée par une combustion de cette espèce.

La combustion dont il s'agit porte avec elle des caractères distinctifs qui ne permettent pas de la confondre avec les combustions ordinaires. L'expert doit les avoir présens à l'esprit afin d'éviter toute équivoque.

1.° Les femmes y sont plus sujettes que les hommes ; elle se montre à un âge avancé, ordinairement après 60 ans ;

2° Elle se manifeste chez les personnes très-grasses ou très-maigres ; mais presque toujours après l'abus des liqueurs spiritueuses ;

3° La flamme de cette combustion est très-mobile, difficile à éteindre au moyen de l'eau ; elle n'attaque les corps combustibles environnans que lorsqu'elle reste en contact prolongé avec eux ;

4° On sent à l'endroit de la combustion une forte odeur empireumatique ; les murs, les cendres et les charbons sont tapissés d'une humeur fétide et de graisse ;

5° Cette combustion arrive ordinairement pendant une température froide, et par conséquent plutôt en hiver qu'en une autre saison. ;

6° Enfin le caractère le plus tranchant et qui seul pourrait faire distinguer la combustion spontanée d'une combustion ordinaire, c'est qu'il faut beaucoup de temps et beaucoup de combustibles pour produire l'incinération du corps humain dans la dernière, tandis que dans la spontanée elle est presque complète dans peu de temps et avec peu de matière combustible, au point que dans la plupart des cas rapportés par les auteurs, il ne reste de la victime que quelques débris de la tête, des extrémités ou quelques os du tronc.

Rapport sur une combustion humaine spontanée, par M. Mérille *, chirurgien à Caen.*

Requis le trois du mois de juin 1782 , par MM. les gens du Roi , pour faire le procès-verbal de l'état dans lequel se trouvait le cadavre de Mlle Thuars , qu'on me dit avoir été brûlée , j'ai observé ce qui suit : le cadavre avait le sommet de la tête appuyé contre l'un des chenets à dix-huit pouces du contre-feu , le reste du corps était obliquement placé devant la cheminée ; le tout n'était qu'une masse de cendres , les os même les plus solides avaient perdu leur forme et leur consistance , aucuns n'étaient reconnaissables , excepté le coronal , les deux pariétaux , deux vertèbres lombaires , une portion de la tête du tibia et une portion de l'omoplate ; encore ces os étaient-ils tellement calcinés qu'ils se réduisaient en poussière par une pression légère. Des deux pieds , le droit fût trouvé entier et encore enflammé à sa jonction dans sa partie supérieure ; le gauche était plus brûlé.

Il fesait froid ce jour là ; cependant on ne trouva dans le foyer que deux ou trois petits morceaux de bois d'un pouce de diamètre , brûlés dans leur milieu. Aucun meuble de l'appartement n'était endommagé ; la chaise sur laquelle Mlle Thuars était assise était à un pied d'elle et absolument intacte. Il y avait aussi contre la cheminée une cage de bois de chêne fort sec , qui avait été très-peu atteinte par le feu.

Je crois devoir observer que cette demoiselle était extrêmement grasse , âgée de soixante et quelques années , très-adonnée au vin et aux liqueurs , que le jour même de sa mort elle avait bu trois bouteilles de vin et environ un demi-setier d'eau-de-vie , et qu'enfin la consomption du cadavre a eu lieu en moins de sept heures , quoique selon les apparences rien n'ait brûlé autour du cadavre que les vêtemens de cette demoiselle.

Comme un pareil événement m'a paru fort extraordinaire , et qu'il m'a été de toute impossibilité d'en assigner la cause dans le procès-verbal , je voudrais , pour prononcer sur un pareil fait , être éclairé par les savans.

SECTION VI. — *Inanition.*

Un expert peut être appelé pour visiter des corps qui auront succombé à une longue abstinence , sans qu'un état pathologique l'ait provoquée et sans qu'un délire mélancolique en ait été la cause , comme cela se rencontre quelquefois pour les malheureux atteints du dégoût de la vie , qui choisissent ce genre de mort pour s'en débarrasser.

Cette abstinence aura été le fruit de la cruauté des parens ou des autres individus qui ayant à leur pouvoir des êtres dont ils veulent se débarrasser , les condamnent à la privation ou à la soustraction totale de la nourriture dont la mort est le résultat nécessaire.

Il est donc essentiel de pouvoir distinguer dans les cadavres les effets d'une pareille mort , de ceux qui leur ressemblent et qui sont le produit de la plupart des maladies de langueur.

12

Voici les caractères que l'observation a fait connaître en pareille circonstance et que les médecins
légistes donnent pour découvrir ce genre de mort:

La maigreur générale ou le marasme de tout le
corps ;

Odeur fétide du cadavre sans qu'elle soit l'effet
de la fermentation putride ordinaire ;

La rougeur des yeux ;

L'état de vacuité de tout le canal intestinal ;

La plénitude de la vésicule du fiel; phlogose de
l'estomac et des intestins par le voisinage de cette
liqueur ;

Tous les viscères des trois cavités , en général
sains , excepté que les poumons sont flétris sans
autre lésion apparente ;

Etat de la bouche , des gencives et des dents
analogue aux effets d'une dégénérescence scorbutique.

CHAPITRE III.

Examen dés cadavres des nouveau-nés,
ou de l'infanticide.

Pour justifier le motif qui m'engage à parler de l'infanticide à la suite des chapitres qui traitent de toutes les espèces de morts violentes, et qui me fait suivre une marche bien différente de celle adoptée par les médecins légistes, je n'ai qu'à rappeler les rapports qui existent entre l'examen des cadavres des nouveau-nés et celui des autres corps morts accidentellement ou par divers genres de violences criminelles.

En effet, quoique le crime d'infanticide paraisse au premier abord si différent de toutes les autres espèces de meurtres, néanmoins ici, comme dans l'examen de tous les cadavres, il faut s'assurer si la mort est vraie ou apparente, et dans ce dernier cas, mêmes secours pour les nouveau-nés que pour les asphyxiés, avec cette différence seulement qu'ils doivent être en rapport avec une machine aussi frêle et avec le nouvel ordre de fonctions qui s'établissent après la naissance.

La vie est-elle éteinte ? mêmes recherches dans les deux cas pour découvrir le genre de mort ;

savoir si elle a été naturelle , accidentelle , ou s'il faut l'imputer au crime ; mêmes investigations pour distinguer les diverses sortes de blessures , celles qui sont purement accidentelles et le résultat d'un accouchement laborieux , et celles qui sont la conséquence nécessaire d'une violence coupable ; mêmes signes distinctifs pour ne pas confondre , sur le cadavre , les taches livides qui s'y développent après la mort et qui doivent être exprimées par le nom de sugillations , avec ces autres impressions livides qu'on doit appeler ecchymoses et qu'on ne peut rapporter qu'à une action criminelle ou au résultat d'un accouchement extrêmement laborieux.

La seule différence que présentent ces sortes de recherches , c'est que pour le nouveau-né on n'a point à s'occuper de suicide ni des caractères qui distinguent ce genre de mort de l'homicide ; et d'un autre côté , avant de constater sa mort violente , il faut établir , par des signes positifs, que l'enfant a vécu après l'accouchement ; il faut établir encore qu'il pouvait vivre, ou, en d'autres termes , qu'il était né viable , qu'il avait acquis tous les degrés de maturité , pour supporter le nouvel ordre de fonctions que produit l'isolément de sa mère.

Une mort violente donnée avec préméditation à l'enfant qui est né ou sur le point de naître, constitue le crime d'infanticide : c'est ordinairement la mère de l'enfant qui s'en rend coupable. Ce

crime est tellement hors des voies de la nature ,
si contraire à tout sentiment de pitié et d'humanité , et néanmoins commis presque toujours par
le sexe chez qui ces sentimens éclatent avec tant
de force , que certains auteurs l'ont cru impossible ou du moins extrêmement rare.

Hélas! il se renouvelle si souvent de nos jours ,
les exemples en sont si nombreux dans toutes les
tenues des assises , qu'on peut prononcer hardiment que c'est le plus commun de tous les crimes.
Cette assertion ne paraîtra point exagérée , si l'on
considère qu'indépendamment de ce nombre de
mères coupables ou malheureuses qui subissent
des procédures criminelles , il y en a beaucoup
d'autres qui parviennent à accoucher clandestine-
ment , à se débarrasser de leur fruit par des moyens plus ou moins barbares , et à se soustraire
à l'œil vigilant de la justice.

Ne dirait-on pas , dans ce siècle de dépravation où l'on foule aux pieds toutes lois qui tiennent
aux mœurs , que nombre de femmes , après avoir
donné la vie à des malheureux qui ne sont que le
fruit innocent de leur commerce coupable , semblent se faire un jeu de les en priver au moment
où les tendres liens qui les attachent à lui vont
en se resserrant , et où l'affection maternelle est
d'ordinaire si vive et si éclatante !

Cependant cet honneur , au moyen duquel on
semblait justifier autrefois un pareil crime , et qui
devait être si fort et si puissant pour qu'une mère

lui sacrifiât son fruit, ne peut être mis en avant aujourd'hui avec le même fondement, puisqu'une nouvelle accouchée a une infinité de moyens pour se débarrasser de son enfant sans porter atteinte à sa vie.

A mon avis, l'une des principales causes de l'infanticide c'est l'impunité du crime. Il est facile de le commettre dans l'ombre et de se soustraire aux poursuites de la justice. S'il est des cas où un concours de circonstances fasse découvrir les coupables, les rapports constatant le fait sont pour l'ordinaire frappés de nullité à cause des omissions, inexactitudes et fausses conclusions qu'ils renferment. S'il y en a quelqu'un qui puisse subir les épreuves critiques les plus sévères, et si le crime est bien constaté, il arrive qu'un jury indulgent, faible, et se révoltant à l'idée de condamner une malheureuse mère à une peine trop rigoureuse, fait preuve d'une indulgence mal entendue et rend la liberté à une femme coupable ou ne l'a fait condamner qu'à une peine disproportionnée à son crime.

Je pourrais rapporter beaucoup de faits qui viendraient à l'appui de cette assertion. Je me borne aux trois cas d'infanticide ci-après.

Une jeune fille, après un commerce illicite, devient grosse ; sa mère est instruite de son état et l'assiste elle-même dans ses couches : elle n'était pas le seul témoin. Après l'accouchement elle s'empare de l'enfant et elle se charge de le porter à un hospice éloigné de quelques lieues du village. Bientôt la rumeur publique l'accuse d'avoir fait périr cet enfant. La justice instruite du fait se porte sur les lieux et obtient avec beaucoup de peine, de cette femme, de connaître l'endroit où cet enfant, qui aurait péri d'après elle pendant le cours du trajet du village à l'hospice, avait été inhumé. Après de vives instances et de menaces, l'endroit est indiqué, l'enfant exhumé. Le rapport de l'expert constate, d'une manière évidente, que quoique enterré depuis quelques jours, il était frais et sans aucune marque de putréfaction ; qu'il était né à terme et viable, qu'il avait respiré et vécu après la naissance, puisque les épreuves hydrostatiques et tous les autres signes d'une respiration complète le prouvaient d'une manière non équivoque, et qu'il avait péri d'une mort provoquée par le crime, attendu que le cordon n'était lié que pour les formes (le fil n'exerçant aucune compression sur les vaisseaux ombilicaux) et qu'il y avait des marques évidentes autour du cou d'une véritable strangulation, sans compter une blessure circonscrite au crâne avec altération des tégumens du péricrâne, et inflammation des membranes du cerveau correspondant à la lésion extérieure.

Jamais les preuves d'un infanticide prémédité ne furent plus nombreuses et plus évidentes. Il était constaté au procès-verbal que l'accouchement n'avait point été laborieux, qu'il n'y avait pas eu de chute de l'enfant. Néanmoins la circonstance de préméditation fut écartée, et la femme coupable fut condamnée seulement à la réclusion perpétuelle.

Une autre personne du sexe non mariée, déjà soupçonnée d'avoir été grosse et d'avoir fait disparaître le fruit de sa grossesse, est jugée par le public être de nouveau dans cet état. Le maire de son village lui fait connaître les soupçons qui planent sur son compte. Ses réponses sont négatives. Le volume de son ventre dément chaque jour ses assertions. Cette personne habitait seule dans une maison ; des voisins passant devant la porte fermée croient entendre les cris de la douleur. On frappe et on est sourd. Le maire est appelé, on est également sourd : celui-ci menace de faire enfoncer la porte et cette femme se décide alors à l'ouvrir : on trouve à sa chambre les traces d'un accouchement récent. Visitée par une sage-femme, les signes observés ne laissent plus de doute ; elle nie toujours le fait ; elle assure que tout ce qu'on voit est le fruit d'une perte abondante. Des perquisitions faites dans la maison font rencontrer le nouveau-né à l'écurie, enfoui dans un tas de feuilles de chêne à demi-pourries.

L'examen du cadavre donne la conviction que l'enfant est bien constitué, à terme et viable, qu'il a respiré complètement et vécu après la naissance ; que le cordon ombilical n'a pas été lié, et qu'il a péri de la suffocation occasionnée par la pression des doigts sur les narines , par une espèce de tampon fait avec les feuilles de chêne introduit dans l'arrière-bouche , et par du fumier qui a été mis dans le palais.

La cour d'assises , dans ce cas d'infanticide , considéra cette femme coupable seulement de négligence [1] et la condamna à deux ans d'emprisonnement.

Une femme devenue grosse pendant l'absence de son mari avait fait disparaître son fruit et l'avait enfoui dans la paille d'un grenier à foin. Les parens lui conseillèrent de le représenter à la justice et de dire que l'enfant était mort-né. L'autopsie cadavérique prouva qu'il était parfaitement constitué, qu'il était né viable et vivant. Le rapport constatait encore , d'une manière certaine , qu'il avait été suffoqué par la compression des narines , que la tête avait été fortement comprimée et maltraitée , ainsi que le prouvaient les désordres dans cette partie , telles qu'un épanchement de sang , la fracture des pariétaux, l'engorgement des vaisseaux sanguins et la phlogose des méninges. Tout annonçait que l'accouchement n'avait point été laborieux. Malgré tous ces faits , que les circonstances accessoires fortifiaient au lieu d'infirmer ,

---

(1) De négligence, grand Dieu ! Ne pourrait-on pas s'écrier, comme le fait M. le professeur Fodéré, dans un cas analogue, qu'après une pareille décision, on peut brûler tout ce qui est écrit au sujet de l'infanticide ? (Tome 4 , page 526).

cette femme fut absoute et pleine liberté lui fut rendue.

Le chapitre de l'infanticide, à cause de l'étendue et de l'importance de la matière, sera divisé en plusieurs sections. Je détaillerai, dans la première, les secours qui doivent être donnés à l'enfant si le crime n'est pas encore consommé et s'il y a quelque espoir de le rappeler à la vie. La deuxième montrera la manière la plus méthodique d'examiner et de procéder à l'ouverture du cadavre ; et dans les sections suivantes on y résoudra les problèmes que toutes les espèces d'infanticide présentent à l'expert, savoir si le nouveau-né est à terme et viable, s'il est né mort ou vivant, et s'il a péri d'une manière accidentelle ou par les effets de la négligence ou du crime.

SECTION PREMIÈRE.

Secours à donner aux nouveau-nés asphyxiés ou frappés d'une mort apparente.

Si le but du crime, dans la plupart des circonstances, est de détruire et de donner la mort, celui du médecin, dans le beau ministère qu'il exerce, est d'alléger les souffrances et de rappeler à la vie. Dans l'article qui nous occupe, son art peut être encore conservateur. S'il voit dans le nouveau-né soumis à son examen des marques évidentes d'infanticide par commission, et des blessures graves incompatibles avec l'existence de la vie , il serait inutile d'essayer des moyens stimulans pour rappeler ce qui a fini pour toujours.

Mais dans le cas d'exposition ou de délaissement , lorsque le froid ou une mauvaise position pour respirer , la submersion ou les autres causes d'asphyxie auront amené une mort apparente ou vraie , sans qu'on puisse rien attribuer à des blessures graves , et avant que les signes d'une putréfaction évidente se soient développés , on doit employer les moyens convenables pour s'assurer si le principe de la vie peut se ranimer encore.

S'il y a lividité de la face et des signes d'un état apoplectique , laissez évacuer du sang par le cordon , exposez l'enfant à un air libre et tempéré , retirez de la bouche les glaires qui s'y rencontrent, soufflez l'air dans la bouche et imitez les mouvemens d'abaissement et d'élévation de la poitrine. A ces procédés il faut joindre l'irritation de la membrane pituitaire avec la barbe d'une plume , l'odeur de l'ammoniaque , les frictions des tempes et de l'épigastre avec des linges trempés dans les spiritueux.

S'il y a des marques de faiblesse ou de défaut de nutrition , alors il suffit d'opérer l'insufflation de l'air , d'user d'une douce chaleur , de faire des frictions sèches ou spiritueuses , et d'employer en général de légers excitans.

Une douce chaleur et de légers excitans seront surtout nécessaires quand le nouveau-né aura été exposé à une température froide ou qu'il aura subi les effets de la submersion ; dans tous les cas l'insufflation de l'air est le meilleur moyen pour ranimer l'enfant ; et s'il arrive , comme on l'a souvent observé , qu'elle ne réussisse pas en la faisant par la bouche , on peut essayer encore avec succès et la pratiquer par le nez au moyen d'une canule introduite dans la cavité des narines. La science nous fournit des cas où cette méthode a réussi , quoique les nouveau-nés fussent asphyxiés depuis quelques heures.

SECTION II.

Autopsie cadavérique des nouveau-nés.

Les règles prescrites pour l'autopsie cadavérique en général, doivent être observées dans celle des nouveau-nés. Sans revenir sur les précautions, les procédés et l'ordre que l'on doit suivre en pareille circonstance et qui ont été détaillés à l'article de l'autopsie cadavérique , je ne parlerai ici que des particularités qui concernent l'examen des enfans victimes de l'infanticide. Elles se déduisent du peu de consistance de leurs cadavres ; du mode de circulation du sang, lorsque l'enfant vit dans le sein de sa mère ; des différens signes et expériences qui annoncent qu'il pouvait vivre et qu'il a vécu après la naissance ; et enfin des violences particulières qui s'exercent sur le nouveau-né pour le priver de la vie.

L'examen de l'expert doit commencer par le placenta, si toutefois il n'a pas été soustrait ; son volume, sa consistance et ses autres qualités seront passés en revue. Sa consistance est-elle inégale dans divers points, offre-t-il des duretés squirreuses, des concrétions graveleuses, des vessies hydatides ? on doit soupçonner que l'enfant n'est pas venu à terme et qu'il peut être mort dans la matrice. L'absence de l'une des portions du placenta et son détachement anticipé peuvent avoir causé une hémorragie abondante et la mort de l'enfant. Ce serait à tort, dans cette circonstance, qu'on imputerait au défaut de ligature du cordon une hémorragie mortelle par cette voie, tandis que celle-ci serait due à la cause qui vient d'être énoncée.

L'expert examinera encore si les vaisseaux ombilicaux du placenta sont flasques et vides de sang, quoique l'on ait fait la ligature ; et s'ils contiennent plus ou moins de sang coagulé, quoiqu'elle n'ait pas été pratiquée.

Le cordon ombilical ayant plus d'une demi-aune de longueur, peut s'entortiller autour du cou et procurer l'asphyxie. S'il est trop long, il peut laisser tomber l'enfant sur le plancher: trop court, il casse, il entraîne le placenta et complique le travail de l'accouchement.

Le cordon est-il coupé ou cassé ? D'ordinaire il casse à une de ses extrémités. Est-il flétri, rempli de sang verdâtre, fluide et décomposé ? C'est un signe de la mollesse du placenta et de la mort de l'enfant dans la matrice.

L'examen des blessures d'un nouveau-né mérite une attention particulière : il faut en suivre la direction, la longueur et profondeur, surtout à l'égard de celles provenant d'une aiguille qui a pénétré dans la fontanelle ou la nuque. S'il existe une zone livide autour du cou, on examinera à quelle profondeur s'étend l'impression, et dans l'inspection de cette partie on s'arrêtera plus particulièrement à l'état des vertèbres, des ligamens et du prolongement médullaire cervical. Mêmes soins seront apportés à l'examen des ouvertures nasales et buccales, des cavités de l'arrière-bouche, du larynx et de la trachée-artère ; on s'assurera s'il y a beaucoup de mucosités ou des corps étrangers, de quelque nature qu'ils soient.

L'ouverture de la poitrine doit être faite avec circonspection, afin de ne blesser aucun des viscères qui doivent fournir les preuves hydrostatiques. On examinera avec soin la manière d'être respective de ces viscères, mais surtout le volume, la couleur et consistance des poumons, l'état du trou de botal et du canal qui doit former le ligament artériel.

En ouvrant l'abdomen, l'expert évitera de blesser les artères ombilicales, s'il fait deux incisions qui se réunissent en angle au-dessus du nombril ; il examinera si les vaisseaux sont vides de sang, si le sinus de la veine-porte l'est aussi ; et s'il en est de même des autres vaisseaux de l'abdomen il y aura forte présomption de mort par hémorragie.

L'épanchement dans l'abdomen d'une sérosité sanguinolente et l'engorgement des vaisseaux des viscères de cette cavité, sans qu'il y ait eu une forte compression pendant l'accouchement, sont des indices que la respiration a été gênée et supprimée peu à peu. Néanmoins ce signe peut être rapporté à la putréfaction, si l'on remarque des bulles d'air mêlées au liquide.

Un examen particulier de chaque viscère de l'abdomen aura lieu surtout si l'on rencontre quelque marque de blessure ou de violence extérieure. La déplétion du rectum et de la vessie annonce que la vie a duré quelque temps après l'accouchement, parce que l'évacuation du méconium et de l'urine exige un certain intervalle de temps pour s'opérer après la naissance.

Pour que ses investigations dans les cavités de la bouche soient plus soigneuses, l'expert doit fendre celle-ci des deux côtés, diviser la mâchoire inférieure à la symphyse du menton et examiner avec un soin tout particulier la bouche, le larynx, la trachée-artère.

Toutes les blessures de la tête devront être suivies dans leur prolongement intérieur, et l'expert notera avec soin toutes les espèces d'épanchemens, l'engorgement des vaisseaux sanguins, soit du cerveau soit des méninges ; les fractures des os , l'inflammation des parties internes , et tout ce qui s'écartera de l'état normal.

Enfin , dans l'autopsie cadavérique des nouveau-nés , l'expert ne doit pas oublier de consigner dans son rapport toutes les ecchymoses et sugillations qu'il rencontrera sur le cadavre ; de les distinguer les unes des autres , et de rapporter les signes qui lui ont servi pour faire cette distinction, et qui ont été détaillés à l'article ecchymose.

SECTION III.

PREMIER PROBLÈME. — *L'enfant est-il né à terme et viable ?*

Rien de plus important que de constater si l'enfant a acquis le degré d'organisation nécessaire pour vivre isolé du sein de sa mère. Si ce fait n'est pas bien établi , la mort devra plutôt être rapportée à un état incapable de soutenir les fonctions de la vie qu'à tout autre cause : par conséquent toute accusation d'infanticide devra tomber nécessairement , s'il est possible d'admettre que la flamme vitale a pu s'éteindre à cause de l'action trop faible des organes ou d'un vice d'organisation quelconque.

Les signes qui annoncent que l'enfant a acquis le degré de maturité nécessaire pour vivre après la naissance , sont, d'après les médecins légistes, la couleur blanche de la peau (que ce ne soit pourtant pas une couleur de cire , qui est propre

aux enfans qui ont péri d'hémorragie) différente
de cette couleur rougeâtre que l'on observe aux
enfans non à terme ; la formation entière des
ongles et des cheveux , au point que les premiers
arrivent à l'extrémité des doigts et que les autres
assez colorés ont acquis quelques lignes de longueur ; le poids du corps qui peut varier de sept
à huit livres jusqu'à dix ou douze ; sa longueur
qui est ordinairement de dix-huit à vingt pouces,
le cordon ombilical bien formé , assez gros et
résistant ; une bonne conformation extérieure sans
aucun vice de conformation ; une juste proportion
entre toutes les parties du corps ; la tête grosse
et ferme, les fontanelles moins larges qu'auparavant , l'enduit de la peau abondant et épais , les
petits poils qui la couvrent assez apparens ; enfin
une bonne organisation intérieure.

L'expert n'aura affaire qu'à un avorton et à un
être incapable d'avoir pu supporter la vie , s'il
trouve dans le cadavre un corps sec , maigre , la
peau flasque et mobile , d'une couleur pourprée
ou rosée à cause du sang qui paraît à travers le
derme ; les tégumens privés ou enduits de peu
de substance sébacée ; les fontanelles très-grandes,
les os du crâne très-mobiles ; la face peu développée offrant l'image de la tristesse ou de la vieillesse;
les lèvres et oreilles d'une couleur pourprée : les
cheveux rares , courts et de couleur argentine ; les
ongles peu formés et à peine visibles ; les cils et
sourcils comme les cheveux ; la pupille fermée

par une membrane ; le poids du corps au-dessous de cinq livres , et sa longueur moindre de seize pouces.

En résumé il sera facile de prononcer que l'enfant était à terme et viable , s'il paraît bien constitué sans vice de conformation , s'il offre beaucoup d'enduit graisseux à la peau , si celle-ci a perdu la couleur rosée, si le cordon ombilical est fort et résistant , si les ongles et les cheveux sont bien formés , le poids du corps au-dessus de six livres et sa longueur de dix-huit pouces.

L'expert aura soin de consigner , dans son rapport , les signes qui lui auront fait reconnaître que l'enfant était à terme et viable; car cette omission pourrait amener la nullité de son rapport, et toutes les remarques et observations de violences criminelles qu'il aurait pu relater , tomberaient d'elles-mêmes ; une femme dont la culpabilité serait d'ailleurs bien prouvée , trouverait dans cette omission un moyen d'échapper à la punition de son crime.

Chose remarquable ! la plupart des faiseurs de rapports ne disent rien sur la maturité de l'enfant: peu de chose et souvent rien qui annonce qu'il ait vécu après la naissance, et prononcent néanmoins avec assurance sur l'existence du crime d'infanticide , quoique les prétendues violences qu'ils relèvent puissent être rapportées à l'accouchement, à des causes purement accidentelles ou aux effets cadavériques.

Rapport sur un cas présumé d'infanticide, dans lequel l'enfant n'était point à terme ; par M. Fodéré, professeur de médecine légale à Strasbourg.

Nous soussignés Docteurs et Professeurs à la faculté de médecine, rapportons qu'en vertu de l'ordonnance de M. le Juge d'instruction de l'arrondissement de cette ville, nous nous sommes transportés, ce jourd'hui 27 février 1814, à l'amphithéâtre de l'école, pour y examiner le corps d'un enfant de naissance enterré depuis trois jours et qu'on a fait exhumer, qu'on suppose appartenir à la nommée N... prévenue d'infanticide, et qui était contenu dans une boîte scellée du cachet du commissaire de police, etc., à l'effet de découvrir si la mort de cet enfant est ou non l'effet de quelque violence criminelle.

Après avoir ouvert la boîte et reconnu que le corps de cet enfant qui est du sexe mâle, n'avait encore aucune trace de putréfaction, nous avons procédé attentivement à l'examen de toutes les parties extérieures, sur lesquelles nous n'avons pu découvrir le moindre indice de violence exercée. L'enfant mesuré et pesé, nous a offert quatorze pouces de longueur et quatre livres douze onces de poids, la peau est de couleur de rose, les ongles sont imparfaits et il y a peu de cheveux, la membrane pupillaire n'existe plus; la petite fontanelle existe encore; la grande fontanelle est très-large et s'étend jusqu'au milieu des os frontaux. Les parties génitales sont bien conformées, les testicules sont descendus dans les bourses; mais leur canal est encore ouvert. Le cordon ombilical a huit pouces de longueur, il est flasque et paraît avoir été coupé à la méthode ordinaire.

Nous avons procédé ensuite à l'ouverture du cadavre et nous avons reconnu , 1° le thymus très-peu développé ne contenant pas de liqueur laiteuse ; 2° le péricarde entièrement à découvert ; 2° les poumons recroquevillés au haut de la cavité de la poitrine , de couleur brune foncée ; 4° les ayant détachés pour les plonger dans l'eau, ils ont de suite gagné le fond de l'eau , et les ayant coupés en morceaux pour répéter l'expérience , chaque morceau a pareillement gagné le fond , et ils n'ont produit, ni en les coupant , ni en les comprimant, la moindre crépitation ; 5° le foie s'est trouvé très-volumineux, occupant les deux hypocondres , d'une couleur plus pâle et d'une consistance plus molle que de coutume ; 6° un liquide séreux très-abondant était épanché dans la cavité du bas-ventre ; 7° nous observâmes les glandes surrénales très-développées, l'appendice vermiforme assez longue , la vessie urinaire vide , l'intestin rectum rempli de meconium , et un peu de cette matière répandue autour de l'anus et dans le linge qui enveloppe le corps de l'enfant.

Nous concluons de cet examen : 1° que l'enfant n'était pas à terme et qu'il est de six à sept mois de gestation ; 2° d'après les observations des articles 2 , 3 et 4 , qu'il n'est pas venu au monde vivant ; 3° d'après les articles 5 et 6 qu'il avait été malade et qu'il avait perdu la vie dans le sein maternel , probablement peu avant de naître : enfin nous déclarons que non seulement d'après ces considérations , mais d'après l'absence de tout signe de violence , il n'y pas lieu, à l'occasion de cet enfant, à aucun soupçon d'infanticide.

Fait à Strasbourg, les jour et an que dessus.

SECTION IV.

SECOND PROBLÈME. — *L'enfant a-t-il respiré et vécu
après la naissance ?*

Quoiqu'il soit prouvé, par des faits bien constatés, que l'enfant puisse vivre encore quelques heures sans respirer, lorsqu'il est sorti du sein de sa mère, ainsi que des auteurs s'en sont convaincus après avoir fait exhumer des nouveau-nés vivans qui avaient été enterrés ou enfouis depuis deux, quatre et jusqu'à sept heures par des mères barbares, néanmoins ces cas étant extrêmement rares, et l'art n'ayant d'autres moyens, pour constater la vie après la naissance, que l'observation des phénomènes et des épreuves qui établissent que la respiration a eu lieu, il s'ensuit qu'en médecine légale on ne peut affirmer qu'un enfant a vécu qu'autant qu'il a respiré, et si les phénomènes de la respiration ne peuvent être constatés, on suppose nécessairement que l'enfant est mort-né.

Pour admettre le crime d'infanticide, il ne suffit donc pas de rencontrer des traces criminelles sur un cadavre, et de trouver tous les signes que l'enfant est né à terme et qu'il pouvait vivre, il faut prouver encore qu'il est né vivant. L'absence de cette preuve fera toujours absoudre une femme, quel que soit le degré de culpabilité que l'on aura acquis contre elle dans l'instruction de la procédure.

Pour arriver à la solution du problème dont il s'agit , l'expert doit faire de nouvelles recherches sur le cadavre , aussi indispensables, mais plus délicates et plus étendues que les premières ; elles formeront une seconde base sur laquelle porteront la plupart des conclusions du rapport.

Toutes les observations et recherches que l'on peut faire à cet égard se rapportent à l'introduction de l'air dans le poumon , à la dilatation de ce viscère et à l'admission dans les vésicules d'une plus grande quantité de sang à cause de la circulation pulmonaire qui s'établit à cette époque.

Ainsi la voussure du thorax , son élévation et sa plus grande circonférence avant que cette cavité soit ouverte ; l'examen des poumons après que le thorax aura été ouvert , de manière à ne blesser ni déranger aucun des viscères , savoir si par l'effet de leur dilatation ils remplissent ou non toute la poitrine , s'ils recouvrent totalement ou en grande partie le péricarde , s'ils ont une couleur rosée , si leurs cellules présentent un air emphysémateux, si le centre tendineux du diaphragme est moins profondément situé dans la cavité thoracique ; voilà tout autant de signes très-sensibles à l'œil qui annonceront l'introduction de l'air dans les poumons , et par conséquent l'exercice de la vie après la naissance.

Si au lieu d'observer tous ces phénomènes l'expert trouve le thorax aplati et comme comprimé , les poumons affaissés , compactes , et n'occupant qu'un petit espace , ne recouvrant point ou très-faiblement le péricarde ; leur couleur , d'un rouge obscur et d'une consistance pareille à celle du foie , le diaphragme refoulé vers la poitrine , la substance du poumon , au lieu de présenter un caractère emphysémateux ressemblant encore par la section à un morceau de foie , il aura dès-lors une collection de signes qui prouveront que la respiration n'a pas eu lieu et que l'enfant n'a pas vécu hors le sein de sa mère.

Mais ces signes sont insuffisans , il faut y en joindre d'autres pour éclaircir un point de fait aussi délicat. Voici les expériences qui doivent être faites pour prononcer d'une manière plus solide.

On sépare le cœur et les poumons de la trachée-artère à l'endroit où elle s'implante dans leur tissu , après avoir lié les gros vaisseaux et essuyé le sang des poumons ; on place le tout sur l'eau renfermée dans un vase assez spacieux et assez profond , et récemment puisée à une rivière ou à une fontaine , et on observe s'ils se précipitent au fond du vase ou s'ils surnagent , tout-à-coup ou lentement. On réitère l'expérience avec les poumons séparés du cœur et on note s'il n'y a qu'un seul poumon qui surnage. Même expérience avec chaque poumon séparément et avec des morceaux de chaque. On exprime ces fragmens sous l'eau pour voir s'il se dégage quelque bulle d'air , et on doit remarquer ensuite si après avoir été exprimés ils surnagent encore ou s'ils vont au fond du vase.

On examinera, en divisant les poumons par morceaux, s'il y a crépitation ou non ; si les vaisseaux
pulmonaires contiennent beaucoup de sang ou
non, et si les parties divisées offrent ou non un
état morbide quelconque.

L'expert pourra essayer encore la méthode de
Ploucquet, basée sur le rapport du poids de l'enfant avec celui des poumons. Ceux-ci doivent être
plus pesans lorsque l'enfant a respiré, à cause du
sang qui s'introduit dans leur parenchyme par
l'effet de la circulation pulmonaire. Il est moindre
dans les poumons qui n'ont pas reçu l'air ni le
fluide sanguin qui s'introduit pendant leur dilatation.

Ce rapport a été établi pour les premiers comme
35 à 1, et 70 à 1 dans le second cas. C'est-à-dire
que l'admission du sang dans le poumon qui a
respiré en double à peu près le poids et le fait peser
comme 1 sur 35, tandis qu'auparavant le même
poumon ne pesait que la soixante-dixième partie
du poids total du corps.

Cette règle peut subir beaucoup de modifications à cause du sexe, de la nutrition, et surtout
de l'obésité de l'enfant, au point que ce rapport
peut être entièrement changé ; c'est-à-dire qu'on
peut trouver l'inverse du rapport ordinaire, 1 à 35
pour les enfans qui n'ont pas respiré, et 1 à 70
pour ceux qui ont respiré.

Malgré l'inconvénient des cas exceptionnels,
comme ce rapport est d'ordinaire exact et juste,

on peut toujours s'en servir pour confirmer et com-
pléter les expériences hydrostatiques.

Le procédé du fil de plomb pour mesurer l'a-
baissement du diaphragme en cas de respiration ,
et celui de Daniel pour mesurer la circonférence
du thorax et le volume qu'acquiert le poumon par
la respiration , soit en calculant le degré de déplacement qu'il peut opérer dans un liquide dans
lequel il aura été plongé , soit en évaluant la différence de poids d'un poumon rempli ou vide
d'air pesé hors et dans le liquide ; ces procédés ,
dis-je , exigent des soins trop minutieux , supposent trop d'expérience chez l'expert et demandent
des instrumens trop exacts pour pouvoir être introduits dans la pratique médico-légale.

Résultat des expériences hydrostatiques. Si les
deux poumons placés en même temps ou séparément sur l'eau surnagent , et à plus forte raison
s'ils le font quand ils n'auront pas été séparés du
cœur et du thymus ; si en les coupant ils laissent
apercevoir une crépitation manifeste , si en les
comprimant sous l'eau ils laissent dégager des bulles
d'air , et si après cette manœuvre ils surnagent
encore , il est évident que tous ces signes réunis
à la première série résultant de la dilatation du thorax , de celle des poumons , de la couleur et consistance de ces viscères , prouveront une respiration entière et parfaite , et s'ils coïncident encore
avec ceux d'une parfaite maturité , l'expert pourra
prononcer hardiment que l'enfant est né vivant

et qu'il aurait continué de vivre après sa naissance, si une cause accidentelle ou criminelle n'avait pas mis obstacle à l'exercice des fonctions.

Si au contraire les poumons se précipitent au fond du vase , non seulement avec le cœur et le thymus , mais tout seuls l'un et l'autre séparément et par morceaux , sans qu'on puisse rapporter la chose à des duretés squirreuses ; s'il n'y a point de crépitation en les coupant , point d'apparence de bulle d'air en les comprimant dans l'eau ou si ces bulles peuvent être le produit de la putréfaction , et dans ce dernier cas , si après les avoir exprimés le poumon qui surnageait un peu gagne le fond du vase , et si tous ces signes coïncident avec la dépression du thorax , le peu d'espace qu'occupe le poumon dans cette cavité , sa couleur et consistance hépatiques, alors tout prouve que la respiration ne s'est pas effectuée et que l'enfant après sa naissance n'a pas joui des bienfaits de la vie.

A ces signes positifs ou négatifs de la respira-ration , on peut ajouter le retrécissement ou l'obturation parfaite du trou de Botal, l'oblitération du canal artériel , la flétrissure du cordon ombilical et l'évacuation des matières fécales et urinaires. L'existence de ces derniers signes confirmeront ceux de la respiration et prouveront que la vie s'est prolongée quelque temps ; leur absence serait toujours insuffisante et ne serait de nulle valeur considérée isolément , pour constater que la respiration n'avait pas eu lieu.

L'expert ne doit pas ignorer, dans une matière aussi délicate, que certaines expériences ont prouvé que l'insufflation de l'air prolongée dans le cadavre pouvait simuler tous les phénomènes de la respiration, tant pour la manière d'être des poumons que pour l'expérience hydrostatique, à part l'augmentation du poids de ces organes, qui double par la respiration et qui reste le même après l'insufflation. Il devra donc dire, dans son rapport, si ce moyen pour rappeler un enfant à la vie a été employé ou non quand le fait sera à sa connaissance.

Il doit savoir encore que certaines observations, à la vérité très-rares et non bien confirmées, semblent faire admettre la possibilité qu'un enfant puisse respirer avant la naissance. Il faudra qu'il constate, s'il est possible, que la chose a eu lieu. Au reste, il faut le dire, en pareil cas les phénomènes qui annonceront l'introduction de l'air dans les poumons ne pourront être que faiblement prononcés.

Une autre chose essentielle à remarquer, c'est qu'il n'y a presque pas un des signes qui prouvent que la respiration a eu lieu ou non, qui n'ait été un sujet de controverse et qui ne puisse manquer ou s'annoncer d'une manière contraire par l'effet de certaines circonstances ; de façon qu'aucun pris isolément ne pourrait donner une solution satisfaisante du problème en question ; mais leur ensemble ou la majeure partie d'entr'eux, en ayant

égard à la force et à l'appui qu'ils se donnent réciproquement, fourniront toujours un moyen assez
sûr pour se garantir de l'erreur.

Parmi les objections que l'on a faites contre la
docimasie pulmonaire, on a cru en trouver une
assez forte dans la putréfaction qui, en faisant
dégager des bulles d'air dans les poumons comme
dans les autres organes, peut les faire surnager
et induire l'expert dans une erreur bien fâcheuse.
Mais ne sait-on pas que la putréfaction bien établie dans un cadavre, s'oppose en général à toutes
les recherches médico-légales? D'ailleurs il est
facile de juger si le poumon surnage par l'effet de
cette cause, en essayant si les autres viscères d'un
tissu analogue à celui des poumons placés sur l'eau
y surnagent également, et en faisant précipiter
ensuite le poumon après en avoir exprimé l'air développé par la putréfaction, ce qui ne peut arriver
complètement lorsque l'air qui pénètre ce viscère
provient de la respiration. Au reste cette objection
perd toute sa force et se trouve des plus mal fondées, si l'on considère que d'après l'expérience
des meilleurs médecins légistes, le poumon est
l'un des viscères qui se putréfie le dernier, et qu'il
peut se précipiter encore dans l'eau, quoique la
fermentation putride ait envahi tous les viscères,
et quoique la plupart de ceux-ci surnagent par
l'effet même de cette putréfaction.

Je m'estime heureux de pouvoir donner un rapport sur un cas présumé d'infanticide, où l'enfant n'avait point respiré et dans lequel les expériences hydrostatiques réussirent parfaitement, quoique la putréfaction fut bien avancée. Ce rapport fit rendre la liberté à une femme accusée d'infanticide et à la veille de subir la punition de ce crime , ensuite d'un procès-verbal de deux chirurgiens qui concluaient, sans avoir ouvert le cadavre, que l'enfant avait péri par l'effet d'une strangulation criminelle.

Rapport sur un cas présumé d'infanticide, dans lequel l'enfant n'avait point respiré et vécu après la naissance.

Nous soussignés , J. P., docteur en médecine , et J.-P. S., docteur en chirurgie, domiciliés à C... en vertu de la commission en date du neuf courant de M. le Juge de paix du canton de C..., arrondissement de D..., département de....., délégué par M. le Procureur du roi près le tribunal de première instance de D..... Nous sommes transportés en la commune de B... pour procéder à la visite et examen du cadavre d'un enfant nouveau-né ; et nous étant rendus à cet effet à la maison curiale, où il avait été déposé , nous avons trouvé et observé ce qui suit :

Le cadavre retiré d'une caisse de bois dans laquelle il avait été renfermé lors de son inhumation, nous a convaincus , par une odeur très-fétide , la lividité de toute la peau , la fonte des yeux et l'élévation des parois de l'abdomen et de la poitrine , que la putréfaction était déjà bien établie dans le corps de cet enfant. Il était du sexe

féminin , d'un poids de quatre livres cinq onces , sa longueur de dix-huit pouces et quelques lignes. Les ongles
et les cheveux paraissaient bien formés ; le cordon ombilical coupé à quelques pouces du ventre , affaissé et
presque flétri , il n'offrait l'empreinte d'aucune ligature
ni les traces d'une hémorragie.

La lividité générale de la peau qui pénétrait dans le
tissu graisseux et même dans les muscles, ne nous a pas
permis de juger s'il existait des ecchymoses qui eussent été
produites par des manœuvres criminelles. Cette lividité
existait au cou comme partout ailleurs. Les yeux étaient
totalement fondus et la fermentation putride était plus
avancée à la tête que dans les autres parties du corps.

L'ouverture du cadavre a donné lieu aux observations
suivantes : rien d'extraordinaire dans la bouche , les
fosses nasales , le larynx et la trachée-artère. Point de
corps étrangers dans ces cavités. Les poumons affaissés
et d'un petit volume n'occupaient qu'une petite partie
de la poitrine ; ils ne recouvraient que faiblement le
péricarde. Ces viscères ayant été enlevés en même temps
que le cœur et le thymus , le poids total de ces trois
parties a été de 54 grammes (deux onces un gros). Après
avoir été placés sur l'eau fraîche contenue dans un vase
assez profond et récemment puisée à une fontaine , ils
se sont précipités au fond du vase ; le thymus séparé
de ces parties et placé sur le liquide s'est également
précipité , mais peu à peu. Le cœur séparé à son tour, a
pesé 16 grammes (5 gros). Il s'est également précipité ,
quoique lentement ; il avait une grande tendance à surnager. La putréfaction avait déjà affaissé , réduit à un
petit volume et presque dénaturé ces deux parties.

Il n'en était pas de même des poumons ; leur tissu
était moins relâché par la décomposition ; leur poids

allait à 27 grammes (8 gros et demi) ; placés sur l'eau , ils ont gagné le fond du vase avec assez de vitesse. Il en a été de même de chaque poumon séparément et des différentes portions de ces viscères. Leur couleur était d'un rouge un peu foncé. En les divisant par morceaux , il n'y a eu aucune crépitation ; point de bulle d'air en les exprimant avec les doigts ; nulle concrétion , ni dureté ou autre altération quelconque dans leur tissu... Celui-ci montrait beaucoup de rapports avec la substance du foie.

L'examen de la cavité abdominale a prouvé que la putréfaction avait fait plus de progrès dans les viscères de cette cavité que dans les organes thoraciques. Le foie en entier et par fragmens placé sur l'eau , s'est précipité très-lentement. La rate , soumise à la même expérience , a surnagé. Même effet a eu lieu pour différentes portions de cet organe.

Aucune espèce de recherche n'a pu être faite dans la cavité du crâne. Les tégumens et le péricrâne putréfiés se détachaient des os avec la plus grande facilité. La dure-mère conservait néanmoins la dureté de son tissu ; mais à son ouverture, le cerveau, réduit à une espèce de bouillie liquide , n'a pu fournir matière à aucun examen.

Les conclusions que l'on peut tirer de l'examen d'un cadavre atteint d'un degré si avancé de putréfaction , ne doivent paraître que hasardées , et les expériences faites très-équivoques. Néanmoins celles que l'on a tentées , réunies aux faits antérieurement observés par des personnes de l'art , lorsque le cadavre ne présentait aucun signe de fermentation putride , nous peuvent faire porter le jugement suivant : cet enfant doit être né à terme , il devait être viable , vu la bonne conformation de ses parties , la longueur du coprs , la formation des cheveux et des ongles. Si la circonstance du poids du cadavre et des viscères soumis à l'épreuve de la balance , semble contrarier cette conclusion , il est bon de faire remarquer que le dégagement des gaz , par la fermentation putride , a rendu les tissus moins pesans ; et cette supposition est d'autant plus probable , que le cadavre a paru plus gros et plus volumineux aux chirurgiens qui l'ont examiné avant que la putréfaction se fût établie.

Mais si l'enfant est né à terme , les expériences hydrostatiques du poumon ont prouvé évidemment qu'il n'a pas respiré et qu'il n'a pas vécu après la naissance. L'état de putréfaction des organes , au lieu d'infirmer cette conclusion , lui donne plus de force , puisque la décomposition des viscères en les rendant plus légers par le dégagement des gaz dans leur tissu , les fait surnager , au lieu de les faire précipiter , ainsi que la chose a été observée dans nos expériences à l'égard du thymus , du cœur , du foie et surtout de la rate.

La putéfraction générale des tégumens et des tissus extérieurs ne nous ayant pas permis de découvrir les traces de manœuvres criminelles , nous ne pouvons rien prononcer sur cet article. Elles peuvent avoir été exercées néanmoins quoique l'enfant n'ait pas respiré. La lividité et la pression remarquées autour du cou quelques jours auparavant , lorsque le cadavre était encore frais , par les deux chirurgiens commis pour le visiter et qui ont assisté , ainsi que M. le Juge de paix , à nos expériences, sembleraient annoncer de pareilles manœuvres. La saillie extraordinaire des yeux et la sortie de la bouche d'une partie de la langue , remarquées encore par les mêmes chirurgiens , pourraient faire croire à une tentative de strangulation. On doit faire observer néanmoins que pareils effets peuvent être le résultat de la contriction

du cou de la matrice sur celui de l'enfant, ou de l'entortillement du cordon ombilical autour de son cou, et les
signes de strangulation doivent être rapportés avec d'autant plus de raison aux causes énoncées dans le cas actuel, que l'enfant est probablement né mort ou frappé
d'une asphyxie mortelle au moment de sa naissance.

Fait à .... le 10 Juillet 1823.

SECTION V.

Troisième Problème. — *L'enfant est né à terme, bien
conformé et viable ; il a respiré et vécu après la naissance. A quelle cause doit-on imputer sa mort ?*

La mort de l'enfant peut être due à une cause
accidentelle ou à un défaut des soins qu'il est en
droit d'attendre lorsqu'il est sorti du sein de sa
mère, ou à quelque violence exercée sur sa frêle
organisation. Dans le premier cas, il n'y a point
de crime ; dans le deuxième, le crime n'est excu-
sable qu'en tant que l'omission des soins qui devaient être donnés au nouveau-né n'aura point été
volontaire. Dans le troisième cas, il y a un crime
bien évident, un crime très-punissable, en un
mot un véritable infanticide.

1° *Causes accidentelles de mort.* Telles sont celles
qui résultent d'un accouchement très-laborieux,
dans lequel une vive pression de la matrice sur le
cuir chevelu peut produire des ecchymoses au

14

sinciput, un épanchement de sang dans le crâne, le chevauchement et le brisement des pariétaux, telles sont les impressions circulaires du cou produites par l'entortillement du cordon et le serrement du cou de la matrice sur celui de l'enfant, et qui imitent les effets d'une strangulation ; telles sont encore des blessures et fractures aux os du crâne et aux membres, par la chute de l'enfant au moment de sa naissance ; la rupture du cordon au moment de la sortie de l'enfant et l'hémorragie mortelle qui en est la conséquence. Dans la plupart de ces circonstances les phénomènes de la respiration auront lieu après l'accouchement, et néanmoins la mort peut être la suite des agens que l'on vient d'énumérer.

Toutes ces causes peuvent être regardées comme douteuses et accidentelles et interprétées en faveur de l'accusée. Il faut considérer cependant que dans la plupart de ces cas, et principalement lorsqu'il s'agit de désordres à la tête par un accouchement laborieux, l'enfant doit être mort ou asphyxié après sa sortie de la matrice, et les expériences hydrostatiques en faveur de la respiration doivent être faibles, incertaines et de peu de valeur. Pour ce qui regarde les autres causes, on pourra éclaircir les doutes par les circonstances qui auront accompagné l'accouchement ; et lors même qu'elles seraient toutes en faveur de l'accusée, la femme n'en serait pas moins coupable de négligence de s'être trouvée seule pour s'exposer à des syncopes, des convulsions, à la chute de l'enfant et autres événemens fâcheux pareils. D'ailleurs, à l'égard de la chute de l'enfant, il est bien rare, disent les médecins légistes, qu'une femme, quelque prompt que soit l'accouchement, n'ait pas toujours le temps de se mettre dans une position nécessaire pour l'éviter.

Il est encore bien essentiel de remarquer que des lésions à la tête, larges, étendues, sans solution de continuité, peuvent être rapportées aux contractions et serrement de la matrice ; mais les blessures bornées, circonscrites, dont les effets se propagent à l'intérieur, sont plutôt l'effet d'une cause extérieure et criminelle, s'il n'y a pas eu de chute de l'enfant.

2° *Infanticide par omission.* C'est ainsi qu'on appelle l'espèce d'infanticide dans lequel la mère ne donne point à l'enfant les soins nécessaires pour que la vie puisse continuer. Ces soins consistent à le placer de côté, pour que les mucosités ne l'étouffent pas ; à le tenir dans une température analogue à celle qu'il vient de quitter ; à lui lier le cordon ombilical, excepté qu'une hémorragie utérine par le décollement du placenta l'ait fait juger inutile ; à lui donner une nourriture convenable, après un laps de temps déterminé. Il n'y a qu'omission, si la femme, ignorant sa position, s'est accouchée seule et si un accouchement laborieux, une syncope, des convulsions, ou tout autre position fâcheuse l'ont empêchée de donner les premiers soins à son enfant, ou d'appeler du secours pour les faire donner par un autre. Car si ces circonstances n'avaient pas lieu, et si l'omission de ces secours avait été volontaire, alors elle serait aussi coupable que si elle avait procuré directement la mort à son enfant. Cela s'applique surtout à l'omission de la ligature du cordon causant une hémorragie mortelle, ou à un simulacre de ligature incapable de la prévenir, ou bien encore (ce qui serait plus criminel) à une ligature faite après que l'hémorragie aurait déjà procuré la mort. On doit toujours remarquer, en pareille circonstance, si le cordon a été coupé ou rompu, car la section du cordon sans ligature est presque toujours un signe de culpabilité.

L'infanticide par omission est également volontaire si l'enfant a été exposé pendant longtemps à une température froide ou chaude, à laquelle il ne pouvait résister ; s'il a été privé de nourriture pendant un temps trop long, et si on l'a laissé quelque temps dans une position qui ne permit point l'introduction de l'air par le nez ou la bouche, et qui s'opposât par conséquent à l'exercice des fonctions pulmonaires.

Rapport d'infanticide par omission de la ligature du cordon.

Je soussigné , Docteur en médecine , médecin de l'hôpital de Trévoux, rapporte qu'en vertu de l'ordonnance de M. le Juge d'instruction de l'arrondissement de cette ville , m'invitant à me transporter à la commune de........ pour y visiter le corps d'un enfant nouveau né , que le Maire de cette commune a déclaré ne vouloir point permettre d'inhumer avant qu'on eût constaté la cause de la mort ; je me suis rendu cejourd'hui , cinq novembre 1811 , à ladite commune , où je me suis adressé à la femme N... chez qui était le corps de cet enfant qu'elle avait été chargée d'allaiter. L'ayant questionnée sur ce qui s'était passé , elle me répondit qu'elle avait été prendre cet enfant la veille , à cinq lieues de là, qu'elle l'avait reçu mystérieusement de M. N..., tout enveloppé d'une forte couverture, et qu'elle avait reçu ordre de repartir de suite; que durant la route , ne l'entendant pas pleurer , elle l'avait regardé pour lui donner le sein , mais qu'elle le trouva respirant à peine et qu'il ne pût pas têter ; qu'à son arrivée chez elle , malgré toute sa diligence , l'enfant était mort , et que l'ayant examiné, elle avait trouvé ses langes ensanglantées et que le sang lui avait paru venir du cordon ombilical.

Après ce récit , j'ai procédé à l'examen du corps de l'enfant que j'ai trouvé du sexe mâle , de la longueur de 17 pouces, du poids seulement de quatre livres, ayant les ongles et les cheveux comme chez les enfants à terme. La peau tant du visage que de tout le corps est de couleur d'un blanc de cire , les lèvres même participent de cette couleur au lieu d'être rosées ; les membres sont flasques et plians , le bas-ventre un peu saillant. Ayant examiné avec attention toute la surface du corps et les cavités externes , je n'y ai pu découvrir aucune trace de violence ; mais l'état du cordon ombilical m'a particulièrement frappé ; je l'ai trouvé enveloppé d'un ruban blanc de fil , lui servant de ligature , mais d'une manière si lâche , que j'ai pu faire passer facilement le manche du bistouri entre le cordon et cette ligature. Celle-ci ayant été enlevée, j'ai mesuré le cordon et j'ai vu qu'il avait été coupé net à trois doigts seulement du nombril. J'ai procédé successivement à l'ouverture de la poitrine et du bas-ventre , et j'ai aussitôt découvert les poumons et le cœur dans l'ordre et la situation des enfants qui ont respiré, mais d'une couleur très-pâle; ayant détaché les viscères pour faire l'épreuve pulmonaire , j'ai remarqué ce qui suit : 1° en détachant de la poitrine le cœur et les poumons , il ne s'est pas répandu une seule goutte de sang et il ne s'en était pas répandu non plus par la dissection ; 2° les poumons pressés dans mes mains et entaillés avec un bistouri , crépitaient dans toute leur étendue et ils étaient d'ailleurs très-sains ; 3° ayant plongé le cœur et les poumons attachés ensemble dans un sceau de bois rempli d'eau à la température de dix degrés de Réaumur , le tout surnagea parfaitement ; 4° j'ai voulu voir la quantité de sang qui restait dans le cœur et les gros vaisseaux , et après les avoir ouverts, il s'est trouvé que cette quantité n'était que de deux onces.

La cavité du bas-ventre et ses contenus ont ensuite été examinés et n'ont présenté rien de particulier ; seulement le foie était plus pâle que de coutume et ses gros vaisseaux disséqués et poursuivis jusqu'à l'extrémité du cordon , ne contenaient pas une seule goutte de sang ; la vessie urinaire et les intestins se sont trouvés vides, la première d'urine et les autres de méconium.

Je conclus de ces observations diverses, 1º que l'enfant dont il s'agit est né à terme, vivant, sain et bien portant ; 2º qu'il a exécuté un grand nombre de respirations pleines et entières et qu'il a dû vivre plusieurs heures ; 3º qu'il n'a reçu aucune violence proprement dite, telle que coups, contusions, etc., qui ait pu lui causer la mort ; 4º que sa mort est le résultat de l'hémorragie par le cordon ombilical, par la section duquel, faite très-près du nombril, il a perdu tout son sang et qu'il est probable que ce lien plat dont le bout du cordon était entouré librement, n'avait été placé que pour simuler une ligature après que la vie s'était presque déjà entièrement éteinte par l'hémorragie volontaire.

Fait d'après les notes prises sur les lieux, à Trévoux, les jour et an que dessus.

3º *Infanticide par commission.* Dans cette espèce d'infanticide, une mère coupable ne se borne pas à refuser à une frêle créature les secours que demande impérieusement sa position, mais comme si la mort devait se faire trop attendre, elle lui porte des coups violens et mortels, ou plus féroce encore, elle plonge dans ses organes quelque instrument fatal pour atteindre plus sûrement le foyer de la vie, et anéantir sans retour le témoin irrécusable de ses désordres.

Le crime d'infanticide est évident et rien ne saurait faire rapporter la mort de l'enfant à une cause accidentelle, si le cadavre offre quelqu'une des traces criminelles suivantes :

L'écrasement de la tête ; des blessures faites avec un instrument tranchant ou contondant , et tellement fortes , étendues et profondes , qu'elles ne puissent être l'effet d'un accouchement laborieux ou d'une chute de l'enfant sur le plancher ou sur un autre corps dur, au moment de l'accouchement ;

La luxation ou la fracture des vertèbres du cou, ou tels autres désordres que la distorsion de cette partie aura pu produire, et qui consistent ordinairement en des ecchymoses à la nuque , des infiltrations sanguines dans le tissu cellulaire , les muscles , les ligamens et des contusions ou déchirures de la moelle épinière ;

Les marques d'une aiguille ou d'un instrument aigu et très-délié qui aurait été introduit dans l'une des trois grandes cavités pour atteindre quelque viscère important, ou à la nuque pour blesser la moelle épinière, ainsi que des auteurs très-recommandables nous en donnent des exemples : mode d'infanticide qui a été pratiqué par des sage-femmes véritablement barbares. Aussi la moindre lésion extérieure ou une blessure peu apparente doit être examinée avec soin et doit être suivie à l'intérieur. Par la même raison , une blessure pareille trouvée dans un viscère , doit exciter toute l'attention de l'expert , afin qu'il s'assure si elle ne communique point à la peau , et si dans l'un et l'autre cas elle est le produit d'un moyen abominable pour détruire l'enfant ;

La combustion de celui-ci , sans qu'il puisse y avoir rien d'accidentel, surtout si dans cette combustion il existe des marques d'inflammation qui prouvent qu'elle a été faite du vivant , et si les preuves hydrostatiques sont encore praticables et confirment que l'enfant a vécu ; car en pareille circonstance , nul doute que la combustion ne soit l'effet du crime ;

Des corps étrangers introduits dans les cavités nasales et buccales ; une pression forte sur le larynx et la trachée-artère , la compression de l'épiglote par le doigt porté dans la bouche ; des ecchymoses sur le nez et les lèvres qui ne puissent être rapportées à d'autres causes qu'à l'impression des doigts pour empêcher l'introduction de l'air dans la poitrine ; l'enfant trouvé dans une fosse d'aisance et offrant les signes non équivoques d'une parfaite maturité et de l'admission de l'air dans les poumons par l'acte de la respiration ;

Enfin, des mutilations , des fractures des membres ou d'autres lésions graves sur le corps qu'on ne saurait rapporter aux événemens d'un accouchement , quelque laborieux qu'on le suppose , et quelques défavorables que soient les circonstances au milieu desquelles l'enfant a été mis au jour.

Si l'expert rencontre quelqu'une de ces traces qui révoltent la nature et que l'humanité repousse avec horreur , il doit prononcer qu'une main barbare les a produites et qu'il n'y a pas de doute sur l'existence du crime d'infanticide.

Rapport d'infanticide par commission, présenté à la cour d'assises des Basses-Alpes, en 1817.

Je soussigné, docteur en médecine de la ville de C...,
en vertu de la commission de M. le Juge d'instruction
du tribunal de cette même ville, en date du jour d'hier,
me suis transporté en la commune de S... pour procéder à la visite et examen du cadavre d'un enfant nouveau-né, enterré depuis quelques jours, et qu'on a fait
exhumer pour être soumis aux recherches de médecine
légale ; et m'étant rendu à cet effet à la maison commune, où on avait déposé cet enfant, accompagné de
M. le Procureur du roi, et après avoir prêté le serment
exigé par la loi, j'ai trouvé et observé ce qui suit :

Le cadavre, dégagé des linges dont il était enveloppé
et nettoyé avec de l'eau chaude, paraissait frais et sans
odeur sensible. Il était du sexe mâle, bien conformé
dans toutes ses parties, d'un embonpoint médiocre ;
les membres médiocrement flexibles. La peau n'était
point rougeâtre. Le poids du corps entier a été de 2596
grammes (six livres onze onces) ; sa longueur de 18
pouces six lignes. Les ongles, les cheveux et le cordon
ombilical bien formés. Celui-ci avait été coupé à trois
pouces de l'abdomen ; la ligature faite avec un mince
fil de chanvre était très-lâche, au point qu'on pouvait
passer entre le cordon et le fil un brin de genêt de la
grosseur d'une grosse aiguille de bas. Nulle impression
de la ligature n'était apparente sur le cordon ; le fil
coulait avec grande facilité de l'endroit où le cordon
est implanté à celui où la section avait été faite. En
remuant le cadavre on a vu s'évacuer du méconium
par l'anus ; il est sorti du cordon ombilical quelques

gouttes de sang noir ; néanmoins l'enfant n'a pas péri d'hémorragie , ainsi que l'on a pu s'en convaincre par l'examen des viscères.

Ayant parcouru successivement toutes les parties du corps , j'ai trouvé la tête assez grosse , les sutures vacillantes , les os du crâne chevauchant facilement les uns sur les autres. Une blessure en forme d'ulcère grisâtre de la grandeur d'une pièce d'un franc à la partie supérieure du pariétal droit ; les cartilages du nez un peu déprimés ; légère excoriation à la joue droite et à l'oreille gauche ; large ecchymose à l'épaule gauche se propageant antérieurement aux deux tiers supérieurs de la poitrine , à tout le cou , aux deux joues , mais non au menton ; cercle rougeâtre autour du cou dans le centre de cette ecchymose ; des ecchymoses moins prononcées au dos et plus marquées à la partie postérieure du cou et se joignant avec les antérieures pour former autour de cette partie une zône livide circulaire.

Poitrine bien voûtée dans sa périphérie. Forte ecchymose au bras droit en forme de bande oblique, depuis l'attache du deltoïde jusques au condyle interne de l'humerus. Main gauche excoriée. Point de sugillations aux cuisses, aux jambes, ni aux parties sexuelles. On en a vu à la plante des pieds. Le droit offrait une excoriation du diamètre d'une pièce de cinq francs.

L'ouverture du cadavre a donné lieu aux observations suivantes : l'arrière bouche, le larynx, les fosses nasales et la trachée-artère n'offraient rien d'extraordinaire. Point de corps étranger dans ces cavités. Les poumons occupaient une grande partie de la poitrine. Ils ne recouvraient pas en totalité le péricarde , attendu que les cavités du cœur , gorgées de sang , faisaient proéminer ce viscère.

Ayant enlevé les poumons, le cœur et le thymus en même temps , la section des gros vaisseaux a donné lieu à l'épanchement d'une grande quantité de sang fluide et noir dans la cavité du thorax : une partie de cette cavité en a été remplie; le poids de ces trois organes ensemble a été de 97 grammes (4 onces). Après avoir été placés dans un vase profond rempli d'eau froide récemment puisée à une fontaine , ces parties ont presque surnagé. Elles ne se sont enfoncées qu'à un pouce dans l'eau. Après la séparation du thymus , le cœur et les poumons réunis ont pesé 73 grammes (trois onces) ; placés dans le même vase , ils ont surnagé. Le thymus seul soumis à la même épreuve s'est précipité au fond. Le cœur séparé des poumons s'est également précipité. Les poumons isolés de cet organe ont pesé 49 grammes (deux onces). Conséquemment le poids de ces viscères comparé à celui du corps de l'enfant a été comme 1 à 53. Les deux poumons ensemble , chaque poumon séparément et différentes portions de ces organes placés sur l'eau , ont parfaitement surnagé. Ils étaient très-sains, d'une couleur rouge assez foncée. En les divisant par morceaux , la crépitation a été distincte. Des bulles d'air en sortaient en les exprimant avec les doigts.

L'examen de la cavité abdominale n'a rien fait remarquer de contre nature dans les viscères de cette cavité. Nul signe de putréfaction , quoique l'estomac fût rempli de gaz et de mucosités. Le gonflement de cet organe refoulait le diaphragme dans la poitrine. Le rectum était plein de méconium , la vessie urinaire vide. Cette poche membraneuse placée sur l'eau s'est précipitée au fond. Le foie en entier ou par fragmens et la rate ont produit le même phénomène.

Voici ce qui a été remarqué à la tête : le cuir chevelu ayant été séparé du crâne, on a observé que la blessure existante au pariétal droit, avait percé les tégumens. Le péricrâne, dans cet endroit, était détaché de l'os et comme putréfié, tandis qu'il était très-sain aux parties environnantes. Cette portion de l'os était noirâtre. La partie supérieure de l'occipital et celles qui entouraient cette lésion ont paru rouges, violettes et offrant les traces d'une inflammation. Les os du crâne enlevés, les vaisseaux de la dure-mère et de la pie-mère ont paru gorgés de sang. Ceux de cette dernière membrane fortement injectés et formant des roseaux noirâtres. La dure-mère, à l'endroit correspondant à la blessure pariétale et toutes les parties voisines, outre qu'elles étaient gorgées de sang, étaient d'un rouge cramoisi que des lotions réitérées n'ont pu faire disparaître et montraient évidemment qu'il avait existé dans cette membrane une véritable inflammation. La même toile dans les endroits plus éloignés et surtout vis-à-vis le coronal s'est trouvée dans l'état naturel. Nul épanchement de sang dans l'intérieur du crâne.

Je conclus de ces faits que cet enfant est né à terme, bien conformé et viable ; qu'il est infiniment probable qu'il a respiré et vécu après la naissance ; qu'il n'est point mort d'hémorragie (malgré que la ligature du cordon ombilical, qui suppose au moins une grande négligence, fut incapable de s'opposer à la sortie du sang), puisque l'engorgement des cavités du cœur, des gros vaisseaux de la poitrine et des réseaux vasculaires du cerveau a prouvé qu'il existait beaucoup de sang dans les organes de la circulation. Je conclus encore qu'il n'y avait aucun signe de putréfaction, et que par conséquent les épreuves faites ne peuvent être considérées comme équivoques. On peut se rendre raison de l'absence des signes de fermentation putride dans un cadavre inhumé, à ce qu'on a dit, depuis une douzaine de jóurs par le climat froid de S... par l'inhumation de cet enfant dans un endroit plus élevé et plus froid que le village , et par les gelées que l'on a observées dans les derniers jours d'avril et les premiers jours de mai.

La blessure observée au pariétal droit et l'état pathologique du crâne et des membranes du cerveau me portent à faire la pénible déclaration que des violences ont été exercées sur cet enfant, à moins que ces différentes lésions ne puissent être rapportées à une chute sur le plancher ou sur quelque corps dur au moment de la naissance ; les taches livides observées dans différentes parties du corps pourraient s'être développées après la mort comme cela arrive quelquefois ; mais il est difficile de se rendre raison de la zône livide et rougeâtre observée autour du cou, coïncidant avec l'engorgement des vaisseaux du cerveau et de la poitrine, et le refoulement du sang dans le cœur et les poumons, sans supposer une strangulation qui a produit ces effets. Cet étranglement pourrait être encore le résultat d'une compression du cou de la matrice sur celui de l'enfant ou de l'entortillement du cordon autour du cou ; mais dans ce cas le fœtus aurait été mort-né et les expériences qui ont prouvé que la respiration a été complète n'auraient pû réussir.

D'après tout cela , il m'est pénible de me résumer en disant que tout porte à croire que cet enfant a péri d'une mort violente , provoquée d'abord par une blessure au crâne, suivie d'une phlegmasie aux parties externes et internes de cette cavité, et ensuite par une strangulation qui a amené un état apoplectique, l'asphyxie et la mort.

Fait à S..... le six mai 1817.

(193)

Il était prouvé, dans la procédure, que l'accouchement n'avait point été laborieux et qu'il s'était opéré dans le lit. La femme coupable de cet infanticide fut condamnée à une réclusion perpétuelle.

En finissant l'article d'infanticide , je dois faire remarquer que la tâche de l'expert sera remplie lorsqu'il aura déterminé le genre de mort du nouveau-né , si la mère est connue et si elle déclare être accouchée de l'enfant qui donne lieu aux recherches de médecine légale. Mais dans le cas où l'auteur du crime présumé d'infanticide n'aurait pas encore été découvert par la justice , et que des soupçons planeraient sur telle ou telle femme , l'expert aura encore à faire des visites sur la personne soupçonnée , et il aura à établir les rapports qui doivent exister entre l'époque de son accouchement et l'état de maturité , de bonne conformation , de fraîcheur , ou d'un état tout opposé qu'il rencontrera dans le cadavre soumis à ses recherches.

Je renvoie le lecteur , pour les détails sur cette matière , aux articles de la grossesse , de l'accouchement, de l'avortement et surtout de la suppression de part , qui seront traités dans un autre chapitre.

Mais dans tous les cas d'infanticide , quoique l'accusée soit parfaitement connue et qu'elle ne nie point d'être la mère de l'enfant , l'expert ne doit négliger aucun moyen pour connaître toutes les circonstances qui ont accompagné l'accouchement ; il est surtout important qu'il sache s'il a été long et laborieux ; si la femme est accouchée seule ou assistée de témoins qui aient pû la secourir ; s'il y a eu des syncopes, de convulsions ou d'hémorragie ; si l'accouchement a été prompt et subit, ou très-lent ; si la délivrance a suivi immédiatement et s'il y a eu beaucoup de sang évacué ; si l'enfant a resté long-temps au passage , et s'il a crié ou non après la naissance ; s'il a fait quelques mouvemens ou si l'on n'en a point observé ; à qu'elle température il a été exposé ; si l'on a pris quelques soins pour le conserver ou si on lui a refusé toute espèce de secours. Enfin il doit chercher à connaître toutes les circonstances qui peuvent avoir des rapports avec les phénomènes qu'il sera dans le cas d'observer sur le cadavre.

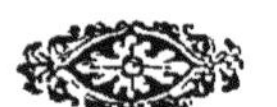

TRAITÉ

DE

MÉDECINE LÉGALE

CRIMINELLE.

Seconde Partie.

RECHERCHES DE MÉDECINE LÉGALE SUR LE CADAVRE ET SUR LE VIVANT.

CHAPITRE UNIQUE.

Empoisonnement.

Pris dans le sens le plus général, l'empoisonnement résulte de l'introduction dans le corps vivant, n'importe par quelle voie, d'une substance délétère qui produit un trouble dans les fonctions organiques ou une altération dans les solides et les fluides, dont la mort est le résultat ordinaire.

D'après cette définition, la morsure des animaux enragés et des reptiles vénimeux, les maladies

15

mortelles qui proviennent des miasmes pestilen-
tiels, des effluves putrides, marécageux, &c.;
les morts suscitées par des vapeurs méphitiques,
par les gaz impropres à la respiration, sont de
véritables empoisonnemens.

Les anciens donnaient à ce violent trouble de
l'économie un sens encore plus étendu, puisqu'ils
regardaient comme des poisons toutes les causes
morbides engendrées dans le corps ou venant de
l'extérieur, qui attaquaient le principe vital et pro-
voquaient de sa part une réaction tendante à les
expulser en-dehors.

L'empoisonnement peut être accidentel, comme
lorsqu'il provient de l'une des causes énumérées
et auxquelles l'action de l'homme n'a aucune part;
ou involontaire quand il dépend de la cupidité des
marchands qui débitent des boissons ou des co-
mestibles frelatés, et contenant par conséquent
des substances nuisibles; ou qu'il résulte des plai-
santeries grossières dans lesquelles on mêle aux
boissons des matières suspectes, ou qu'on expose
pendant le sommeil, les individus qui le goûtent,
à des vapeurs malfaisantes; ou enfin, lorsque par
l'erreur d'un pharmacien ou de telle autre personne, on administre une substance vénéneuse
au lieu d'un remède incapable de nuire.

L'empoisonnement est criminel lorsque l'administration ou l'application d'une substance délétère et réputée poison, est faite dans l'intention
de porter atteinte à la santé et à la vie.

Quoiqu'il n'y ait aucune substance appelée poison, qui par l'habitude ne cesse d'être nuisible, même à des doses élevées, et qui ne puisse devenir, dans les mains d'un médecin habile, un remède très-précieux, et quoiqu'il n'y ait d'autre part, aucune substance incapable de nuire dans l'ordre ordinaire, qui ne puisse produire les effets d'un poison à cause de l'idiosyncrasie ou de la sensibilité individuelle ; néanmoins on doit appeler poison toute substance réputée vénéneuse, dont l'effet, dans le plus grand nombre de cas, est d'altérer et d'éteindre les fonctions organiques.

Le crime d'empoisonnement est, sans contredit, le plus odieux de tous les crimes. C'est celui qui afflige profondément les âmes sensibles et vertueuses ; c'est celui qui doit attirer toute la vengeance des lois. Un meurtrier peut être excusé par une violente colère dans une rixe imprévue ; un assassin par la nécessité de se délivrer d'un témoin qui dévoilerait à la justice ses attentats ; un cannibale par l'usage barbare de son pays ou par une faim excessive qui le pousse à l'horrible repas qu'il se prépare ; mais qui pourra excuser un empoisonneur qui calcule froidement dans l'ombre et sous les dehors de la tendresse, le moyen le plus sûr et l'époque la plus favorable, pour se débarrasser d'une victime à laquelle il tient peut-être par les liens les plus sacrés ? Non, rien ne peut excuser un crime aussi abominable, et l'empoisonneur sera, comme il a été de tous les temps , un objet d'exécration. Eh quoi ! le motif qui le fait commettre n'est-il pas, dans certaines circonstances , aussi odieux que le crime lui-même ? N'est-ce pas un héritier cupide , qui , ne jouissant pas assez tôt de la fortune de son bienfaiteur ou des auteurs de ses jours , se rend coupable de ce lâche attentat? N'est-ce pas une épouse perfide ou un mari débauché , qui , pour mettre le comble à ses désordres , veut se débarrasser d'une personne dont tous les liens qui l'attachaient à elle , excepté ceux de la vie , avaient déjà été rompus ?

Mais , disent avec vérité les médecins légistes , si un pareil crime mérite les punitions les plus rigoureuses , il faut qu'il soit bien constaté; il faut que les preuves ne laissent aucun doute sur son existence , afin que l'innocent ne soit pas confondu avec le coupable , et qu'un individu sans reproche ne soit pas la victime de quelques circonstances fâcheuses.

L'expert , en pareille circonstance, doit remplir ses devoirs avec une sévérité scrupuleuse ; il doit se garantir surtout de toutes les préventions du vulgaire. Puisse l'observation suivante , lui apprendre à quelles fatales conséquences. on s'expose en manquant au premier point et en partageant l'opinion des esprits prévenus !

Le professeur Fodéré rapporte qu'une dame , qui jouissait d'une bonne santé, mourut subitement après s'être mise à table pour souper , et après avoir avalé seulement deux ou trois bouchées. Une mort aussi imprévue fit soupçonner le mari de quelque crime , attendu la mauvaise intelligence du ménage , la conduite irrégulière de l'époux et la circonstance du testament de cette femme , fait deux mois auparavant en faveur du mari pour le rendre plus traitable. La domestique, fortement soupçonnée de complicité , fut arrêtée , et l'on trouva sur sa personne un paquet de poudre blanche. Cette dernière circonstance effraya tellement le mari , qu'il offrit aux parens de la défunte d'annuler le testament en sa faveur.

C'est au milieu de ces circonstances qui admettaient avec tant de vraisemblance l'existence du crime , que trois chirurgiens font l'ouverture du corps pour le constater dans le cadavre. Les intestins et l'épiploon mis à découvert , on voit des taches qu'imprime aux parties voisines de la vésicule du fiel , la bile qui transsude de ce réservoir ; et sans aller plus avant , l'un d'eux prononce que ce sont des taches gangréneuses produites par un poison corrosif ; que c'est là la seule cause de la mort et qu'il est inutile de pousser plus loin les recherches. Le rapport ayant été dressé en conséquence , il fut connu dans tout le voisinage que cette dame était morte du poison.

Les accusés auraient été infailliblement victimes de la prévention et de la conduite inconcevable des chirurgiens , si la justice , frappée de la défectuosité et des conclusions absurdes du rapport , n'avait fait procéder à un nouvel examen du cadavre. Il fut constaté par ce nouveau travail que le canal alimentaire était parfaitement sain , qu'il n'y avait aucune espèce de trace matérielle de poison , et que rien de vénéneux n'existait dans l'estomac , d'après les expériences faites sur des animaux et les charbons ardens ; enfin que cette femme avait succombé à tout autre affection qu'à l'empoisonnement. On s'assura encore que la poudre trouvée sur la domestique n'était absolument que du sucre.

Les recherches de médecine légale sur les poisons sont si étendues et si délicates , qu'une division en plusieurs sections est indispensable. Je ferai connaître , dans la première , la plupart des substances réputées vénéneuses ; l'action des poisons en général sur l'économie animale , et les effets qu'ils laissent dans les cadavres.

Dans la seconde , les poisons seront divisés en plusieurs classes ; on parlera des symptômes et des désordres cadavériques de chacune d'elles et de la possibilité de réduire ces classes en un bien plus petit nombre que ne le font la plupart des médecins légistes.

La troisième section servira à comparer les phénomènes de l'empoisonnement sur le vivant et ceux observés après la mort, avec les symptômes et lésions cadavériques produits par d'autres maladies, afin de pouvoir distinguer les effets du poison de ceux d'une affection morbide quelconque.

Dans la quatrième section, je parlerai de l'analyse chimique et des signes physiques propres à telle ou telle espèce de poison.

La cinquième sera consacrée au traitement de l'empoisonnement.

Je traiterai enfin, dans la sixième, des poisons les plus vulgairement employés pour commettre ce crime, et je leur ferai l'application des principes énoncés dans les autres divisions.

SECTION PREMIÈRE.

Des poisons en général ; de leur nombre et de leur action sur l'économie animale.

S'il y a beaucoup d'agens et de substances qui concourent à la nourriture et à l'existence de l'homme, il y en a aussi un grand nombre qui conspirent contre sa vie et qui peuvent l'en priver dans un intervalle bien court. Les poisons sont les plus nombreux et les plus perfides de ces agens. Ils figurent dans tous les règnes de la nature ; ils se présentent sous toutes les formes ; et comme si le créateur n'en avait pas assez multiplié les espèces, l'homme, par ses recherches, en a augmenté le catalogue et a produit des substances vénéneuses aussi nuisibles et plus meurtrières que celles fournies par la nature.

Essayons de donner un tableau de la plupart des poisons dans leur manière d'être naturelle, c'est-à-dire suivant qu'ils sont gazeux, liquides ou solides.

On peut faire figurer en première ligne :

Les miasmes contagieux provenant de la peste ou des corps pestiférés ;

Ceux des fièvres typhoïdes, putrides, d'hôpital, des camps et des parties gangrénées ;

Ceux provenant d'un endroit resserré où beaucoup d'individus sont réunis, et dont l'air n'est pas renouvelé ;

Ceux provenant des effluves marécageux, des eaux stagnantes où se trouvent des substances animales et végétales en putréfaction ;

Les exhalaisons des hôpitaux, prisons, cimetières, vaisseaux, cloaques et fosses d'aisance ;

Les émanations de différens végétaux d'un caractère ordinairement vénéneux ;

Le principe délétère de tous les reptiles et animaux réputés vénimeux ; celui des animaux enragés.

Viennent ensuite les poisons gazeux les plus connus qui font cesser la vie, non seulement parce que ces gaz sont impropres à la respiration, mais encore parce qu'ils possèdent une propriété vénéneuse ; tels sont :

Les acides sulfureux,

nitreux,

fluo-borique,

hydro-chlorique,

carbonique ;

Le gaz ammoniac ou l'ammoniaque,

Le chlore,

(203)

L'oxide de carbonne ,

L'azote carboné ou cyanogène ,

L'hydrogène sulfuré (acide hydrosulfurique),

        arseniqué ,

        phosphoré ,

La protoxide et déutoxide d'azote ;

Les gaz nuisibles à cause seulement du défaut d'oxigène , comme

    L'azote ,

    L'hydrogène.

Les poisons sous une forme liquide sont :

    Les acides concentrés sulfurique ,

        nitrique ,

        phosphorique ,

        hydrochlorique (muriatique)

        prussique ou hydrocyanique ,

    L'alcool , l'eau distillée et concentrée des noyaux de cérises noires, des amandes amères et de pêcher.

Les poisons communément à l'état solide sont les suivans :

    L'acide arsénieux , déutoxide d'arsenic ou arsenic blanc.

Les préparations arsenicales , telles que

    Les arsénites ,

    Les arséniates ,

    L'acide arsenique ,

    L'oxide noir d'arsenic ,

    Les sulfures d'arsenic jaune et rouge.

Les préparations mercurielles , comme

 Le sublimé corrosif,
 L'oxide rouge de mercure ,
 Le turbith minéral ,
 Enfin tous les agens mercuriels , excepté
  le mercure doux.

Les préparations antimoniales , à la tête desquelles se trouvent

 Le tartre émétique ou tartrate de potasse
  antimonié ,
 Le muriate d'antimoine.

Les préparations cuivreuses.

Celles d'argent, et surtout le nitrate d'argent ou la pierre infernale.

Parmi les préparations d'or, le muriate d'or.

Les substances tirées du plomb et émanations saturnines.

Les oxides métalliques et alcalins , tels que

 La potasse ,
 La soude ,
 La chaux ,
 La baryte ,
 Enfin l'iode , le verre et émail en poudre ,
  les cantharides.

Bon nombre de substances végétales , à la tête desquelles il faut placer :

 Le pavot blanc et l'opium qui en est le produit,
 La belladone ,
 La mandragore ,

La pomme épineuse ,
Les jusquiames noire et blanche ,
L'aconit napel ,
Le rhus toxicodendron ,
La grande et petite ciguë ,
La coloquinte ,
Les baies de l'if ,
Les ellébores noir et blanc ,
Les champignons vénéneux ,
Le tabac ou nicotiane ordinaire ,
Les lauriers ,
Les euphorbes ,
Les renoncules et surtout la scélérate ,
Le colchique d'automne ,
Et un grand nombre d'autres détaillés dans
    les ouvrages de toxicologie.

L'action générale des poisons sur l'économie animale observée pendant la vie , ou les symptômes les plus ordinaires qui annoncent un empoisonnement sont , par rapport à l'estomac :

Des nausées , des rapports fétides et désagréables , vomissemens de matières bilieuses ou sanguines ; douleur vive à l'épigastre, hoquet, angoisses, évacuations alvines, météorisme du bas-ventre.

Par rapport aux systèmes nerveux et circulatoire :

L'abattement subit des forces , inégalité et petitesse du pouls , palpitations , défaillances , syncopes , sueurs froides et gluantes , pâleur, bouffissure ou œdème général , lividité des ongles.

Après ces symptômes on observe un prompt renouvellement des douleurs qui avaient cessé subitement, la noirceur et l'enflure des lèvres, soif ardente, voix éteinte, lividité de la face, vertiges, convulsions, roulement et saillie des yeux, perte de la vue, léthargie, suppression d'urine, odeur fétide du corps, éruptions pourprées, livides et gangréneuses.

A ces signes peuvent se joindre le délire, la fureur, les gestes ridicules, le regard fixe, une dilatation et insensibilité de la pupille, le coma, la paralysie, la suppression des évacuations alvines.

Voici les phénomènes cadavériques les plus ordinaires :

A l'extérieur : Volume extraordinaire de l'abdomen, enflure générale de toutes les parties au point que leur forme en est changée ; taches de différentes couleurs sur le corps, mais principalement au dos, aux pieds et à l'épigastre ; prompte dissolution putride du cadavre, puanteur insupportable peu de temps après la mort, mollesse et fonte des chairs, noirceur de l'intérieur de la bouche et de la langue.

A l'intérieur : inflammation plus ou moins intense du canal alimentaire ; la gangrène, le sphacèle et les perforations d'une partie de ce canal, mais surtout du ventricule ; facilité de détacher la membrane muqueuse ; tantôt l'inflammation occupe toutes les parties du canal intestinal et toutes les membranes, et tantôt il n'y a que la muqueuse qui est frappée d'inflammation ; d'autres fois la musculeuse et la séreuse participent à cette phlegmasie. Les poumons, plus rouges que dans l'état naturel, quelquefois violets; leur tissu plus dense, plus serré, moins crépitant ; sérosité sanguinolente dans la poitrine ; cœur et ventricules distendus par le sang, la plupart du temps coagulé ; engorgement des vaisseaux qui rampent sur la face externe du cerveau.

Tels sont les phénomènes vitaux et cadavériques qui, réunis en un certain nombre, donnent une présomption très-forte de l'empoisonnement. Nous verrons dans la suite quels sont les autres signes ou épreuves qui peuvent en faire acquérir la certitude.

SECTION II.

Division des substances vénéneuses en plusieurs classes. Effets des poisons dans chacune d'elles, observés pendant la vie et après la mort.

Le grand nombre de poisons qu'on trouve dans la nature, et les différences multipliées qu'ils présentent entre eux, ont mis le médecin légiste dans la nécessité de les diviser en plusieurs classes, afin de mieux étudier leurs effets et de mieux connaître leur manière d'agir dans l'économie vivante.

On a senti les inconvéniens de baser une pareille classification sur la différence des règnes de la nature ou sur la consistance ou manière d'être des substances vénéneuses, c'est-à-dire sous la forme gazeuse, liquide ou solide, attendu que ces états varient à l'infini, et que les poisons passent de l'un à l'autre par une cause légère et qui ne change en rien leurs propriétés nuisibles.

Les avantages que l'on peut retirer d'une classification qui sépare ou réunit les poisons, suivant les effets qu'ils produisent sur les organes, et suivant les phénomènes physiologiques et cadavériques qui en sont le résultat, ayant été bien appréciés, les médecins légistes adoptent aujourd'hui celle qui repose sur une pareille base et divisent d'ordinaire tous les poisons connus en six classes :

Poisons corrosifs ou escarrotiques,

Poisons âcres,

Poisons narcotiques ou stupéfians,

Poisons narcotico-âcres,

Poisons astringens,

Poisons septiques ou putréfians.

La première classe comprend toutes les substances arsenicales dont il a été déjà parlé, les agens métalliques tirés du mercure, de l'antimoine, du cuivre, de l'étain, du zinc, de l'argent, de l'or et du fer, qui sont généralement regardés comme des poisons irritans et corrosifs.

Elle comprend encore la plupart des acides minéraux concentrés, détaillés à la première section; les alcalis caustiques comme la potasse, la soude et l'ammoniaque ; les terres alcalines telles que la chaux et la baryte ; enfin le phosphore, l'iode, le verre et émail en poudre, les cantharides.

La deuxième classe ou celle des poisons âcres ,
doit renfermer une bonne partie des plantes vénéneuses , parmi lesquelles il faut placer en première ligne :

> Les elléborés blanc et noir ,
> La coloquinte ,
> La gomme gutte ,
> Le rhus radicans et rhus toxicodendron ,
> L'aconit napel ,
> Le tue loup ,
> Les différentes espèces d'euphorbes ,
> Les baies et écorces de thymélées ,
> La bryone ,
> Les diverses espèces de renoncules , mais surtout
> la scélérate ,
> Les diverses anémones ,
> La chélidoine ,
> La staphisaigre ,
> La gratiole ,
> Le pignon d'inde ,
> La colchique d'automne ,
> Les diverses clématites ,
> Le panais ,
> Le pied de veau.

Et parmi les substances minérales :

> Le chlore ou acide muriatique oxigéné ,
> Le gaz acide sulfureux ,
> La deutoxide d'azote formant l'acide nitreux.

La troisième classe ou celle des narcotiques, doit
comprendre principalement :

> La morphine , l'opium et les différentes prépara
> tions de ce suc ,

Les jusquiames noire et blanche ,
L'acide hydrocyanique ou prussique ,
L'huile de laurier cérise et des amandes amères ,
Les baies de l'if ,
La morelle ,
Le coqueret somnifère ,
Le gaz protoxide d'azote.

La quatrième classe ou la famille des poisons narcotico-âcres , sera composée des plantes et substances ci-après :

La belladone ,
La pomme épineuse ,
La grande ciguë, la ciguë aquatique, la petite ciguë ,
Le tabac ,
Le laurier rose ,
La noix vomique ,
La fève de saint Ignace ,
La coque du levant ,
Les champignons vénéneux ,
Le seigle ergoté ,
Le mancenillier ,
L'alcool ou esprit de vin ,
Le gaz acide carbonique ,
L'éther sulfurique.

La cinquième classe est composée des préparations de plomb , telles que :

Le sucre de saturne ,
La céruse ,
Les vins et eaux adoucis ou imprégnés de plomb ,
Les sirops clarifiés avec l'acétate de plomb ou sucre de saturne ,
Les émanations de ce métal.

Les poisons septiques , qui forment la sixième classe , proviennent :

> De la piqûre ou morsure des animaux vénimeux ou enragés ,
>
> Des miasmes contagieux , de la peste , des fièvres typhoïdes , putrides , etc. ,
>
> Des exhalaisons des hôpitaux , cimetières , prisons , vaisseaux , cloaques , marais , fosses d'aisance , etc.
>
> Du gaz hydrogène sulfuré (acide hydrosulfurique).

Poisons Escarrotiques. Les phénomènes physiologiques que produisent ces poisons et qui doivent faire reconnaître l'empoisonnement par ces substances , sont les suivans :

Ardeur et constriction à la bouche , à la langue , à l'œsophage , l'estomac et les intestins ; douleurs très-vives le long du canal digestif , mais surtout à l'estomac et à l'abdomen ; hoquet , nausées fréquentes , vomissement douloureux , opiniâtre et sanguinolent ; pouls petit , serré , fréquent , souvent imperceptible ; froid glacial ; d'autres fois chaleur intense , soif vive , difficulté d'uriner. Taches pourprées à tout le corps et souvent éruption miliaire ; décomposition de la figure ; ris sardonique ; convulsions et contorsions horribles ; aliénation des facultés intellectuelles.

Les lésions cadavériques observées après la mort consistent :

En une inflammation plus ou moins intense des voies gastriques avec des plaques livides , gangréneuses ; des perforations plus ou moins larges ; la séparation de la membrane muqueuse en une bouillie jaunâtre ; des taches livides et gangréneuses à la peau. Quelquefois , mais très-rarement, absence de toutes ces lésions.

Poisons Acres. On voit se développer , peu de temps après l'administration des poisons âcres , une saveur âcre , piquante , plus ou moins amère ; chaleur brûlante et sècheresse à la langue et à la bouche. Constriction plus ou moins douloureuse à la gorge ; ensuite douleurs aiguës à l'estomac et aux entrailles , suivies de nausées et d'évacuations par le haut et par le bas ; pouls d'abord très-fréquent , ensuite petit , serré : ralentissement de la respiration et de la circulation ; convulsions de divers degrés ; roidissement des membres.

On trouve dans le cadavre les lésions organiques ci-après :

Inflammation du canal alimentaire depuis la bouche jusqu'au rectum , tantôt bornée à la muqueuse et d'autres fois comprenant la musculeuse et la séreuse. Couleur des parties enflammées d'un rouge de feu, ou allant du cerise au noir. Plaques avec extravasation de sang. Quelquefois petits ulcères près du pylore. Le plus souvent l'inflammation se borne à l'arrière-bouche , à l'estomac et aux gros intestins.

Traces plus ou moins profondes d'inflammation au poumon. Ventricules et oreillettes du cœur gorgés d'un sang ordinairement coagulé. Vaisseaux de la surface externe du cerveau engorgés.

Poisons Narcotiques. Ces sortes de poisons laissent apercevoir sur le vivant d'autres phénomènes que ceux détaillés jusqu'ici : on observe chez les malades la stupeur, l'engourdissement, le délire, la léthargie, les vertiges, le rire avec fureur, des nausées, vomituritions, pâleur ou couleur plombée de la face, regard fixe avec dilatation et insensibilité de la pupille. État apoplectique, paralysie, suppression des urines et des selles. Respiration d'abord naturelle, puis suspirieuse, avec l'absence de la douleur et des symptômes d'inflammation.

L'autopsie cadavérique ne montre aucune trace de phlegmasie ou d'altération organique dans le canal digestif. Couleur et consistance de la rate fréquemment altérées.

Marques d'inflammation et de ‘stases de sang dans les poumons comme dans l'empoisonnement par les substances âcres, quoiqu'aucun symptôme n'ait annoncé cet état pathologique pendant la vie. Sang dans les veines et le cœur coagulé, malgré l'assertion du contraire par quelques médecins légistes.

Engorgement des vaisseaux veineux qui rampent sur les méninges et le cerveau ; peu ou point d'autres lésions à ce viscère.

Larges plaques à la peau, rouges, violettes, livides ; face bouffie, rouge, livide ou brune ; flexibilité des membres ; chaleur du corps ; tendance à une putréfaction rapide.

Poisons Narcotico-Acres. Dans l'empoisonnement par ces substances , les victimes éprouvent une odeur et saveur en même temps âcre et nauséabonde ; ils éprouvent encore les phénomènes des poisons narcotiques alternant avec des vomissemens répétés, des coliques, des douleurs cuisantes, l'enflure de la langue et des lèvres , l'écume à la bouche. Pouls tantôt lent, tantôt fréquent et serré ; hilarité insolite avec assoupissement profond. Le regard farouche , le ris sardonique , le délire gai et des actions ridicules et extravagantes. La pupille quelquefois contractée au lieu d'être dilatée. Dans certaines circonstances , grande roideur des membres avec une constriction générale des muscles du thorax et immobilité des parois de cette cavité. Yeux rouges , saillans ; ouie peu impressionable.

Après la mort, on trouve souvent, dans les voies gastriques , les traces de l'inflammation qui peut aller jusqu'à une phlegmasie profonde et même à la gangrène , ou se borner à une simple irritation. D'autrefois cette inflammation n'existe pas.

Les poumons , le cœur , le sang dans sa consistance , les méninges et le cerveau offrent les mêmes altérations que par l'empoisonnement narcotique.

Poisons Astringens. Ces poisons produisent une série de symptômes au moyen desquels on distingue facilement cet empoisonnement de tous les autres. Ainsi la dyspepsie , les coliques , la rétraction du nombril , une constipation opiniâtre , des vomissemens porracés , un pouls lent , tendu comme une corde ou un fil d'archal ; la sensation d'un

lien qui serre le ventre, le tremblement des extrémités , la sécheresse à la peau , la paralysie des
membres , surtout des pelviens, le teint de la peau
sale et jaunâtre, la maigreur, un pouls petit et tremblotant, enfin la marche chronique du mal et le
développement lent et successif de la plupart des
symptômes , feront reconnaître avec facilité l'empoisonnement par les préparations de plomb.

L'examen des cadavres fera apercevoir des traces
d'inflammation dans le canal digestif , lorsque le
poison aura été ingéré à haute dose dans les premières voies. On ne trouve nulle trace d'inflammation quand l'empoisonnement est l'effet des émanations saturnines. Il y a dans ce cas rétrécissement
des gros intestins et principalement du colon.

Poisons Putréfians. L'empoisonnement par les
agens septiques est caractérisé par un abattement
général , la prostration totale des forces , l'altération prompte des traits , la pâleur jaunâtre de la
peau, la faiblesse dans les organes de la circulation,
les sueurs froides , le relâchement des sphincters,
les taches pétéchiales promptement gangrénées ,
la puanteur de toutes les excrétions , les hémorragies abondantes et réitérées , fournissant un sang
dissout. Enfin tous les signes d'une adynamie ou
état putride intense et profond.

Les phénomènes cadavériques sont la flexibilité
des membres et une putréfaction très-prompte.

Les poisons septiques étant ordinairement fournis par des matières en putréfaction , ou par des

foyers d'infection qui donnent naissance à des maladies extrêmement graves ; ou bien étant le résultat de la morsure ou piqûre de la plupart des animaux réputés vénimeux, doivent très-rarement fournir matière aux recherches de médecine légale criminelle, et méritent de trouver plutôt une place dans un chapitre de police médicale que partout ailleurs.

On peut également supprimer la classe des poisons astringens, qui, fournis par les différentes préparations du plomb, ne produisent d'autre empoisonnement que celui qui est le résultat des émanations métalliques, qui s'introduisent par diverses voies de l'économie animale, et développent de cette manière les nombreuses maladies des plombiers et de tous les ouvriers qui emploient dans leur travail les diverses combinaisons de ce métal ; et ici tout est du ressort de la pathologie interne et non de la médecine légale, parce que ces causes morbides agissent à l'instar de mille autres analogues. Les plâtriers, les chaufourniers et autres, sont à peu près dans le même cas que les ouvriers qui travaillent avec le plomb.

Il est très-rare que les productions de ce métal soient choisies par une main criminelle pour atteindre une victime. Si l'on a soupçonné que des poisons lents et très-meurtriers aient été employés du temps des Romains, et même dans les siècles modernes, et que ces substances pouvaient être de la classe saturnine, on doit savoir aussi que ces poisons n'étaient meurtriers qu'à cause de l'arsenic qui était associé aux préparations de plomb.

D'ailleurs lorsqu'un expert pourra croire que l'empoisonnement a été commis par un produit de ce métal , il lui sera facile de le reconnaître , par la saveur douce , un peu astringente qu'ont les préparations de plomb , et par l'analyse chimique facile à pratiquer.

Or , on sait que ces préparations , et surtout les sels provenant de ce métal , sont d'un blanc mat ; l'acide sulfurique étendu d'eau les précipite en blanc, l'hydrogène sulfuré en noir. Les oxides et les sels traités au feu avec le charbon dans un creuset , reviennent à l'état métallique.

Il nous reste donc quatre classes de poisons qui renferment toutes les substances vénéneuses capables de produire l'empoisonnement. Elles peuvent encore se réduire à deux , si l'on réfléchit sur les symptômes qui en résultent sur le vivant , et les altérations organiques observées dans le cadavre.

En effet , les symptômes des poisons corrosifs , âcres , et même de la plupart des narcotico–âcres, sont produits par une vive irritation dans le canal alimentaire, une inflammation plus ou moins profonde de l'estomac et des autres organes qui sont une continuation de ce sac membraneux , et par une lésion primitive ou consécutive du système nerveux qui augmente les désordres résultant de la phlegmasie , et amène bientôt un dénouement tragique.

La violence de ces symptômes est proportionnée à la dose du poison, à la sensibilité du sujet, à son âge et autres circonstances accessoires qui amènent autant de différence dans les divers cas d'empoisonnement qu'il peut y en avoir entre le poison corrosif et le poison âcre ou narcotico-âcre ; bien que d'ordinaire le premier produise des symptômes plus graves, plus alarmans et suivis d'une mort plus prompte.

Dans les lésions cadavériques , les différences de ces poisons ne sont pas plus tranchées. On observe , il est vrai, après l'emploi des corrosifs, des érosions, des escarres et des perforations à l'estomac ou à telle autre portion du canal alimentaire , plus fréquentes et plus prononcées qu'après l'injection des autres poisons ; mais dans certaines circonstances, ces désordres ne se manifestent pas ; bien plus , on n'observe pas même les caractères de l'inflammation , et le poison ne devient mortel qu'en agissant sur le système nerveux.

D'un autre côté, des plaques livides, des escarres gangréneuses , des perforations même sont quelquefois le résultat des poisons âcres , de façon qu'on ne trouve aucune différence essentielle entre les altérations organiques de ces diverses sortes de poisons , pas même la séparation de la muqueuse de l'estomac par l'effet des corrosifs , que des auteurs tels que Hebenstreit, Mahon et le professeur Fodéré ont signalée comme le véritable caractère distinctif entre les poisons escarrotiques et les âcres. Le professeur Orfila n'admet point cette différence entre ces deux classes de poisons, attendu qu'il ne l'a point aperçue dans les nombreuses expériences qu'il a faites sur l'empoisonnement.

Les poisons narcotiques ne suscitent pas d'inflammation dans les voies gastriques, n'engendrent point le cortège de symptômes qui caractérisent cette inflammation ; leur effet étant direct sur le système nerveux et agissant à la manière des miasmes qui engourdissent ce système et enchaînent l'influence cérébrale, ils développent tous les symptômes d'un typhus très-intense et promptement mortel , ou les signes pernicieux qui résultent de la compression ou d'une lésion grave du cerveau. Cependant, à travers les symptômes du collapsus cérébral, on remarque l'excitation du système vasculaire sanguin dont la phlogose et l'engorgement des organes thoraciques sont le résultat.

Dans cette classe de poisons, l'autopsie cadavérique ne laisse apercevoir aucune inflammation dans le canal alimentaire , et ce résultat s'accorde avec les symptômes observés pendant la vie. On trouve dans la rate et le foie un changement de consistance et de couleur ; dans les poumons les traces d'une phlegmasie ; et sur la surface externe du cerveau un engorgement des veines qui rampent sur ce viscère.

D'après ces remarques , n'y ayant aucun caractère vraiment distinctif qui autorise à séparer les poisons corrosifs des substances âcres et d'une partie des narcotico-âcres, et ce caractère étant parfaitement établi entre tous les poisons irritans et

les poisons narcotiques , et une partie des narcotico-âcres dans lesquels les caractères du narcotisme tranchent sur celui de l'inflammation , on
pourrait réduire, comme je l'ai déjà dit , les familles des poisons à deux classes seulement, savoir :
les poisons corrosifs ou irritans , et les poisons
narcotiques ou stupéfians.

SECTION III.

*Phénomènes de l'empoisonnement comparés à ceux de
diverses maladies. — Leur analogie. — Leur différence. — Moyen de les distinguer.*

Les effets de l'empoisonnement tiennent pour
l'ordinaire à une vive irritation de l'estomac et du
canal alimentaire et à des symptômes nerveux qui
en dérivent ou qui sont déterminés par l'influence
directe du poison sur l'appareil sensitif.

Or, il existe plusieurs maladies qui peuvent produire et produisent en effet les mêmes symptômes.
Une gastrite ou entero-gastrite développée tout-à-
coup , par des causes accidentelles autres que le
poison ; la cardialgie nerveuse sous la forme d'un
accès violent ; diverses lésions organiques de l'estomac peu apparentes auparavant et prenant une
marche active ; des affections bilieuses revêtant une
forme putride et maligne ; le choléra-morbus entr'autres , dont le cours est aussi prompt et aussi
violent que celui de l'empoisonnement ; le melæna;

une fièvre maligne insidieuse, dont la marche, en apparence benigne, offre tout d'un coup des symptômes semblables à ceux de l'empoisonnement, sont tout autant des maux que l'on peut confondre avec lui.

A l'ouverture des sujets qui ont succombé à de pareilles maladies, on trouve les traces d'une inflammation profonde, des plaques livides et comme gangréneuses, des escarres, des perforations de l'estomac assez étendues qui laissent échapper les fluides alimentaires dans la cavité abdominale.

Comment distinguer l'empoisonnement de ces sortes de maux ?

Il semble, au premier coup d'œil, que la perforation de l'estomac devrait être le fait d'un poison escarrotique et corrosif, et le signe le plus sûr de l'empoisonnement ; cependant beaucoup d'observations constatent que de pareilles perforations se sont rencontrées dans des cas où il n'y avait pas le moindre soupçon de poison. On les a observées dans des gastrites graves, dans les affections cancéreuses de l'estomac, dans les cardialgies et affections organiques du pylore, qui, arrivées à un certain point, s'accompagnent de symptômes propres à l'empoisonnement.

Dans quelques-unes de ces maladies, et surtout dans la cardialgie aigüe, la perforation que l'on trouve dans l'estomac semble faite avec un emporte-pièce.

Voici le tableau que présente ce mal douloureux

arrivé à son dernier période, et les lésions organiques qu'il laisse dans l'estomac :

Douleur aiguë et souvent atroce se montrant tout-à-coup à l'épigastre ; sentiment intérieur d'une lésion profonde et mortelle ; résolution subite des forces : vomissement d'un liquide âcre et corrosif, de bile ou d'alimens ; pouls petit, dur, toujours très-accéléré ; décomposition des traits de la face ; inefficacité des calmans : mort dans les vingt-quatre heures.

Tuméfaction du ventre, si elle n'a pas déjà eu lieu auparavant ; perforations plus ou moins larges avec des bords sphacélés, livides ou rougeâtres ; tumeur formée au pylore par l'épaississement et les callosités des membranes.

D'ordinaire, dans la plupart des perforations, les membranes muqueuse et musculeuse sont déjà rongées quand la séreuse est encore intacte : elle est la dernière à se percer, et jusqu'alors les symptômes mortels de l'inflammation abdominale, produits par l'épanchement des liquides, ne se manifestent pas.

Parmi les espèces de perforations que l'on peut confondre le plus facilement avec celles du poison, on doit signaler celles que l'on appelle spontanées. Elles arrivent subitement sans avoir été précédées d'aucune autre affection ; elles font succomber les individus, dont la santé n'est point altérée ou sujets seulement à quelque douleur d'estomac, dans un intervalle bien court et au milieu des tourmens analogues à ceux du poison. En voici des exemples frappans fournis par des auteurs recommandables.

Un homme de trente ans, grand, sec et pâle, jouissant d'une bonne santé, ayant mangé dans la matinée quelques onces de pain et bu d'eau vineuse, est saisi tout d'un coup d'une douleur atroce qui le tient presque courbé jusqu'à terre et fait comprimer fortement son ventre avec les bras. Il se couche en travers et vomit les alimens qu'il a pris. Contraction si forte des muscles abdominaux, qu'ils semblent collés à l'épine. Mort au bout de douze heures.

Perforation à la petite courbure de l'estomac à un pouce du pylore, du diamètre d'une ligne et demie, comme faite par un emporte-pièce. Les bords, à un quart de ligne, avaient un cercle rouge.

Une dame, sujète depuis long-temps à des douleurs d'estomac, ressent tout d'un coup une douleur atroce au creux de l'épigastre, s'étendant aux hypocondres, au dos et aux épaules. Muscles abdominaux très-contractés, bas-ventre dur, pouls calme, langue nette, point de vomissement. Au bout de quatre ou cinq heures pouls très-fréquent et petit, extrémités froides, respiration précipitée. Augmentation des symptômes pendant dix heures et mort au milieu des plus cruelles angoisses.

Trou rond, du diamètre d'un pois, à l'estomac. Celui-ci flasque, pâle et vide ; épanchement

des liquides dans le bas-ventre , suivi de l'inflammation des intestins.

Dans une troisième observation , fournie par
le docteur Desgranges , la personne qui en fait le
sujet mourut au bout de deux ou trois accès d'une
violente cardiàlgie. La perforation trouvée à l'estomac et à la petite courbure formait un trou rond
de neuf lignes de diamètre , avec des bords lisses
sans dentelure ni frange , ayant à son tiers inférieur une rougeur un peu foncée et violette, d'une
ligne de large au plus. Le contour avait l'épaisseur
de l'organe et l'ouverture semblait avoir été faite
avec un emporte-pièce. L'estomac sain partout
ailleurs. On n'y voyait ni inflammation ni altération de tissu , de consistance , etc. Inflammation
des intestins par l'épanchement des fluides.

Que ces perforations spontanées soient produites , d'après Hunter, par l'action corrosive du suc
gastrique, opinion que le professeur Orfila semble
partager jusqu'à un certain point, ou par une ulcération produite par l'inflammation des membranes , l'altération des liquides, ou par la sécrétion d'une liqueur âcre et corrosive qui ronge et
ulcère la partie , d'après la manière de voir de
Chaussier , peu importe au médecin expert. Ce
qui l'intéresse davantage , c'est de trouver des signes suffisans pour distinguer de pareilles perforations de celles des substances vénéneuses , afin
qu'il se garantisse d'une erreur funeste.

La découverte du poison par l'analyse chimique,

ainsi que nous le verrons dans la section suivante, est, sans contredit, le moyen le plus sûr pour éviter l'erreur et constater l'empoisonnement. Mais si c'est un poison végétal qui d'ordinaire échappe à l'analyse chimique ; si tout le poison a été vomi ou évacué et qu'il n'en reste plus dans le canal alimentaire ; et si, quoique du règne minéral, il existe en si petite quantité, et s'il est altéré par les substances végétales ou animales contenues dans l'estomac, de manière à éluder l'action des réactifs ; ou si enfin une pareille analyse est si difficile à exécuter dans certains cas, qu'elle exige la sagacité d'un chimiste profond et familiarisé avec toutes les substances vénéneuses, comment un expert, qui d'ordinaire n'est ni savant chimiste ni homme expérimenté dans la toxicologie, pourra-t-il trouver le poison et reconnaître sa nature et son espèce ?

Ne le pouvant pas, faudra-t-il qu'une accusation fondée sur d'autres preuves évidentes tombe d'elle-même, faute de découvrir le principe du poison ; et qu'un coupable, familiarisé avec les agens vénéneux et avec leurs effets sur l'économie animale, qui aura fait choix d'un poison qui ne laisse point de lésion dans l'estomac et qui reste peu de temps dans ce viscère, soit sûr d'échapper à la justice, parce que l'analyse de la substance administrée ne pourra être effectuée, même par les plus habiles chimistes ?

La plupart des médecins légistes ne sont pas de

cet avis. Ils veulent qu'en pareille circonstance on établisse toutes les différences qui existent entre l'empoisonnement et les maladies qui le simulent, et qu'on s'éclaire de toutes les circonstances morales qui tendent à faire admettre ou repousser l'idée du poison.

Ces dernières sont souvent trompeuses. D'ailleurs elles appartiennent plutôt au juge qu'au médecin. Le devoir de celui-ci est de bien connaître et de faire apprécier les différences qui existent entre l'empoisonnement et les maladies qui ont des rapports avec lui.

Les affections que l'on peut confondre avec l'empoisonnement sont, d'après les médecins légistes qui ont approfondi cette matière :

La cardialgie avec ou sans lésion organique de l'estomac ;

La gastrite aiguë promptement mortelle ;

Le choléra-morbus ;

Le melœna ;

La fièvre bilieuse maligne ou la cardialgie pernicieuse ;

Le pincement ou l'étranglement d'un intestin par une cause quelconque ;

Les vers.

Ces diverses maladies peuvent se développer subitement ou après des antécédens de peu d'importance. Légères d'abord, elles peuvent prendre ensuite une marche rapide et s'accompagner de tous les symptômes d'une phlegmasie grave de l'estomac, et d'une lésion nerveuse redoutable.

Elles montrent, dans le cadavre, des altérations profondes et gangréneuses ; elles laissent dans l'estomac des perforations analogues à celles d'un poison corrosif.

1° On ne pourra confondre une affection vermineuse ou l'étranglement d'un intestin avec l'empoisonnement, que pendant la vie ; car, si la mort arrive, l'autopsie du cadavre montrera, dans le premier cas, une grande quantité de vers dans les voies gastriques, la perforation de l'estomac et des intestins, et quelquefois le passage des vers dans la cavité abdominale, comme nombre d'observations médicales en font foi ; et dans l'étranglement on observera son siége, son étendue et les lésions cadavériques qui en auront été la conséquence.

2° Dans la cardialgie avec lésion organique du pylore, on rencontrera une affection cancéreuse qui aura perforé peu à peu l'estomac et aura été précédée de souffrances plus ou moins longues, de vomissement, défaut de nutrition et augmentation de volume de l'estomac.

La cardialgie purement nerveuse et puis devenue ulcéreuse avec perforation de l'estomac, aura été également précédée d'accès antérieurs qui la distingueront des souffrances de l'empoisonnement, en ce que ces paroxysmes sont accompagnés d'une constriction à la gorge et à la poitrine qui menace de suffocation. L'accès, qui a ordinairement une courte durée, se termine par une sueur abondante, principalement à l'extrémité des doigts.

3° La gastrite aiguë se développe sous l'influence de causes accidentelles , comme un violent exercice, la suppression subite de la sueur par l'impressoin du froid , une passion vive de l'âme , une influence atmosphérique ou épidémique.

4° Mêmes causes agissent pour le choléra-morbus. On observe en outre que c'est pendant les chaleurs de l'été et chez un tempérament bilieux que le mal se développe. Les altérations organiques se bornent à l'inflammation de l'estomac et n'occupent pas toute l'étendue du canal alimentaire. La phlogose n'atteint pas les voies aériennes ; tandis que celles-ci souffrent presque constamment à la suite d'un empoisonnement par les substances âcres ou narcotiques.

5° La fièvre bilieuse maligne ou la pernicieuse cardialgique se seront déjà manifestées par quelques accès plus ou moins graves, avant que les symptômes d'une lésion profonde de l'estomac se développent. Pareilles maladies règnent épidémiquement ou se sont déjà montrées dans le pays qu'habite le sujet chez lequel on a des doutes à éclaircir. Ces circonstances feront distinguer ces affections de l'empoisonnement occasionné par un breuvage quelconque, à la suite duquel , et immédiatement après son administration, on aura observé les effets du poison, développés d'ailleurs chez une personne bien saine et qui n'avait éprouvé, jusqu'à ce moment , aucune espèce d'altération dans sa santé.

6° Dans le mélæna, le sang évacué par le haut et par le bas est noir ; il est rouge dans l'empoisonnement par une substance âcre et corrosive. Dans le mélæna, les lésions cadavériques se bornent à une portion du canal alimentaire ; elles sont bien plus étendues lorsqu'elles sont le résultat du poison.

En outre, dans la première affection, on peut exprimer le sang noir de la muqueuse de l'estomac ; et d'ordinaire il y a une lésion organique de ce viscère. Rien de tout cela ne se rencontre dans l'empoisonnement.

Enfin, quelle que soit la maladie qui s'offre à l'examen de l'expert, elle ne s'accompagnera pas, comme l'empoisonnement, de la circonstance d'une sensation ressentie immédiatement après la déglutition d'un breuvage quelconque, d'une saveur amère plus ou moins piquante ou nauséuse à la bouche, d'un sentiment de constriction de chaleur et d'âpreté métallique au palais et au pharynx, suivie d'une douleur déchirante à l'épigastre avec nausées et des vomissemens qui, au lieu de calmer, vont toujours en augmentant. Il n'y aura pas, ou du moins très-rarement, des traces d'inflammation et d'érosions à la bouche et à l'œsophage : elles seront moins fortes et moins profondes dans le reste du canal alimentaire.

Les perforations sont toujours plus multipliées dans les cas d'empoisonnement, au point d'offrir, dans la partie atteinte, une espèce de crible ; et une

remarque bien importante que l'on a faite , c'est
que le poison escarrotique affecte spécialement
les plis et rides de la muqueuse de l'estomac et y
détermine une érosion ; les espaces qui les séparent restent intacts , tandis que les phlegmasies
ordinaires de ces mêmes parties , qui ne dépendent point du poison , s'étendent uniformément
dans un espace plus ou moins considérable, sans
épargner les petits enfoncemens qui séparent les
plis de cette membrane.

Rapport sur un cas de perforation spontanée de l'estomac , simulant l'empoisonnement.

Nous soussigné , etc. (On peut voir le modèle de la
première partie du rapport , dans la plupart de ceux donnés dans cet ouvrage).

Nous sommes transporté à la Morgue , etc. , pour
constater la cause de mort du sieur N..... etc.

Arrivé dans la chambre , nous avons vu étendu sur une
table le cadavre d'un homme robuste , d'environ 50 ans ,
qui paraissait être mort dans un état de spasme , à juger
du moins par la rougeur de la face et le gonflement des
veines du cou. Le cadavre dont il s'agit avait été trouvé
deux jours auparavant dans une des rues de Paris. Du
reste il était inconnu et on ne put fournir aucun rensei-
gnement sur les accidens qui avaient précédés la mort.

Il était roide et n'offrait aucune trace de lésion extérieure. La bouche , le pharynx et l'œsophage étaient
comme dans l'état naturel. L'estomac était vide et retiré
sur lui-même. On voyait , à la face antérieure , près du
pylore , une ouverture inégalement arrondie , d'environ

un pouce de diamètre , dont les bords étaient très-min-
ces , irrégulièrement dentelés et formés uniquement par
la tunique péritonéale. Les membranes musculeuse et
muqueuse étaient détruites dans un plus grand espace. Les
bords de cette ouverture étaient recouverts d'une couche molle, noirâtre , comme muqueuse et circonscrite
par une auréole , légèrement saillante , grisâtre , d'un
tissu compacte ; ils étaient simplement formés par le
péritoine. La face postérieure de l'estomac présentait , à
la partie correspondante à l'ouverture dont nous avons
parlé, une escarre molle, ronde, noire, qui n'intéressait
que la membrane muqueuse. Du reste on n'observait
aucune trace de rougeur dans les autres parties de ce
viscère ni dans le canal intestinal. Il y avait , dans la
cavité de l'abdomen , environ une chopine d'un liquide
épais de couleur jaunâtre. Le péritoine était parsemé de
points rouges. Les autres organes étaient sains.

Le liquide recueilli dans l'abdomen , soumis à l'analyse , ne parut contenir aucune substance vénéneuse. (On
décrit exactement les essais qui ont été faits.)

Il résulte de ce qui précède , 1° que la mort du sieur
N.... peut être attribuée à une de ces *irritations des voies
gastriques* qui se terminent par des perforations dites
spontanées ; que tout porte à croire que cet individu n'a
pas été empoisonné ; 3° que lors même qu'il serait avéré
par la suite qu'il avait éprouvé quelques-uns des symptômes produits par les poisons irritans, on ne pourrait
pas établir , d'une manière *positive* , qu'il y ait eu empoisonnement, la substance vénéneuse n'ayant pas été
découverte , et les altérations trouvées dans le canal
digestif n'offrant point le caractère que l'on remarque
ordinairement lorsque les poisons irritans ont déterminé
la mort.

Rapport sur un cas de choléra-morbus simulant l'empoisonnement.

Nous soussigné, etc..... nous sommes transporté, le 25 août 1820, et pour constater la cause de la mort du sieur X....

Arrivé dans la chambre, nous n'avons rien découvert qui pût faire soupçonner la cause de la mort.

Le docteur B...., médecin de la maison, nous a rapporté qu'ayant été appelé la veille pour donner ses soins au sieur X...., il l'avait trouvé dans un état alarmant ; qu'il se plaignait d'éructations acides et de douleurs atroces à l'épigastre et dans les intestins ; qu'il avait des vomissemens et des déjections alvines presque continuels de matières grises et noirâtres ; que l'abdomen était tendu, le pouls petit, accéléré ; les extrémités froides, la prostration des forces extrême ; qu'à ces symptômes s'étaient joints bientôt après le hoquet, des crampes et des syncopes ; et qu'il était mort quinze heures après l'invasion de la maladie, malgré l'emploi des boissons adoucissantes et des révulsifs.

Interrogé sur les habitudes du sieur X...., le docteur B.... nous a dit qu'il faisait souvent usage d'alimens difficiles à digérer, et qu'il était sujet aux indigestions ; que du reste il l'avait vu peu de jours avant et qu'il lui avait paru assez bien portant.

Le cadavre était froid et couché sur le dos ; il y avait, au pied du lit, plusieurs cuvettes contenant la matière des vomissemens.

Le cadavre ne présentait à l'extérieur aucune trace de blessure. (On note ici les expériences faites pour s'assurer que les lividités cadavériques, s'il en existe, ne sont point des traces de contusion , et pour reconnaître si les membres, quoique non ecchymosés, n'offrent point profondément de pareilles traces.) L'estomac était vide ; la membrane interne offrait une couleur rouge marquée ; les autres tuniques étaient saines. Le duodenum contenait une assez grande quantité de bile d'un jaune verdâtre. On voyait , près de l'ouverture du conduit cholédoque , deux escarres circulaires de la grandeur d'un centime Les autres parties du canal intestinal étaient à peu près comme dans l'état naturel. La vésicule du fiel occupait un très-grand volume et contenait beaucoup de bile verte d'une odeur désagréable. Les autres organes étaient sains.

Les matières vomies et celles qui étaient contenues dans le canal intestinal ayant été soumises à l'action des réactifs , n'ont fourni aucune trace de poison. (Ici on indique exactement les expériences qui ont été faites). Une grande partie du liquide vomi a été introduite dans l'estomac d'un chien robuste et de moyenne taille, dont l'œsophage avait été préalablement détaché et percé d'un trou. Au bout de dix minutes l'animal a fait des efforts pour vomir ; il a eu des déjections alvines, il a poussé des cris plaintifs. Deux heures après ces symptômes ont cessé et il s'est manifesté un abattement remarquable qui a toujours augmenté , jusqu'au moment de la mort (dix heures après le commencement de l'expérience.) A l'ouverture du cadavre on a trouvé l'estomac enflammé ; les autres organes ne paraissaient point altérés.

Nous croyons pouvoir conclure de ce qui précède : 1° que *probablement* le sieur X.... a été atteint du choléra-morbus , maladie qui se développe particulièrement sous l'influence des causes auxquelles cet individu était soumis ; 2° que la mort peut être le résultat de cette affection ; 3° qu'il est impossible d'affirmer qu'il y a eu empoisonnement, parce qu'on n'a point trouvé de poison , et que d'ailleurs les résultats de l'expérience faite sur le chien peuvent s'expliquer en admettant que les liquides avaient contractés , pendant la maladie du sieur X...., des qualités délétères.

SECTION IV.

De l'analyse chimique et des caractères physiques des poisons.

Après avoir fait connaître les indices de l'empoisonnement , d'après les phénomènes physiologiques qu'il développe pendant la vie et les altérations organiques qu'il laisse apercevoir après la mort , je dois parler actuellement de ceux fournis par l'analyse des matières suspectes rendues par le vomissement ou contenues dans le canal alimentaire.

Nous venons de voir qu'il existe des caractères distinctifs entre l'empoisonnement et les différentes maladies qui ont une grande analogie avec lui. Il est possible néanmoins que ces caractères ne soient pas assez tranchés pour exclure toute espèce de doute ; il peut arriver qu'ils aient été mal observés pendant la vie , et que ceux puisés dans le cadavre se rapportent au poison comme à d'autres maux. Le seul moyen, en pareille circonstance, de cons-

iater l'empoisonnement d'une manière non équivoque, c'est de découvrir la substance vénéneuse
et d'en déterminer l'espèce. Des médecins légistes
n'admettent le crime que lorsque cette substance
est découverte d'une manière quelconque. Nous
avons vu que cette doctrine pouvait ouvrir une
large voie aux actions criminelles, et qu'elle ne peut
être adoptée exclusivement sans de graves inconvéniens. Mais il faut admettre aussi que toutes les
fois que l'empoisonnement ne sera pas constaté
d'une manière certaine , soit par les preuves physiologiques ou cadavériques , soit par toutes les
circonstances morales et par cette série de faits ,
qui, s'enchaînant les uns les autres , ne laissent
plus aucune espèce de doute sur l'existence du
crime ; il vaut mieux supposer , tant qu'on n'aura
pas trouvé le principe matériel du poison , que les
désordres observés chez un individu présumé mort
d'une pareille cause , ont été le résultat d'une maladie accidentelle plutôt que de l'empoisonnement.

Voici une observation qui doit justifier cette manière de voir, et rendre l'expert très-circonspect
dans les cas douteux , et principalement dans ceux
où la substance vénéneuse n'aura pu être découverte.

Une femme de Montargis , âgée de 22 ans ,
ayant à se plaindre de mauvais procédés de son
mari, fit une course de deux lieues, en juin 1818,
pendant la grande chaleur du jour , sans prendre
ni alimens ni boisson. A son retour , malaise et

douleur à la tête qui se dissipèrent dans la soirée : elle soupa avec des pois et but de l'eau vineuse. Nulle incommodité pendant la nuit. Le matin elle se leva la première dans la maison pour conduire sa vache aux champs. Au bout de quelques heures, elle se plaint d'un grand froid, de douleurs à tous les membres, et surtout à la tête et à l'estomac. Les yeux étaient rouges, les jambes vacillantes, les forces anéanties.

Elle mangea néanmoins deux soupes dans la journée qu'elle prépara elle-même : ces accidens furent accompagnés d'une grande soif, de plusieurs évacuations alvines et de douleurs intestinales. On n'observa pas de vomissement. Elle mourut au bout de vingt-quatre heures.

Une mort aussi prompte fit soupçonner l'empoisonnement, et l'ouverture du cadavre fut ordonnée. Le chirurgien commis pour cela, trouva le corps « non encore refroidi, la couleur de la « peau livide foncée, les membres demi-flexibles, « assez d'embonpoint pour ne pas supposer une « maladie chronique antérieure, le ventre non « tendu. Point de sugillation, ni ulcère, ni plaie « sur aucune partie. »

« Rien que de naturel à la tête. Bouche pleine « d'une salive épaisse, blanchâtre, muqueuse ; les « membranes qui la tapissent rouges, ainsi que « l'arrière-bouche et l'œsophage.

« Adhérence de la plèvre pulmonaire gauche à « la plèvre costale antérieure avec épanchement de

« sérosité brunâtre, du poids de quatre onces en-
« viron.

« Le diaphragme portant des traces d'inflam-
« mation à la partie correspondante à la rate ,
« qui elle-même avait quatre taches gangréneuses
« marquées à la surface la plus près du grand cul-
« de-sac de l'estomac.

« La portion cardiaque extérieure de ce viscère
« plus rouge que dans l'état de mort ordinaire.
« L'intérieur était phlogosé du cardia au grand
« cul-de-sac. » Les traces d'un caustique violent ,
disait l'expert , « augmentaient graduellement , au
« point qu'un tiers et plus de ce viscère, à sa partie
« postérieure, était sphacelé et détruit entièrement.
« La portion pylorique brunâtre et resserrée ainsi
« que toutes les parties environnantes , plus ou
« moins affectées de la substance caustique. »

L'expert , voulant soulever le ventricule pour
examiner la face postérieure, le vit corrodé et perforé, « la liqueur qu'il contenait se répandit partie
« à terre , l'autre se mêla avec la sérosité abdomi-
« nale. Le tout fournit à peu près la quantité d'une
« pinte et demie. Dans la liqueur blanchâtre com-
« me du petit lait nageaient une trentaine de pois
« mal digérés. Il y avait des flocons noirs qui na-
« guère formaient la face postérieure de l'estomac.
« Le canal intestinal participait à la phlogose ,
« les autres viscères à peu près dans l'état naturel. »

L'expert conclut de ces faits que cette femme
était morte empoisonnée par une substance vénéneuse , telle que *l'oxyde d'arsenic.*

L'estomac séparé du corps fut emporté à Mon--
targis et soumis à l'examen de quatre chirurgiens
attachés à des corps militaires , et au médecin de
la maison d'arrêt, qui tous déclarèrent « que la
« destruction de l'estomac était due à l'effet d'une
« substance caustique introduite dans ce viscère
« au moyen d'un véhicule quelconque, et qu'au-
« cune maladie ne peut détruire une aussi grande
« portion de substance animale vivante ; l'influen-
« ce vitale nous défendant sans cesse contre d'ac-
« cidens aussi graves, dont, au surplus, l'homme
« ne peut porter la source en lui-même de manière
« à ce qu'elle agisse en aussi peu de temps. »

Dans des circonstances aussi graves qui pouvaient, à coup sûr, faire admettre le crime d'empoisonnement, le mari de cette femme en fût accusé, et ne fût absous par la cour d'assises d'Or-
léans que lorsque les Juges eurent été éclairés par
la consultation d'un médecin qui prit vivement la
défense de l'accusé, et surtout par l'opinion du
célèbre Chaussier. Cette opinion était bien opposée à celle du premier expert, qui imputait la
mort de cette femme à l'empoisonnement par l'arsenic, sans s'étayer d'aucune preuve matérielle ;
et à celle des autres médecins qui l'attribuaient à
une substance caustique, sans que rien n'en cons-
tatât la présence. Voici de quelle manière cet habile médecin légiste combattait les conclusions du
rapporteur et de ses adhérens :

Le premier expert n'aurait pas dû se borner à

une supposition vague de poison ; il aurait dû
faire des recherches pour en constater l'existence,
en ramassant avec une éponge tout le fluide épanché dans l'abdomen, le recueillir et le soumettre
à des expériences pour en reconnaître la nature.
Il aurait pu laver la cavité de l'estomac avec de
l'eau distillée légèrement tiède, et examiner ensuite, par différens moyens, si cette eau contenait quelque vestige d'une substance caustique ou
minérale, telle que l'oxide d'arsenic. Il aurait fallu
examiner la forme, la disposition et les bords de
la perforation de l'estomac ;

D'ailleurs les accidens éprouvés par cette femme
et les phénomènes cadavériques ne supposent pas
rigoureusement les effets du poison ; mais ils annoncent plutôt une affection grave de l'estomac et
du système nerveux. C'est ce qu'on peut déduire
de l'absence des vomissemens sans qu'on ait remarqué pour cela quelque peu de substance vénéneuse à la surface interne de cet organe ; et y en
eût-il eu, on aurait pu en retrouver encore sur
la surface des plicatures de l'œsophage, du pharynx et de la bouche, et on aurait remarqué à ces
parties des érosions plus ou moins profondes;

Les mucosités plus ou moins colorées à la bouche, se rencontrent dans les personnes mortes de
perforations, et proviennent d'une espèce de re-
gorgement des sucs contenus dans l'estomac qui
semble perdre la faculté de les expulser par le vomissement ;

Enfin on peut établir que la cause de la mort de cette femme développée spontanément, s'est portée en même temps sur la poitrine et l'estomac, et y a produit les altérations observées, et que ce développement a été favorisé par la fatigue essuyée pendant la plus forte chaleur du jour, sans qu'on ingérât ni solide ni liquide dans les voies alimentaires.

Il est donc bien essentiel, dans tous les cas présumés d'empoisonnement, de découvrir la substance vénéneuse. Les recherches, en pareil cas, doivent s'étendre à toutes les matières vomies, répandues sur le parquet ou délayées ; à toutes celles que l'on trouve d'une autre manière dans l'habitation de la victime, et à tous les liquides ou poudres renfermés dans le tube digestif.

Si l'on soupçonne un acide minéral, on le découvrira par l'effervescence avec la craie, ou la coloration en rouge des couleurs bleues végétales. On reconnaîtra un alcali par la couleur verte que prendront lesdites substances. Les préparations sulfureuses alcalines se décèlent à leur odeur d'œufs pourris.

Les cantharides, seul poison non minéral de la classe des irritans, se reconnaît à la couleur verte et luisante des molécules divisées, attendu que cette substance est indissoluble et indestructible dans les fluides animaux.

Est-ce un autre poison corrosif que l'on soupçonne ? Comme la plupart de ces poisons sont des oxides , des acides ou sels métalliques , on peut les rencontrer à l'état solide , ou les obtenir sous cette forme en filtrant les liquides et en les soumettant ensuite à l'évaporation. Le poison étant délayé et dissout dans l'eau distillée , on fait les essais chimiques qui seront détaillés dans les articles des substances vénéneuses les plus communément employées dans le crime d'empoisonnement.

Si le poison est présumé appartenir à la famille des âcres et des narcotiques, comme presque tous ces poisons sont fournis par le règne végétal , on examinera s'il n'existe pas , dans les liquides suspects, des fragmens de feuilles de semences ou de baies.

Ne trouve-t-on rien de semblable ni aucune parcelle saline ou métallique, et est-on embarrassé pour savoir à quel règne appartient le poison ? Soumettez le résidu des matières vomies ou trouvées aux épreuves suivantes :

Placez ce résidu sur une plaque de fer chauffée jusqu'au rouge obscur : s'il se décompose et produit une odeur de caramel, de vinaigre ou de corne qui brûle, avec un reste charbonneux, le poison appartient au règne organique.

Dans le cas-où la matière en se volatilisant donne une odeur piquante, mais non analogue à celle énoncée, ou qu'elle se boursouffle sans être altérée, et qu'elle n'offre point de résidu charbonneux, alors concluez qu'elle est du règne inorganique.

Si le poison est un corps organique , on décidera qu'il est du règne végétal s'il y a odeur de caramel , et du règne animal si l'odeur est celle de la corne brûlée. Cependant ce dernier signe n'est pas certain ; parce que dans le règne végétal il y a des substances que l'on peut appeler animalisées, qui contiennent beaucoup d'azote et qui donnent l'odeur de corne brûlée en se volatilisant.

Si la substance avec odeur de caramel est sous forme de poudre ou de cristaux blancs ou bleuâtres , on examinera par les réactifs si c'est un des poisons que l'on trouve dans le commerce , comme le tartre émétique, l'acide tartarique, oxalique, l'acétate de plomb , l'acétate de cuivre ou le vert de gris.

Une petite quantité dissoute dans l'eau distillée , mise en contact avec l'acide sulfurique, sera précipitée si c'est de l'émétique ou de l'acétate de plomb.

La substance cherchée sera de l'émétique, si une autre portion de la dissolution mêlée avec l'hydro-sulfure donne un précipité orangé rougeâtre. Ce sera de l'acétate de plomb, si ce précipité est noir.

L'acide sulfurique n'aura point précipité l'acide oxalique , l'acide tartarique et le vert de gris.

Si on verse dans la dissolution de la substance à déterminer quelques gouttes d'ammoniaque et que ce liquide prenne une teinte bleue , on aura affaire avec l'acétate de cuivre ou le vert de gris. Si la chose n'a pas lieu, c'est l'acide oxalique ou le tartarique.

Le premier laisse très-peu de charbon , exposé sur une plaque métallique chauffée jusqu'au rouge obscur ; l'acide tartarique en laisse beaucoup. Le premier décompose la sulfate de chaux en dissolution et le précipite en blanc , l'autre acide ne trouble point cette dissolution.

L'analyse chimique est très-bornée et presque nulle , lorsqu'il s'agit de poisons végétaux. Si l'on ne rencontre point quelque portion de feuille , de baie ou de semence qui puisse déceler l'espèce de poison , il est impossible de le découvrir par les moyens chimiques; et même lorsque ces fragmens vénéneux sont découverts, il est encore très difficile de déterminer à quelle classe il appartient , quoiqu'on ait bien observé les symptômes développés pendant la vie et les lésions des organes après la mort.

Cependant M. le professeur Fodéré a obtenu , par des expériences sur cette matière , des résultats précieux qui peuvent faire distinguer un poison âcre de ce règne du poison narcotique ou narcotico-âcre.

D'après ce professeur , les poisons âcres ont en général leurs plantes d'une couleur bleue ou glauque, une saveur très-âcre , brûlante, amère , contenant un principe volatil très-âcre , se dissipant par la dessication , beaucoup de résine , un extractif âcre et différens acides. Ils fournissent rarement des principes animalisés.

Le napel , qui est pourtant un poison très-âcre,

a une racine dont la douceur est fallacieuse , mais qui se change bientôt en une âcreté très-prononcée.

Les poisons narcotiques ou narcotico-âcres ont une couleur brunâtre ou noire , une odeur forte , vireuse, enivrante ; une saveur nauséeuse, désagréable, amère ; ils contiennent, pour la plupart, de l'extractif albumineux animalisé , du gluten , de l'huile volatile, un peu de résine , différens sels et du nitre ; un principe plus ou moins virulent, âcre et volatil, soluble dans l'eau, l'alcool et l'huile. Leur suc entre facilement en fermentation putride. Quelques-uns contiennent (les feuilles et fleurs de laurier-cerise , les noyaux de cerise noire, les amandes amères, les feuilles et fleurs de pêcher) l'acide hydrocyanique ou prussique, qui se décèle par une odeur spécifique et par la coloration en bleu qu'il opère sur le fer dissous par un acide.

Si le poison cherché appartient exclusivement au règne inorganique , on en fera dissoudre à froid une certaine quantité dans l'eau distillée (on soumettra le fluide à l'ébulition , si la dissolution ne s'est pas faite à froid) et on fera de nouveaux essais pour reconnaître le poison minéral. Ils sont parfaitement détaillés dans la toxicologie du professeur Orfila , au chapitre de l'analyse chimique, ou des moyens de reconnaître l'existence de l'empoisonnement ; l'auteur , par des épreuves réitérées , vous fait arriver insensiblement à la découverte de la substance vénéneuse cherchée.

S'il est impossible de trouver le poison par l'analyse chimique , ce qui arrive souvent lorsqu'il appartient au règne végétal , on essaie de faire avaler une portion des matières suspectes à des animaux bien portans, en choisissant de préférence un jeune chien robuste ou un chat. L'expérience devra être faite à jeun.

Ce moyen peut aider, avec les autres circonstances de l'empoisonnement, à le faire découvrir. Seul, il ne pourrait mériter une entière confiance , car dans certains cas il pourrait faire admettre le crime lorsqu'il n'existerait pas , et en écarter l'idée dans d'autres circonstances où il aurait été réellement commis.

Cette expérience aura quelque valeur si les matières vomies par un empoisonné , après avoir été avalées par un jeune chien , produisent dans cet animal les mêmes symptômes suivis de la mort ; et si à son ouverture on trouve dans le canal alimentaire des signes évidens d'inflammation.

Dans le cas néanmoins où l'animal n'éprouverait aucun symptôme d'empoisonnement, on ne devrait pas en conclure que l'individu qui a fourni ces matières n'a pas été empoisonné , attendu que le poison pourrait avoir été vomi auparavant ou absorbé dans l'estomac ou décomposé dans ce viscère par les alimens et boissons ingérés , ce qui arrive assez souvent à l'égard du sublimé corrosif.

Enfin l'expert ne doit avoir à ces essais sur les animaux que le degré de confiance qu'ils méritent et qui doit être limité par les considérations suivantes : certains poisons qui agissent vivement sur l'homme, n'exercent presque aucune influence sur les animaux, et vice versâ ;

Les humeurs gastriques de l'homme, et surtout la bile, peuvent dégénérer au point de devenir vénéneuses dans le développement de certaines maladies, et donner la mort aux animaux auxquels on en fait prendre, c'est ce que Morgagni a eu occasion d'observer ;

Les animaux contraints d'avaler pareilles substances, quoique non vénéneuses, peuvent succomber à des convulsions ou à l'asphyxie provoquées par l'irritation que les expériences leur procurent, ou par le reflux des liquides avalés dans les voies aériennes.

Pour remédier à ce dernier inconvénient et au vomissement que l'animal peut éprouver après l'ingestion du poison, le professeur Orfila conseille de faire un petit trou à l'œsophage et de verser le liquide au moyen d'un entonnoir de verre, et de lier ensuite le canal au-dessous de l'ouverture. Si la substance est solide, on la met dans un petit cornet de papier fin que l'on pousse jusqu'à l'estomac par une ouverture plus grande à l'œsophage dont on fait ensuite la ligature.

La découverte de quelques parcelles du poison dans le cadavre, et même d'une très-grande quantité, est-elle toujours un signe bien sûr de l'empoisonnement ?

La réponse ne saurait être négative, si la scéléralesse n'avait imaginé d'introduire dans un cadavre une substance vénéneuse quelconque , dans le dessein d'accuser d'empoisonnement un homme innocent , lorsque la mort provient de toute autre cause.

Les exemples de pareilles horreurs connus jusqu'à ce jour, ne se rapportent qu'à l'introduction du poison par l'anus ; voilà pourquoi le professeur Orfila , dans ses expériences pour distinguer les effets du poison introduit pendant la vie de ceux qu'il cause après la mort, s'est borné au mode d'ingestion par le rectum , soit dans les cadavres humains soit dans les animaux vivans ou morts. Il résulte de ces expériences que l'on peut distinguer ces deux introductions par les caractères suivans :

1° Les poisons tels que l'arsenic , le sublimé , les acides sulfurique et nitrique introduits dans le rectum quelques minutes après la mort , donnent lieu à des altérations de tissu qui simulent jusqu'à un certain point celles qui se développent par l'ingestion de ces mêmes substances pendant la vie , mais que l'on peut néanmoins facilement distinguer , en ce que , introduits après la mort, on retrouve le poison en assez grande quantité à peu de distance de l'anus, à moins qu'il n'ait été employé sous forme de dissolution , tandis qu'il est peu abondant s'il a été ingéré pendant la vie , vu que les selles qu'il détermine alors l'évacuent en grande partie ;

2° Après la mort l'altération ne s'étend guère plus loin que du lieu de l'application du poison , et il se trouve une ligne de démarcation très-tranchée entre les portions affectées et les saines. Pareil phénomène ne se rencontre pas dans l'autre cas , attendu que l'inflammation que le poison détermine s'étend bien au-delà du lieu de son application. Elle décroît insensiblement à mesure qu'on s'éloigne de l'endroit le plus enflammé, en sorte qu'il n'y a pas de ligne de démarcation bien prononcée ;

3° L'inflammation, l'ulcération et les autres lésions sont bien plus fortes dans ce cas là, que lorsque le poison a été introduit après la mort ;

4° Le sublimé corrosif et l'acide nitrique appliqués dans un cadavre , produisent des effets caractéristiques que l'on ne peut confondre avec ceux produits pendant la vie ;

5° Ces poisons corrosifs introduits vingt-quatre heures après la mort, ne provoquent plus ni inflammation, ni rougeur , parce que la vie est complètement éteinte dans les capillaires ;

Deux heures après la mort, ils produisent encore des effets faciles à distinguer par les caractères ci-dessus ;

6° Les poisons âcres , narcotiques et narcotico-âcres , ne déterminent point d'altération de tissu après la mort , ou n'en produisent qu'une très-légère analogue à celle des corrosifs.

SECTION V.

Traitement de l'empoisonnement.

Dans toute espèce d'empoisonnement récent, la première et la plus urgente des indications, si le poison a été ingéré dans l'estomac, comme cela arrive d'ordinaire, c'est de l'évacuer par le vomissement. Plus on mettra de célérité à remplir cette indication, et moins le poison exercera ses pernicieux effets et plus il y aura d'espoir de sauver le malade.

Pour que le vomitif prévienne ou diminue les terribles résultats de la substance vénéneuse, il faut qu'il soit choisi en rapport avec l'espèce de poison ; c'est-à-dire qu'il doit être différent selon que l'empoisonnement aura fait naître les symptômes d'irritation ou de narcotisme.

Après l'emploi de ce remède, on doit administrer avec promptitude et en abondance les substances mucilagineuses, adoucissantes et antiphlogistiques, si le poison est de la famille des âcres et corrosifs ; et les moyens que l'expérience a consacrés pour le narcotisme, si la substance vénéneuse appartient aux poisons narcotiques.

La troisième indication, qui ne peut être remplie qu'à l'égard des poisons contre lesquels l'expérience a fait découvrir des moyens doux, qui, en les décomposant, neutralisent subitement leurs effets, c'est de mettre en usage ces mêmes moyens le plutôt possible, afin d'obtenir l'heureux résultat qu'on en attend. On doit être soigneux à écarter toutes les substances qui, par leur âcreté ou leur propriété irritante, augmenteraient les désordres du poison au lieu de les diminuer. L'administration de pareils remèdes doit être faite aussitôt que celle des vomitifs : et ils doivent précéder ces derniers, si l'expérience a prononcé sur leurs bons effets.

En fait de vomitifs, on choisira les plus doux, tels que les huileux, l'eau tiède en abondance ; ou les mécaniques, tels que la barbe d'une plume ou tel autre agent qui soulève le cœur, si le poison est irritant.

On aura recours, au contraire, à un vomitif énergique, comme le tartre stibié à haute dose, si l'estomac est tombé dans un affaissement paralytique par l'effet d'un poison stupéfiant.

Les expériences du professeur Orfila ont prouvé que les alcalis salins et terreux, les sulfures de potasse et de chaux proposés comme antidotes du sublimé corrosif, n'ont pas la propriété que des auteurs lui attribuent de décomposer ce sel, et que la mort arrive malgré leur administration. Il en est de même du gaz hydrogène sulfuré, du sucre, du quinquina et d'autres antidotes proposés contre ce poison.

Mais les essais de ce médecin légiste sur l'albumine ou le blanc d'œuf ne laissent aucun doute sur la propriété dont jouit cette substance de décom-

poser ce sel mercuriel , et de diminuer ou neutraliser même ses effets : on ne doit donc point hé-
siter à la donner comme antidote dans un pareil
empoisonnement , en considérant surtout que cet
agent est incapable de produire aucun accident
nuisible.

On fera prendre en conséquence plusieurs verres
de blanc d'œuf délayés dans l'eau ; à défaut on
usera de la décoction de graine de lin , de racine
de guimauve , de mauve , de l'eau de ris sucrée.
On peut user encore de bouillons gélatineux à la
température de 25 à 30 degrés.

Si le malade ne peut vomir , on vide l'estomac
au moyen d'une sonde de gomme élastique et une
séringue pour soutirer , à travers , les fluides de
l'estomac.

Ces moyens doivent être préférés aux huileux
et aux graisseux , qui empêchent la dissolution et
le délayement du poison. Ils doivent être donnés
en grande quantité et on leur associe les fomentations , les lavemens mucilagineux , les demi-
bains , les bains entiers et les saignées , lorsque
l'inflammation est bien établie et qu'elle fait des
progrès alarmans.

Les sulfures alcalins vantés comme antidotes
de l'arsenic n'ont pas réussi non plus dans les
expériences du docteur Orfila ; ils semblaient aggraver quelquefois les symptômes. Il a trouvé
néanmoins que l'eau hydrosulfurée prise en abondance peut être donnée sans inconvénient, et qu'elle

corrige les effets de ce poison lorsqu'il est à l'état liquide ou en dissolution ; mais il ne fait rien sur lui ou peu de chose lorsqu'il existe sous forme solide.

N'y ayant donc point d'antidote proprement dit contre les substances arsenicales, on se bornera, dans le traitement de cette espèce d'empoisonnement, au vomitif avec l'huile, l'eau tiède ou la barbe d'une plume ; aux boissons abondantes de lait, d'eau sucrée, miellée, de décoction de graine de lin, de mauve ou guimauve, et aux autres moyens déjà indiqués.

S'il s'agit de combattre les effets du tartre émétique, on fera boire beaucoup d'eau tiède et les huileux. Quand le vomissement ne pourra être promptement déterminé, on usera d'une grande quantité de décoction de quinquina à la température de 3o à 4o degrés, en donnant la préférence au jaune sur le rouge. A défaut de quinquina, remède qui jouit de la propriété de décomposer le poison, le malade sera abreuvé d'une décoction de thé, de noix de galle coupée avec le lait, ou de celle des racines astringentes.

Le sucre pris abondamment en substance, en sirop ou dissous dans l'eau, est le vrai antidote bénin de l'empoisonnement par le cuivre et surtout par le vert de gris. Les propriétés de cet antidote ont été reconnues dans l'action de ce poison sur l'homme et dans les expériences faites sur les animaux.

La magnésie en suspension dans l'eau et le carbonate de magnésie administrés immédiatement après l'ingestion des poisons, tels que l'acide sulfurique et l'acide nitrique , sont des moyens sans inconvénient et assez sûrs pour neutraliser ces poisons. L'eau de savon jouit, à juste titre , d'après des essais faits dans de pareils empoisonnemens, de la propriété d'agir dans le même sens.

S'il s'agit d'un empoisonnement par la potasse, le meilleur antidote à employer c'est le vinaigre. Cet acide jouit de la double vertu de provoquer le vomissement et de neutraliser la substance vénéneuse. On usera, conséquemment, en pareil cas, du vinaigre ou de l'oxycrat en abondance.

Ce moyen peut également réussir si l'empoisonnement est produit par l'ammoniaque. Il est vrai qu'alors l'administration de l'antidote ne devrait souffrir aucune espèce de retard , attendu que cet alcali agit promptement sur le système nerveux.

Le professeur Orfila s'est encore assuré que le vinaigre et les acides végétaux ne sont pas l'antidote de l'opium comme on l'a cru long-temps. Pour mériter ce titre , il faudrait que le vinaigre décomposât sur le champ ce narcotique et neutralisât son action, ce qui n'arrive pas. Bien plus , le vinaigre augmente les mauvais effets de l'opium, s'il est donné avant que celui-ci soit vomi. Il a au contraire la vertu , ainsi que les acides végétaux , de diminuer les symptômes de l'empoisonnement, et même de les faire cesser si on l'administre après l'évacuation de l'opium par le vomissement.

Le café en infusion ou en décoction n'est pas non plus l'antidote de ce narcotique, parce qu'il n'a pas la propriété de le décomposer ; néanmoins cette substance n'ayant pas l'inconvénient d'être nuisible avant l'évacuation de l'opium, on peut l'administrer sans crainte avant comme après les vomissemens ; d'autant mieux que l'infusion du café bien préparée et administrée à plusieurs reprises, diminue rapidement et peut même faire cesser les accidens de l'empoisonnement.

Le vomitif avec l'ipécacuana, et mieux encore avec le tartre stibié, qui est indiqué pour évacuer l'opium, peut aussi trouver sa place s'il s'agit d'un poison narcotico-âcre. Après l'usage de l'émétique, en pareil cas, si les symptômes inflammatoires se manifestent, les saignées, les sangsues et les autres secours qui composent l'appareil antiphlogistique peuvent trouver leur emploi.

SECTION VI.

Substances vénéneuses les plus vulgairement employées dans l'empoisonnement.

Art. 1ᵉʳ

ARSENIC.

Le choix que fait ordinairement le crime de cette substance si répandue dans le commerce et si utile aux arts ; l'apparence trompeuse que lui

donne sa couleur blanche analogue à celle du sucre ; mais surtout les effets pernicieux qu'elle fait
promptement naître, après son introduction dans
l'économie animale, lui méritent, à juste titre, le
premier rang parmi les poisons.

Il est reconnu aujourd'hui que l'arsenic développe ses terribles effets soit qu'on l'ingère dans
l'estomac ou qu'on l'applique sur la peau, dépouillée ou recouverte de l'épiderme, ou qu'on
l'introduise dans une cavité du corps quelconque ;
ou que l'on en use enfin, à titre de caustique, dans
certains cas de chirurgie, sans prendre la précaution de l'employer à petite dose et de le mêler
uniformément avec les correctifs convenables. Les
faits, à cet égard, sont trop nombreux et trop
concluans pour qu'il soit permis d'élever le moindre doute.

Ce poison, connu par les chimistes sous les
noms d'oxide blanc d'arsenic, d'acide arsenieux,
et plus récemment de déutoxide d'arsenic ; et dans
le commerce sous celui d'arsenic blanc ou simplement arsenic, se présente ordinairement en
masses blanches, solides, opaques à leur surface
externe et comme vitrifiées à l'intérieur. Il a une
saveur âcre et corrosive. Pulvérisé, il ressemble
à du sucre en poudre.

Administré à l'intérieur ou appliqué extérieurement, il produit un trouble considérable dans le
système animal, dont une mort assez prompte est
la suite ordinaire. Ses effets sont proportionnés à

la dose du poison, à la force absorbante des tissus qui le reçoivent, à l'âge et à la sensibilité de l'individu. Dissous, il agit avec plus d'activité qu'à l'état solide.

Les symptômes de cet empoisonnement sont : une saveur austère à la bouche, constriction du pharynx et de l'œsophage, ptyalisme et fétidité à la bouche, nausées, vomissemens de matières brunâtres et sanguinolentes, hoquet, sentiment d'ardeur au creux de l'estomac, douleur insupportable à cette région, déjections alvines très-fétides ; pouls petit, fréquent, concentré ; défaillances réitérées, palpitations, chaleur vive ou froid glacial, sueurs froides, soif inextinguible ; urine rouge, peu abondante ; enflure et démangeaisons à tout le corps, éruption de taches livides ou de boutons miliaires, prostration considérable des forces, délire, convulsions, priapisme douloureux ; chute des cheveux, de l'épiderme ; mort prompte.

L'arsenic, d'après les observations des médecins légistes, agit non seulement sur l'estomac, en y produisant une inflammation mortelle, mais absorbé et porté dans la circulation, il agit encore sur le cœur dont il détruit la contractilité et il enflamme quelquefois son tissu. Son action délétère sur le cerveau et le système nerveux abolit leur influence sur l'économie animale.

Les symptômes décrits ne se manifestent pas toujours chez les individus empoisonnés par cette substance. La plupart manquent quelquefois. Bien plus , on a vu des personnes succomber sans avoir éprouvé autre chose que de légères syncopes. D'autres n'accusent que des douleurs peu vives à l'estomac , suivies de légers vomissemens du poison. On n'observe , dans ces cas là, ni altération du pouls , ni affection de la bouche , ni aucun autre symptôme grave.

Ce poison laisse voir après la mort une inflammation à la bouche , à l'œsophage , à l'estomac et aux intestins. Le ventricule et le duodenum offrent des taches ou plaques gangréneuses , des perforations à leurs tuniques. Leur velouté se sépare et est réduit à une pâte d'un brun rougeâtre.

Dans certaines circonstances néanmoins , non seulement on ne rencontre point des perforations ou des plaques gangréneuses , mais il n'y a pas même d'inflammation à l'estomac ni aux intestins. D'autres fois les membranes , au lieu d'être corrodées , sont épaissies. Ces exceptions rares ne doivent point affaiblir l'importance que l'on doit attacher aux phénomènes physiologiques et cadavériques que produit ordinairement cette espèce de poison.

Il est rare que l'empoisonnement criminel par l'arsenic ait lieu d'une autre manière que par son ingestion par la bouche. Cependant on a vu des cas dans lesquels le poison avait été introduit par le rectum en guise de lavement. C'est ce que ne doit pas ignorer un expert , afin qu'il cherche dans

cette voie ou ailleurs les traces du poison , lorsque l'estomac et les intestins grêles n'en présentent aucun indice.

Il faut qu'il sache encore une chose épouvan-
table : c'est que le crime , fécond dans ses ressources , a osé porter le germe de la mort dans
les organes chargés de donner la vie et de repro-
duire l'espèce. Deux faits bien prouvés attestent
que l'arsenic introduit dans le vagin , par des
scélérats qui avaient juré la mort de leurs épouses,
a fait naître tous les symptômes de l'empoisonnement. La gangrène de la vulve et du vagin , l'inflammation et la mortification des intestins sont
le résultat immédiat de cette manœuvre.

Ces faits confirment la pernicieuse action de
cette substance , de quelque manière qu'elle pénètre dans l'économie animale.

Les symptômes et les désordres produits par
l'arsenic peuvent être confondus avec ceux des autres poisons âcres ou escarrotiques ; et même avec
les effets de certaines maladies qui ont une grande
analogie avec l'empoisonnement. D'autre part il
peut arriver qu'il ne laisse après la mort aucune
trace de lésion cadavérique , et qu'il ne produise
sur le vivant , comme nous l'avons vu , que des
symptômes qui ne sauraient prouver son ingestion dans le corps. Il est donc bien essentiel , en
pareille circonstance , et même dans tous les cas
d'empoisonnement par cette substance , de la découvrir dans le canal alimentaire ou dans les éva-

cuations rendues, ou dans les restes de breuvages, ou de toute autre manière quelconque.

Comme ce minéral est assez pesant et qu'il adhère très-souvent à la muqueuse de l'estomac, et que d'ailleurs il est très-peu soluble dans l'eau, puisque, d'après les dernières observations, 100 parties d'eau froide n'en dissolvent qu'une très-faible partie, on peut le rencontrer assez souvent dans ce viscère à l'état solide ; et il est facile, d'après les nombreux essais que l'on a faits sur cette substance pour en faire l'analyse, d'en constater la présence dans l'individu qui a succombé à ses effets, et de mettre par conséquent l'empoisonnement hors de tout doute.

L'expert ayant découvert, par ses recherches, une poudre blanche, pesante, il acquerra la certitude que c'est de l'arsenic ;

Si, jetée sur des charbons ardens ou sur une plaque de fer rougie, elle produit une fumée blanche, épaisse, répandant l'odeur de l'ail [1], laquelle, reçue sur une lame de cuivre, y forme une couche d'un beau blanc qui s'enlève facilement avec le doigt ;

Si cette poudre, qui a une saveur âcre, dissoute à la dose d'un grain dans une once d'eau distillée bouillante, et offrant après la dissolution un liquide inodore et incolore,

---

[1] Ce caractère seul serait insuffisant, puisque le phosphore, l'ail et d'autres substances chauffées de même pourraient fournir la même odeur.

Produit de suite, en recevant l'eau saturée de gaz hydrogène sulfuré (acide hydrosulfurique), un nuage orangé ;

Avec le sulfate de cuivre , un précipité de vert d'herbe floconneux , et d'autant plus vite qu'on aura ajouté un peu de potasse liquide ;

Avec le sulfate de cuivre ammoniacal , un précipité également vert, un peu jaunâtre , au point que ce réactif peut faire découvrir le plus petit atome du poison ;

Avec l'eau de chaux , un précipité de couleur blanche ;

Avec la pierre infernale , un précipité instantané , d'abord jaunâtre et noircissant ensuite par son exposition à la lumière.

La solution d'amidon colorée en violet par l'iode , est sur le champ décolorée par l'addition de quelques gouttes de la liqueur arsenicale. Il est vrai que la chose peut arriver de même avec les solutions de cobalt , d'émétique et de sublimé corrosif.

Cette dissolution , traitée avec le caméléon minéral rouge , cette couleur passe au jaune. Ce changement de couleur est également opéré par la décoction de pain de son , le vin blanc et le bouillon.

Enfin ce poison , en poudre fine , mêlé avec son volume de charbon et de potasse , desséché et mis dans un tube de verre étroit , de neuf à dix pouces de long , se décompose à l'aide d'une chaleur capable de faire rougir le fond du tube, et on obtient l'arsenic métallique, qui s'attache aux parois du tube à quelques lignes de son fond.

On s'assure, après l'expérience, que le métal obtenu est de l'arsenic, par sa fragilité, par sa couleur d'un gris d'acier brillant, par l'odeur alliacée qu'il donne chauffé avec le contact de l'air, et par le précipité vert d'arsenite de cuivre qu'il produit au bout de quelque temps, après avoir été réduit en poudre et mis en contact avec le sulfate de cuivre ammoniacal étendu d'eau.

Si l'on ne peut obtenir le poison à l'état solide, on peut essayer les réactifs ci-dessus avec les liquides vomis ou trouvés dans l'estomac, et qui peuvent contenir l'arsenic en dissolution.

Les différentes épreuves dont on vient de parler réussissent quoique les matières soient mêlées avec le thé, le café, le lait, le bouillon, le sang, la bile et l'eau albumineuse. Ces substances n'étant point altérées par l'arsenic et n'ayant point d'action sur lui, les effets chimiques ont toujours lieu.

Cependant ces diverses substances peuvent donner aux précipités opérés par les réactifs une couleur différente de celle qu'ils ont d'ordinaire quand la dissolution arsenicale est pure. Ainsi le vin donne au précipité par le sulfate de cuivre ammoniacal, une couleur bleue noirâtre au lieu d'une couleur verte. Quand il y a mélange de café, l'eau de chaux donne un précipité jaune au lieu

d'un beau blanc ; et la présence du lait peut empêcher la nitrate d'argent d'opérer un changement
à la dissolution arsenicale. La gélatine et l'albumine donnent une couleur blanche au lieu du
jaune au précipité de ce nitrate. Dans les circonstances où le liquide vénéneux est coloré, et lorsque les précipités obtenus se rapportent les uns à
ceux de l'acide arsenieux et les autres à des précipités d'une autre espèce, le professeur Orfila
conseille, pour ôter toute équivoque, de verser
dans le liquide coloré un excès d'acide hydrosulfurique et quelques gouttes d'acide hydrochlorique ; par ce moyen tout l'acide arsenieux est décomposé et transformé en un sulfure d'arsenic
d'un jaune plus ou moins foncé qui reste sur le
filtre par la filtration. Desséché et calciné avec la
potasse, il donne l'arsenic métallique.

Quand on ne trouve aucune substance vénéneuse
dans l'estomac, on peut couper ce viscère et même
les intestins en petits morceaux et les faire digérer
à chaud dans suffisante quantité d'eau distillée.
On filtre ensuite le liquide pour le soumettre aux
expériences chimiques énumérées.

On peut également faire évaporer les divers
fluides que l'on suppose contenir du poison ; on
sépare les substances salines qui en ont l'apparence,
et on les traite par l'analyse de la même manière
que lorsqu'on a trouvé du poison à l'état solide.

Rapport sur un cas d'empoisonnement par l'arsenic, présenté à la Cour d'assises des Basses-Alpes, en 1829.

Nous soussignés, J. P.... et J.-A. P... , docteurs en médecine ; L.-A. C... , pharmacien , tous les trois domiciliés à C.... , en vertu de la commission à nous donnée par M. le Juge d'instruction de..... à l'effet de procéder à l'examen d'un estomac renfermant une matière liquide et tenant encore à une portion de l'œsophage ainsi qu'à l'intestin duodenum et partie du jejunum ; et à l'examen d'un liquide contenu dans deux bouteilles , renfermant chacune six ou sept onces d'une liqueur d'un brun rougeâtre. Cette pièce anatomique et le liquide des deux bouteilles cachetées ayant été extraits ou puisés dans le cadavre d'un homme qui aurait péri avec les symptômes de l'empoisonnement.

Nous dits docteurs et pharmacien , nous sommes transportés en la maison du Sr J. P. . . . , l'un de nous , où ces objets avaient été déposés , et avons procédé ainsi qu'il suit aux recherches qui nous ont été prescrites.

EXAMEN ANATOMIQUE.

L'estomac qui avait été lié à ses orifices cardiaque et pylorique, le duodenum et la partie inférieure de l'œsophage offraient à leur surface externe une couleur beaucoup plus rouge que dans l'état naturel ; l'estomac surtout était d'un rouge foncé, analogue à la couleur du foie. Les vaisseaux qui serpentent à la grande courbure , injectés d'un sang noirâtre. Le duodenum était aussi d'un rouge bien prononcé, et la nuance de cette couleur allait en diminuant à mesure que l'on approchait du jejunum : celui-ci, quoique plus rouge que d'ordinaire, l'était sensiblement moins que le premier intestin.

L'estomac, dégagé de ses ligatures et ouvert dans toute son étendue, nous avons enlevé le liquide rougeâtre qu'il renfermait, évalué à trois onces environ ; toute la surface interne présentait les traces d'une inflammation violente ; la muqueuse, sous l'aspect d'une bouillie jaunâtre, se détachait avec facilité ; des plaques livides et noirâtres se rencontraient dans plusieurs endroits, et c'était là précisément que la muqueuse se détachait avec plus de facilité. Deux de ces plaques, dont l'une occupait le grand cul-de-sac de l'estomac, et l'autre située près du pylore, se distinguaient des autres par leur plus grand diamètre, par une couleur presque noire et par une substance blanche saline qui adhérait à ces parties, et qui, raclée avec le scalpel et saisie avec les doigts, laissait apercevoir par le frottement une résistance sensible, quoiqu'elle parût avoir été réduite en poudre.

Cette substance, bien qu'en petite quantité, était très-apparente à l'œil nu, à cause du contraste qu'elle faisait par sa couleur blanche avec l'état noirâtre et livide des parties. Détachée avec la lame du scalpel et par des lotions réitérées d'eau chaude, cette matière a été mêlée au liquide soustrait auparavant de l'estomac, ce qui nous a donné huit onces d'une liqueur d'un brun rougeâtre qui a été soumise aux expériences détaillées ci-après.

Nous avons trouvé dans l'estomac un petit corps du règne minéral, aplati sur les deux faces, du poids d'un à deux grains, d'un blanc grisâtre et du volume d'une grosse lentille. Ce corps, placé au fond de ce viscère, sans y adhérer, a été mis à part pour être soumis aux épreuves de la chimie.

La rougeur et les traces d'inflammation à la paroi interne de l'estomac, se propageaient dans le duodenum et allaient en s'affaiblissant à mesure qu'on s'éloignait de ce viscère. La portion inférieure et interne de l'œsophage, quoique plus rouge que dans l'état naturel, n'offrait pas la même couleur que l'estomac ; la muqueuse de cette portion œsophagienne peu altérée, présentait un contraste frappant avec le velouté en putrilage de ce viscère.

EXAMEN CHIMIQUE.

Les liquides contenus dans les bouteilles ayant été portés chez le sieur C...., pharmacien, l'un de nous, ainsi que le petit corps pierreux énoncé, nous avons d'abord soumis celui-ci à nos expériences, après l'avoir lavé et séché d'une manière convenable.

Examiné à l'œil nu ou armé d'une loupe, sa couleur a été d'un blanc grisâtre, son corps poreux et entièrement privé de brillant métallique ou vitriforme. Réduit en poudre, la moitié a été jetée sur des charbons rougis ; nulle combustion, point de fumée, point d'odeur. L'autre moitié, délayée dans quelques onces d'eau distillée, n'a pas paru se dissoudre avec facilité dans ce liquide. Ce mélange mis en contact avec l'acide sulfurique, a offert une légère effervescence avec dégagement de quelques bulles d'un gaz incolore.

La liqueur des bouteilles, chargée d'un dépôt de matières animales et d'un principe colorant rouge, a été passée à travers un filtre de papier. Le liquide ainsi filtré offrait une couleur rosée. Soumis aux réactifs chimiques, on a obtenu les résultats suivans :

1° L'eau de chaux récente n'a produit aucun précipité. Ce n'a été qu'au bout de deux jours, que l'on a remarqué un léger dépôt jaunâtre ;

2° La dissolution de sulfate de cuivre, avec addition de potasse, a montré sur le champ une couleur verte avec un précipité abondant de même couleur et donnant un peu sur le blanc. Dans une seconde épreuve , le pré-cipité , d'abord vert et moins beau que le précédent , est devenu ensuite gris ;

3° La dissolution de sulfate de cuivre avec excès d'ammoniaque a donné , au bout d'un certain temps, un petit précipité d'un vert orangé ;

4° Le nitrate d'argent en dissolution a présenté sur le champ un précipité jaune , qui , exposé à la lumière, est devenu brun et ensuite noirâtre ;

5° Le foie de soufre dissous et mêlé avec la liqueur , n'a pas produit de précipité ;

6° L'eau imprégnée de gaz hydrogène sulfuré , n'a don-né qu'un léger nuage sans dépôt.

On a jeté ensuite sur une plaque de fer rougie au feu , le petit dépôt qu'avait produit le liquide , dépôt formé de ma-tières animales et de quelques molécules blanches salines que l'on remarquait à travers les matières. L'expérience a produit une vapeur blanche avec une légère odeur d'ail. Cette vapeur , reçue sur une lame de cuivre , a donné une légère couche blanchâtre que le doigt pouvait enlever.

Les matières restées sur le filtre , après avoir été sé-chées , raclées et enlevées , formaient un composé de matières muqueuses ou d'autres substances animales et d'une poudre minérale , qu'on distinguait du reste par sa couleur blanche et un léger brillant. Cette poudre n'ayant pu être isolée , le tout a été délayé dans huit onces d'eau distillée ; soumis à l'ébullition et passé ensuite à travers un filtre après une réduction de moitié, on a obtenu une liqueur incolore et dépouillée des matières étrangères qui l'altéraient auparavant. Mise en contact avec les ré-actifs , il en est résulté les phénomènes ci-après :

1° Avec l'acide sulfurique , on n'a remarqué ni effer-vescence ni dégagement de gaz ;

2° Avec l'eau de chaux , le liquide s'est troublé sur le champ , et peu de temps après on a vu un précipité floconneux d'un assez joli blanc ;

3° Avec une dissolution de potasse , il n'en est résulté aucun précipité ni changement de couleur ;

4° Avec la dissolution de sulfate de cuivre et de potasse, le liquide a pris sur le champ une belle couleur verte , et il s'est formé un précipité abondant de même couleur qui n'a subi aucune altération dans l'intervalle de deux jours ;

5° Avec celle de sulfate de cuivre ammoniacal , le précipité, qui n'a paru que long-temps après , a été d'un vert jaunâtre ;

6° Avec l'eau hydrosulfurée , la liqueur n'est devenue trouble qu'au bout de quelque temps , sans précipité marqué ;

7° Avec le caméléon minéral, offrant une belle couleur pourpre , le mélange a passé sur le champ au jaune , et il s'est formé insensiblement un précipité de même couleur ;

8° Avec la dissolution de nitrate d'argent , un précipité instantané assez abondant, d'une couleur jaune, devenu presque noir après son exposition à la lumière.

Les matières obtenues par les dépôts , et celles qui étaient restées sur le filtre ayant été séchées et mises sur une plaque de fer rougie au feu , il en est résulté une odeur d'ail beaucoup plus prononcée que la première fois. Les vapeurs blanches en résultant , reçues sur une lame de cuivre , ont produit sur ce métal une couche blanchâtre très-apparente , qui était facilement enlevée avec le doigt.

Nous concluons de ces faits que l'estomac qui a été soumis à notre examen offrait les traces d'une inflammation violente produite par une substance vénéneuse ; que les plaques gangréneuses et la matière minérale qui adhérait aux parties ainsi altérées , mettent la chose dans une évidence telle , qu'il serait presque impossible de rapporter ce fait au développement d'une maladie interne quelconque.

Nous concluons encore que nos expériences qui démontrent d'une part que le petit corps pierreux n'était point une substance vénéneuse , mais bien un carbonate calcaire qui probablement aura été mêlé aux alimens ou porté dans l'estomac avec les boissons aqueuses ; et de l'autre , que la matière saline blanche adhérente à ce viscère était le poison qui a produit les pernicieux effets observés dans les pièces anatomiques. On ne peut guère élever des doutes sur l'espèce de poison , puisque dans nos expériences nous avons obtenu tous les phénomènes que produit l'arsenic blanc du commerce.

Si les premières épreuves sur la liqueur colorée en rouge et encore chargée de principes hétérogènes , n'ont pas donné tous les résultats ordinaires, on doit le rapporter aux substances étrangères qui altéraient la dissolution arsenicale. Les expériences faites ensuite sur la liqueur dépouillée de ces substances , ont offert tous les produits d'un pareil poison; si l'on en excepte les effets de l'eau hydrosulfurée , qui ont été moins prononcés que les autres , à cause que ce réactif n'était pas suffisamment chargé du gaz qui le compose.

Nous sommes donc obligés d'affirmer, quoique la chose nous soit très-pénible , que les pièces anatomiques soumises à notre examen appartenaient au cadavre d'un individu qui aura succombé aux effets du poison vulgairement connu sous le nom d'arsenic blanc, et désigné par les chimistes sous celui de deutoxide d'arsenic ou acide arsenieux.

Fait à C....., le 14 Décembre 1828

Il était constaté, par un premier rapport, que l'individu dont il s'agit avait offert de son vivant les symptômes de l'empoisonnement, et que le cadavre ne présentait aucune cause de mort accidentelle.

Il fut découvert dans cette affaire, après que le rapport ci-dessus eût été remis au Procureur du Roi, que la femme du défunt, qui était accusée de cet empoisonnement, s'était procurée de l'arsenic et en avait fait un triste emploi.

Diverses circonstances s'opposèrent à ce que les experts pussent réduire à l'état métallique ce poison au moyen du tube de verre et de la chaleur, chose qui doit toujours être pratiquée pour confirmer les autres épreuves. Il est vrai que dans ce cas ci les autres expériences chimiques ne laissaient aucune espèce de doute. L'expert, en pareille circonstance doit, ainsi que le recommande M. le professeur Fodéré, faire en même temps les essais chimiques sur la liqueur suspecte et sur une dissolution de l'espèce de poison que l'on soupçonne, afin d'en comparer les effets et de voir si les résultats sont identiques.

La Poudre aux Mouches et l'Oxide noir d'Arsenic. Poisons souvent employés à la place de l'arsenic blanc ; ils sont formés avec celui-ci et le cobalt, ou ils résultent d'un mélange de l'arsenic métal et de l'acide arsenieux, ou bien c'est le métal lui-même légèrement oxydé. Ces substances, brûlées sur les charbons en combustion, donnent le même résultat que l'arsenic lui-même. Les réactifs indiqués ci-devant produisent les mêmes effets.

L'Orpiment et le Réalgar. Les sulfures d'arsenic jaune et rouge se reconnaissent à leur couleur et à leur décomposition qui s'opère de la même manière que celle de l'acide arsenieux, au moyen d'un tube étroit rougi au feu. La présence de ces poisons sera mise hors de doute par l'arsenic métallique qui s'attachera aux parois du tube, et le foie de soufre qui restera au fond de celui-ci.

L'Acide Arsenique. Ce poison est solide, blanc, inodore, d'une saveur aigre, caustique et métallique, rougissant l'eau de tournesol. Jeté sur les charbons incandescens, il produit, par sa décomposition, l'acide arsenieux et par conséquent une fumée blanche et l'odeur alliacée. Il donne aussi, par son mélange avec le charbon et la potasse, et sa décomposition dans le tube de verre par la chaleur, l'arsenic en métal. Enfin il présente la plupart des caractères de l'acide arsenieux, et on peut constater son existence à peu près de la même manière.

Les Arséniates de Potasse, de Soude et d'Ammoniaque, sont solides, blancs et inodores. Réduits en poudre et jetés sur les charbons ardens, ils produisent des vapeurs blanches et l'odeur alliacée. Ils fournissent aussi l'arsenic métallique, par leur mélange avec le charbon pulvérisé et par leur exposition à la chaleur rouge d'un tube de verre.

Ces poisons, laissés en contact pendant 12 ou 15 heures, à une température de 15 à 20 degrés avec l'acide hydrosulfurique liquide, et quelques gouttes d'un autre acide, sont décomposés et il se précipite du sulfure jaune d'arsenic. En faisant bouillir quelque temps le mélange de ces substances, on obtient le même résultat.

LES ARSENITES DE POTASSE, DE SOUDE ET D'AMMONIAQUE. Ces composés, réduits à l'état de siccité par l'évaporation et jetés sur les charbons ardens, donnent, comme les arséniates, des vapeurs blanches et l'odeur d'ail. Chauffés au tube de verre avec le charbon pulvérisé, ils produisent l'arsenic en métal.

Il ont en outre un caractère étranger aux arséniates; c'est que leur dissolution concentrée est décomposée par l'acide hydrochlorique qui s'empare de leurs bases, forme des sels solubles, et laisse précipiter l'acide arsenieux que l'on peut reconnaître aux caractères particuliers de cet acide.

Rapport sur un cas d'empoisonnement par une préparation arsenicale, donné par M. le Professeur Orfila.

PREMIÈRE PARTIE. Nous soussigné, etc......, nous sommes transporté, etc., pour visiter le cadavre de la femme L.... que l'on nous a dit être morte depuis 24 heures.

Arrivé dans la chambre nous n'avons rien découvert qui pût faire soupçonner la cause de la mort. Il y avait, sur la cheminée, une fiole à médecine, vide et sans étiquette. On ne voyait nulle part des traces de vomissement ni de déjections alvines.

La fille de la femme L.... nous a rapporté qu'étant habituellement souffrante de la poitrine, sa mère faisait continuellement usage de médicamens qui n'étaient pas toujours prescrits par des hommes de l'art, et que la veille de sa mort elle avait pris en une fois environ huit cuillerées d'un liquide légèrement jaunâtre, qui, disait-elle, devait calmer instantanément ses douleurs ; que vingt minutes après l'avoir avalé, elle avait éprouvé des douleurs atroces au creux de l'estomac, des convulsions et d'autres accidens fâcheux qui l'avaient décidée à faire venir M. D... docteur en médecine.

Celui-ci a déclaré s'être rendu auprès de la malade, deux heures après l'ingestion du liquide, l'avoir jugée empoisonnée et sur le point d'expirer. En effet elle est morte avant de pouvoir être secourue.

Le cadavre était roide et ne présentait aucune trace de lésion extérieure ; il était couché sur le dos.

DEUXIÈME PARTIE. La bouche, le pharynx et l'œsophage n'étaient le siège d'aucune altération sensible. L'estomac contenait une assez grande quantité d'alimens à demi digérés, et environ une livre d'un liquide jaunâtre et trouble. Sa membrane interne, d'un rouge clair, offrait çà et là des plaques d'un rouge plus foncé. Les autres tuniques étaient saines. L'intérieur du duodenum et du commencement du jejunum, présentait une rougeur manifeste, d'autant plus intense qu'on s'approchait davantage de l'estomac. Les autres organes contenus dans l'abdomen étaient sains. Il en était de même du cœur et du péricarde.

Le tissu du poumon était rouge , dur , semblable par sa consistance à celui du foie. Il y avait une certaine quantité de liquide séro-purulent épanché dans la cavité du thorax. L'encéphale paraissait dans l'état naturel.

Le liquide trouvé dans l'estomac ayant été exprimé dans un linge fin et filtré , conservait toujours une couleur jaunâtre ; il était légèrement troublé, inodore et doué d'une saveur âcre. Loin de rougir l'eau de tournesol , *il verdissait fortement le sirop de violettes*. Il ne précipitait point par l'ammoniaque. Les hydrosulfates ne le troublaient point ; mais si après avoir ajouté ce réactif, on versait quelques gouttes d'acide nitrique ou hydrochlorique , il fournissait un précipité d'un très-beau jaune assez abondant. Il précipitait en blanc par l'eau de chaux ; en vert par le sulfate de cuivre ammoniacal ; et *en jaune serin* par l'hydrochlorate de platine. Évaporé jusqu'à siccité , il fournissait un produit solide, qui , mis sur les charbons ardens , répandait des vapeurs blanches d'une odeur alliacée.

TROISIÈME PARTIE. Nous pouvons affirmer , d'après ce qui précède , 1° que la liqueur soumise à l'analyse contient une assez forte dose d'arsenite de potasse ; 2° que ce sel est la cause des accidens éprouvés subitement par la femme L.... ; 3° que c'est également à lui qu'il faut attribuer l'inflammation de l'estomac et la mort ; 4° que l'affection des poumons est indépendante de l'empoisonnement, et peut expliquer les souffrances auxquelles le malade était très-habituellement en proie.

Art. 2.

SUBLIMÉ CORROSIF.

Après l'arsenic , ce poison est l'instrument le plus meurtrier et le plus fréquemment employé pour commettre le crime. Comme lui, d'après les nouvelles expériences , il produit l'empoisonnement, soit qu'on l'ingère dans l'estomac ou qu'on l'applique extérieurement sur la peau , avec ou sans épiderme , ou qu'il soit employé à titre de caustique chirurgical.

Dans tous les cas il produit une inflammation locale , et ses molécules absorbées et portées intérieurement, développent tous les symptômes de l'empoisonnement. Celui-ci est plus souvent involontaire que l'effet du crime , à cause de l'emploi trop prolongé du sublimé ou de sa mauvaise administration dans le traitement de certaines maladies.

Ce poison , connu sous les noms de sublimé corrosif, de muriate sur-oxygéné de mercure , de deutochlorure de mercure , à l'état solide , et de deutohydrochlorate de mercure, dissous dans l'eau, se présente sous la forme de cristaux brillans en forme de plume ou de poignard.

C'est un sel métallique d'une saveur extrêmement âcre , qui produit une stypticité dans la gorge, dont la durée se prolonge quelque temps. Il se dissout plus facilement dans l'eau que l'arsenic.

Onze parties d'eau froide en dissolvent une de ce sel. Il n'en faut que deux d'eau bouillante pour en dissoudre la même quantité.

Le sublimé corrosif, donné à petite dose , un huitième, un sixième, un quart de grain, agit comme remède : son usage peut être prolongé quelque temps. Il porte ses effets à la bouche comme tous les mercuriels ; il engorge les glandes salivaires ; augmente l'excrétion de la salive ; produit la tuméfaction de la langue , des gencives ; rend l'odeur de la bouche infecte ; provoque la noirceur et la vacillation des dents , l'enflure de la face , et fait naître ensuite la cardialgie , la diarrhée , la dyssenterie , l'hémoptisie et une affection grave de la poitrine.

Pris à haute dose, c'est un poison violent qui amène les symptômes les plus redoutables et analogues à ceux des autres poisons corrosifs. Ils consistent dans une saveur âcre , métallique , avec un sentiment de constriction et de chaleur brûlante ; angoisses , douleurs déchirantes à l'estomac et au ventre , vomissemens violens de matières sanguinolentes , évacuations alvines pareilles ; pouls petit, serré , fréquent ; faiblesse générale , syncopes , dyspnée, sueurs froides , crampes , insensibilité générale , convulsions.

Ainsi que l'arsenic, il agit sur le cœur, le cerveau et le système nerveux. Il développe une vive inflammation dans le canal alimentaire. Ses autres effets , quel que soit le mode de son introduction dans l'économie vivante, sont toujours les mêmes, c'est-à-dire qu'ils ne sont point modifiés par la différence des voies qui le portent à l'intérieur. Il offre cette différence néanmoins, que, mis en contact avec le tissu cellulaire du dos, il agit avec moins d'énergie.

Les désordres qu'il laisse voir dans le cadavre se rapprochent également de ceux de l'arsenic. Mêmes traces d'inflammation, plaques gangréneuses, perforations plus ou moins considérables. Cependant les médecins légistes pensent que l'inflammation de l'estomac et des intestins produite par le sublimé, ne s'étend pas jusqu'à la gorge, et qu'à raison de sa plus grande dissolution dans l'eau, il enflamme plus uniformément les intestins, adhère moins à la muqueuse de l'estomac et produit plus rarement des perforations.

A part ces différences qui ne se rencontrent pas toujours, on ne saurait trouver dans les lésions organiques des caractères suffisans pour distinguer ces deux espèces de poisons. Il ne faut pas même en excepter celui tiré de l'action plus forte du sublimé sur le pylore qu'il rétrécit, et plus énergique dans le rectum que dans les intestins grêles.

Le docteur Cloquet parle d'un autre caractère particulier à ce poison, que l'on peut observer sur le cadavre et même sur le vivant, consistant dans une couleur grise blanchâtre de la partie sur laquelle le poison est déposé, déterminée par les substances animales qui en opèrent la décomposition et le font passer à l'état de mercure doux.

Néanmoins , dans tous les cas d'empoisonnement par cette substance , ce ne sera que par le
secours de l'analyse chimique que l'on pourra
s'assurer de l'existence de ce poison et des propriétés qui le distinguent des autres substances
escarrotiques.

1° Le sublimé réduit en poudre et jeté sur les
charbons ardens se volatilise sur le champ en
fumée blanche , épaisse, d'une odeur piquante ,
qui irrite le nez , la gorge et excite la toux ; mais
l'odeur n'est pas alliacée. Une lame de cuivre décapée , exposée à cette vapeur , devient terne ,
et par un léger frottement acquiert la teinte blanche et brillante du mercure. Le papier bleu de
tournesol rougit par cette fumée.

2° La dissolution de ce sel dans l'eau est incolore , inodore , d'une saveur styptique des plus
désagréables ; elle rougit le papier de tournesol
et verdit le sirop de fleurs de violettes. Mêlée avec
celle de carbonate de potasse saturé , elle fournit
un précipité rouge de brique très-foncé , et avec
le sous-carbonate de potasse , ce précipité est d'un
rouge de brique clair.

3° L'eau de chaux en petite quantité donne un
précipité jaune un peu foncé ; à plus haute dose ,
un précipité rouge ; à plus haute dose encore , il
est d'un beau jaune.

4° L'ammoniaque produit un précipité blanc
insoluble.

5° Une lame de cuivre bien décapée plongée

dans cette dissolution , se couvre d'un enduit terne qui s'enlève facilement avec le doigt , et alors , privée de cet enduit et presque noire , le frottement donne à cette lame un aspect argentin qui disparaît par le feu , et la teinte du cuivre est rendue.

Une goutte de la dissolution sur la lame de cuivre produit le même effet : tache brune que le frottement rend argentin. Si on ne la frotte point et on laisse sécher , elle prend la couleur d'un beau vert.

6° Si après plusieurs essais d'analyse sur le sublimé il reste encore des doutes , on mêle une portion de cette solution avec la potasse , on fait évaporer jusqu'à siccité dans une capsule de porcelaine. Le résidu sec sera détaché , mis dans un tube de verre étroit de 25 à 28 centimètres de long et chauffé graduellement jusqu'au rouge , on ne tardera pas d'obtenir du mercure métallique en globules. Il ne faut pas négliger d'ajouter la potasse avant de commencer l'opération , sans quoi une partie du sublimé se volatiliserait et serait perdue.

L'expert ne doit pas ignorer que l'analyse des liqueurs chargées de sublimé est plus difficile et plus délicate que celle qui concerne l'arsenic , attendu que la plupart des substances alimentaires , végétales ou animales , en opèrent la décomposition. M. le professeur Orfila s'est même convaincu que les organes gastriques produisaient le même effet.

(279)

Le thé, l'eau sucrée, le vin, l'albumine, la gélatine, la fibrine, le lait, le bouillon, la bile, en
opérant cette décomposition, produisent l'acide
hydrochlorique, de l'eau et un précipité de la matière végétale ou animale avec du mercure doux.
Par conséquent ces différentes substances, en
agissant sur les liquides extraits du cadavre ou
rendus par le vomissement, changeront nécessairement les résultats obtenus par les réactifs, modi-
fieront les couleurs des précipités et pourront en
faire paraître d'autres étrangères à l'analyse de ce
poison.

L'albumine, mêlée à une dissolution du sublimé corrosif, donne un précipité blanc floconc-
neux qui, lavé, se redissout lentement et en petite
quantité dans l'albumine. Desséché sur un filtre,
il présente de petits morceaux durs, cassans, faciles à pulvériser, demi-transparens, sans saveur ni
odeur, indissolubles dans l'eau. Soumis à la chaleur du creuset et à celle du tube, il reste un charbon léger, du mercure volatilisé adhérent aux
parois du vase et de l'acide muriatique.

Le bouillon ordinaire trouble cette liqueur sans
donner de précipité. Les réactifs, tels que la lame
de cuivre, le sirop de violettes, l'ammoniaque, le
nitrate d'argent et les hydrosulfates, se compor-
tent avec ce mélange comme avec la dissolution
du poison, mais la potasse caustique et l'eau de
chaux donnent une couleur différente au précipité.

S'il y a cinq ou six parties de dissolution du sublimé sur une de bouillon , on voit sur le champ un précipité blanc floconneux résultant de la décomposition de ce sel. Le thé, en opérant sur lui, produit subitement des flocons d'un jaune grisâtre qui , en se desséchant, deviennent pulvérulens et d'une couleur violette.

Le vin n'est pas altéré par une petite dose de sublimé , mais il l'est par une dose un peu forte. Il en est de même pour le café,

Une petite quantité de ce poison ne produit aucun trouble dans le lait. Si l'on en ajoute beaucoup , le lait se décompose , et il se forme un coagulum blanc instantané. La bile se décompose aussi ; il se forme un dépôt d'un jaune rougeâtre assez abondant, formé de matière animale et de muriate mercuriel. Néanmoins les réactifs décèlent encore dans la liqueur ce qui reste de sublimé non décomposé.

D'après ce qui précède , si , après avoir fait ses épreuves sur les liquides suspects, le médecin ne découvre pas le poison, il doit agir sur les matières solides en les calcinant dans une cornue pour obtenir le mercure métallique.

Si ce moyen ne réussit pas , on analyse les parties du canal digestif que l'on a conservées dans de l'alcool ; on les desséchera et les mêlera avec un peu de potasse pour calciner ensuite dans une cornue et obtenir le même métal. Le motif de cette opération se déduit de la propriété qu'ont ces organes de décomposer le sublimé et de se

(281)

combiner avec le précipité mercuriel qui en résulte.

S'il arrive , ajoute encore le professeur Orfila ,
que par la réduction du mercure essayée avec la
potasse , pour obtenir les globules de ce métal,
celui-ci soit divisé en un grand espace et noirci
par l'huile charbonnée , alors , pour en reconnaître l'existence, on nettoie les parois de la cornue avec l'acide nitrique , bien pur , à 24 degrés.
L'acide , en dissolvant le mercure , forme un nitrate de mercure au minimum , qui est précipité
en noir par l'hydrosulfure d'ammoniaque , en
rouge par l'acide chromique , en blanc par l'acide
hydrochlorique et en noir par l'ammoniaque.

Les mêmes réactifs produisent à peu près les
mêmes précipités sur le nitrate d'argent , mais
l'ammoniaque ne précipite pas le nitrate d'argent ,
et il précipite en noir le nitrate de mercure. D'ailleurs l'argent ne se volatilise pas à une température un peu élevée. Il faudrait une très-grande
chaleur pour obtenir cet effet.

---

*Rapport sur un cas présumé d'empoisonnement
par le sublimé corrosif.*

Nous soussignés N..., docteur en médecine, N...,
chirurgien, et N..., pharmacien, sur la réquisition de...
Nous sommes transportés aujourd'hui .... août 1806
à ..... pour visiter le corps d'un homme que l'on a fait

exhumer trente-six heures après la mort et que l'on présume avoir péri par l'effet d'un poison.

Voici ce que nous pouvons certifier après avoir fait les
recherches nécessaires sur cet objet :

Le nommé G..., a été attaqué le sept de ce mois d'une
fièvre, connue vulgairement sous le nom de fièvre bilieuse, qui a été accompagnée, pendant les huit premiers
jours, de céphalalgie, redoublemens irréguliers vers le
soir et quelques autres symptômes familiers à cette sorte
de fièvre. Le traitement a consisté dans 12 grains d'ipécacuana comme vomitif, les délayans oxymélés, les
chicoracées. La convalescence s'est manifestée le 12 : elle
a été bonne et franche jusqu'au 16, époque à laquelle
il lui a été administré un purgatif composé de deux gros
sené, deux gros rhubarbe concassée et trois gros sel
d'Epsom, lequel a été prescrit par M. R..., médecin,
et ensuite préparé et administré par M. F..., chirurgien.

Aussitôt la purgation prise, le malade s'est écrié qu'il
était empoisonné. Il s'est plaint d'un sentiment très-douloureux qu'il rapportait au larynx, qui a été le prélude de
la difficulté d'avaler, de la toux et ensuite de vomissemens
de sang, de déjections sanguines, puis sanguinolentes.

A partir de dix heures du matin de ce jour, la face
était hypocratique, la langue extrêmement blanche, muqueuse au toucher et très-rouge au pourtour. La soif n'a
point paru extraordinaire. Le pouls était misérable. Des
sueurs froides et partielles aux extrémités ; des faiblesses
fréquentes accompagnées d'envie de vomir ; symptômes
qui ont persisté jusqu'au moment de la mort qui a eu
lieu vingt-sept heures après le purgatif pris.

Tous les moyens employés dans ces dernières et dé-
plorables circonstances, ont consisté dans quelques cuillerées d'huile, dans une boisson abondante de lait et de

mucilagineux, dans l'application de quatre sangsues pour diminuer l'inflammation apparente ou réelle du larynx.

L'autopsie cadavérique a présenté les phénomènes suivans :

Extérieur. Face et habitude du corps jaunes ; côté droit de la face injecté ; la partie supérieure du thorax , les cuisses et les jambes ecchymosées. Les parties latérales du tronc et les postérieures dénuées d'épiderme. L'abdomen météorisé. Les jugulaires externes avaient fourni une grande quantité de sang lors de la première section.

Intérieur. Membrane externe du larynx de couleur livide et cependant ayant celle naturelle partout où elle était adossée au cartilage thyroïde. Membrane interne de l'œsophage d'un rouge cerise et perforée de son origine à l'orifice cardiaque de vingt-deux points ; chaque trou ou érosion pouvant recevoir l'extrémité boutonnée d'un stylet ordinaire ou la tête d'une moyenne épingle et aboutissant à la membrane externe ; lesquelles vingt-deux perforations étaient presque toutes à la partie postérieure de ce conduit , presque toutes parallèles et formant trois colonnes ou rangées dont la moyenne était la moins longue. Estomac tellement distendu par des gaz , qu'il refoulait toute la partie gauche diaphragmatique et contenait environ une once et demie d'un fluide fort épais d'une couleur brunâtre.

Sa face péritonéale de couleur brun foncé ; la membrane interne d'une couleur livide foncée , la membrane muqueuse ou veloutée se déchirant et se séparant facilement avec les doigts , le foie jaune , surtout à sa face diaphragmatique , la vésicule du fiel contenant une certaine quantité de bile très-noire ; tout le canal intestinal ainsi que les autres organes des diverses cavités sains et dans un état naturel.

L'analyse chimique de quelques gouttes restantes du purgatif coté n° 1, et d'une cuillerée et demie de la liqueur extraite de l'estomac n° 2, a donné les résultats suivans :

N° 1 contenant 22 grains de liquide, et dans la paroi interne de la fiole une légère incrustation d'un jaune foncé du poids de 8 grains; total 30 grains.

Couleur : trouble d'un jaune clair. Odeur : celle de rhubarbe. Saveur : une seule goutte du liquide appliquée sur la langue, a produit sur le champ une stypticité métallique bien prononcée et dans le même temps une forte astriction au larynx. Les huit grains n'ont pas permis d'y découvrir des parcelles métalliques rouges, bleues ou vertes. Quatre grains de cette poudre jetés sur un charbon ardent ont brûlé à la manière des substances végétales en général, et n'ont produit dans leur combustion ni vapeur blanche ni odeur d'ail. Les quatre autres grains traités par l'acide nitrique et l'ammoniaque, n'ont pas donné la plus légère teinte bleue. (Ils ne contenaient par conséquent ni cuivre, ni arsenic, ni mercure.)

Les vingt-deux grains de liquide étendus de quatre onces six gros d'eau distillée, ont donné par les réactifs suivans :

Teinture de tournesol : couleur rosée. Sirop de violettes : couleur verte. Ammoniac : léger précipité blanc. Eau chargée de gaz hydrogène sulfuré : couleur noire de la solution. Eau de chaux : précipité d'un jaune foncé. Carbonate de soude : précipité rouge. Acide sulfurique concentré : aucun précipité.

Une lame de cuivre rouge bien décapée, ayant trempé dans cette solution, a été, au bout de quelque temps, couverte d'un précipité blanc qui adhérait assez, pour, à l'aide d'un frottement, lui donner l'apparence argentée.

(285)

, N° 2 , ou soit la liqueur contenue dans le ventricule , noire et d'une fétidité insupportable. La solution dans l'eau distillée a légèrement rougi par l'infusion de tournesol ; par le sirop de violettes , a légèrement verdi ; par l'ammoniac , n'a éprouvé aucun changement ; par l'eau de chaux , a laissé déposer un peu de précipité d'un jaune clair ; par le carbonate de soude , n'a point éprouvé de décomposition ; par l'acide sulfurique , a laissé déposer un léger précipité d'un blanc sale. L'eau chargée de gaz hydrogène sulfuré a laissé apercevoir un léger nuage d'une couleur brun foncé. Une lame de cuivre décapée au vif , ayant trempé dans cette solution pendant 12 heures , a conservé son brillant métallique.

Nous concluons de ces diverses expériences et des faits observés , que ce qui était renfermé dans la bouteille n° 1 ne contenait ni cuivre soit à l'état métallique , de combinaison saline ou d'oxide ; ni arsenic soit à l'état métallique , de sulfure , d'acide arsenieux , d'acide arsenique , mais bien de sublimé ou muriate de mercure suroxigéné ; et que la bouteille n° 2 contenait aussi une petite quantité de sublimé corrosif.

Nous estimons que M. G... , n'aurait pu mourir par l'effet de sa maladie , ni par l'effet du purgatif qu'il a pris , quelque intempestif qu'il ait été , si ce purgatif avait été simple ; et que le malade aura avalé un poison corrosif qui probablement n'a point été dissous ; que le poison était contenu dans le purgatif administré le 16 , qu'il était de la classe des minéraux , du sublimé corrosif, et que notre décision appuyée sur les faits précédens et sur l'analyse chimique ne peut laisser aucun doute.

Fait à ...... , le 19 août 1806.

Le chirurgien qui avait préparé la médecine avec des drogues prises chez un épicier, qui ne l'avait administrée qu'avec répugnance à cause de la fièvre qu'il trouvait au malade, et ne s'étant décidé à le faire que pour se rendre enfin à ses instances ; cet homme, qui l'avait soigné dans sa maladie jusqu'au dernier moment, fut accusé d'avoir empoisonné son malade et condamné à mort par un tribunal criminel, ensuite du rapport ci-dessus.

Y avait-il réellement un empoisonnement dans ce cas de médecine légale ?

Un médecin instruit, dans un examen critique de ce rapport, affirmait que non, d'après certaines considérations dont voici les principales :

Au moment où le purgatif a été donné, la maladie bilieuse n'était pas terminée, attendu que le cours de ces fièvres est plus long ; et probablement le mal s'est développé au même instant avec son caractère pernicieux et avec tous les symptômes observés ; cela est d'autant plus vraisemblable, que j'ai observé moi-même, disait-il, des fièvres pernicieuses qui ont eu des suites analogues à celle qui a fait périr le sujet en question.

Les symptômes décrits ne se rapportent pas aux signes ordinaires de l'empoisonnement. Le mauvais goût dont s'est plaint le malade rentre dans les plaintes ordinaires, surtout quand il y a malaise par l'effet du remède. Il a été plus considé-rable dans la circonstance à cause du peu d'opportunité de son administration. D'ailleurs la sensation au larynx aurait dû être remarquée à la bouche et à l'arrière-bouche , et non à la cavité désignée.

La plupart des phénomènes observés dans le cadavre pendant une saison chaude et après avoir déjà été ouvert , doivent être rapportés à la putréfaction: Ainsi les ecchymoses, les injections , la chute de l'épiderme des côtés et du tronc , la couleur livide foncée des membranes de l'estomac , la facilité de déchirer la muqueuse et de la séparer avec les doigts sans qu'on aperçoive d'escarre , comme cela a lieu par l'effet des poisons corrosifs, sont autant d'effets de la décomposition putride.

La régularité, le parallélisme et l'égalité des 22 trous observés dans l'œsophage , qualifiés d'érosions , prouvent que ces ouvertures n'étaient probablement que les orifices des cryptes muqueux qui versent dans le canal une humeur qui le lubrifie. Un poison produit des escarres dont la situation , la figure , la grandeur et profondeur varient à l'infini.

Le tube intestinal, surtout après des déjections sanguinolentes et après un séjour assez long du poison, la bouche, la gorge et le pharynx auraient dû montrer les traces de l'action vénéneuse , comme c'est l'ordinaire pour les poisons de la classe des corrosifs.

L'analyse chimique de la liqueur n° 2 était insignifiante ; et celle du n° 1 imparfaite, parce que

la quantité de poison , en supposant son existence ,
aurait été insuffisante , puisque 22 grains d'eau
n'en dissolvent qu'un grain ; que les couleurs des
précipités ne sont pas celles qu'on obtient ordinairement ; que la liqueur était déjà colorée par la
rhubarbe , d'où dérive la difficulté de préciser les
couleurs ; que les huit grains de solide séparés du
liquide auraient dû fournir plutôt du poison minéral que le liquide, s'il y en avait eu dans le restant
de la potion ; et qu'enfin , pour prouver que le
poison désigné existait , il aurait fallu revivifier
le mercure , en traitant par la voie sèche les précipités qu'on avait obtenus ; et que la chose
n'ayant pas été pratiquée et les experts étant tom-
bés dans une contradiction insigne , leur analyse
n'était rien moins que décisive

Par ces motifs le critique concluait que l'individu
dont il s'agit n'avait pas été empoisonné, et qu'il
avait succombé à une fièvre pernicieuse hémorragique.

M. le professeur Fodéré , tout en partageant sur
plusieurs points cette opinion , et en présumant
que le mélæna ou un typhus ictérode avait fait
périr cet individu plutôt que le poison, n'ose pourtant prononcer qu'aucune substance vénéneuse ne
fût mêlée dans la médecine ; mais il ne peut supposer que quand même la chose aurait eu lieu , le
chirurgien accusé fût coupable , attendu que toutes
les circonstances morales étaient en sa faveur.

Je suis parfaitement de l'avis de ce savant professeur sur le dernier article. Non, ce malheureux chirurgien n'était pas coupable d'un pareil crime. Nul motif apparent ne pouvait justifier cette atrocité ; et sa conduite, ses soins auprès du malade jusqu'au dernier instant, sa répugnance à donner le remède dans un moment qui lui paraissait si peu opportun, sont des faits qui prouvent son innocence.

En admettant, avec le critique du rapport, que probablement la maladie de la victime n'était pas terminée à l'époque de l'administration de la médecine, et que son caractère pouvait être pernicieux et emporter le malade sans supposer une autre cause de mort ; en admettant encore que la plupart des phénomènes observés dans le cadavre étaient le résultat de la putréfaction ; que les prétendues érosions remarquées à l'œsophage n'étaient que les orifices des cryptes muqueux, et non les effets du poison ; et en lui accordant même que les poisons corrosifs, et le sublimé qui est du nombre, produisent d'ordinaire des lésions dans le tube intestinal, dans la gorge et dans le pharynx, qu'on n'a pas rencontré dans le cadavre, il n'en est pas moins vrai de dire que les symptômes et les lésions organiques des poisons ne sont pas assez constans pour exclure ou faire admettre l'empoisonnement, d'après quelques-uns ou tel nombre d'entr'eux ; que la maladie, quoique non terminée et d'un mauvais caractère, pouvait s'exaspérer et se terminer promptement d'une manière tragique après un breuvage suspect ; et que les circonstances qui se rencontrent dans le cas actuel, ainsi que l'analyse chimique, semblent faire admettre l'empoisonnement par le sublimé corrosif plutôt qu'une mort causée par les seuls effets d'une fièvre pernicieuse :

Ainsi le mauvais goût dont s'est plaint le malade, les symptômes alarmans qui se sont manifestés immédiatement après l'administration de la médecine, une impression vive de stypticité métallique et d'astriction ressentie par un expert après une dégustation de ce qui était resté dans la fiole à médecine, les résultats donnés par l'analyse chimique de ce restant, tels que la couleur rosée de tournesol, la couleur verte du sirop de violettes, le précipité blanc par l'ammoniaque, le jaune foncé par l'eau de chaux, le précipité rouge par le carbonate de soude, et surtout l'apparence argentée donnée à la lame de cuivre rouge, résultats qui sont conformes à ceux que produit une solution de sublimé corrosif, semblent justifier les conclusions des médecins experts.

Néanmoins, pour ne laisser aucun doute dans un cas aussi délicat et où la conviction était encore loin d'être acquise, les experts auraient dû agir sur les précipités et revivifier le mercure au moyen de la chaleur.

En supposant, comme la chose paraît assez probable, un empoisonnement dans ce cas de médecine légale, rien n'annonce qu'il fût le résultat du crime ; on doit le rapporter plutôt à quelque erreur de l'épicier ou du chirurgien, ou au mélange de la substance vénéneuse avec les drogues de la médecine par quelque cause accidentelle.

Voici un autre rapport sur cette matière fourni par M. le professeur Orfila, où l'empoisonnement par le sublimé corrosif est bien constaté et où l'analyse chimique ne laisse aucun doute sur la présence de ce sel dans la liqueur qui a dû produire tous les effets du poison.

Rapport sur un cas d'empoisonnement par le sublimé corrosif.

PREMIÈRE PARTIE. Nous soussigné docteur en médecine de la faculté de Paris, habitant de la ville de Melun, département de Seine-et-Marne, sur la réquisition de M. le Procureur du Roi, nous sommes transporté, aujourd'hui 25 février 1821, à deux heures de l'après midi, accompagné de MM. L..L.., étudians en médecine, chez le sieur Philippe, demeurant dans sa maison, n° 10, sise rue de .... au 3me étage, chambre sur le devant, pour constater la cause de la mort du nommé X...., neveu du sieur Philippe.

Arrivé dans ladite chambre avec le Procureur du Roi, nous avons trouvé, étendu sur un lit, le cadavre d'un homme que l'on nous a dit être âgé de 30 ans ; il conservait à peine un reste de chaleur. Son attitude ne présentait rien de remarquable. Les draps et le parquet

21

étaient salis par des matières molles , verdâtres, mêlées de sang , d'une odeur aigre , désagréable , semblables à celles que l'on voyait dans le vase de nuit qui était au milieu de la chambre. Il y avait sur la cheminée un flacon sans étiquette , bouché à l'éméri , contenant environ deux gros d'un liquide transparent , d'une saveur âcre , corrosive. Du reste on ne découvrait aucune trace d'instrument vulnérant , contondant , etc.

Interrogé sur les accidens qui avaient précédé la mort , le sieur Philippe nous a dit que la veille son neveu paraissait encore jouir de la santé la plus florissante , qu'il l'avait vu rentrer dans sa chambre à onze heures du soir, ayant un flacon à la main ; qu'il s'était enfermé comme il le faisait ordinairement ; mais voyant qu'il n'était point descendu le matin , à huit heures , contre son habitude , il avait frappé à la porte pour l'éveiller ; et enfin il s'était décidé à la faire ouvrir de force ; que du reste jamais le sieur X... ne s'était plaint d'aucune incommodité.

Deuxième Partie. Après avoir recueilli ces renseignemens , nous avons procédé à l'examen du cadavre. Il n'y avait à l'extérieur aucune trace d'ecchymose ni de blessure faite par un instrument vulnérant. Les membres thoraciques et abdominaux ayant été profondément incisés , nous ont paru dans l'état naturel. On voyait çà et là sur le dos des taches rougeâtres qui n'étaient que des lividités cadavériques , ce dont nous nous sommes assuré en incisant la peau.

Les lèvres étaient enduites d'une matière semblable, par sa couleur , à celle qui avait été trouvée sur le parquet. La bouche, le pharynx et l'œsophage n'étaient le siége d'aucune altération marquée. L'estomac était vide , sa membrane interne , d'un rouge foncé dans presque toute son étendue , offrait çà et là des taches noires lenticulaires , formées par du sang extravasé entre les tuniques musculeuse et muqueuse, ainsi que nous nous en sommes assuré en les incisant et en les lavant avec de l'eau. La membrane musculeuse était d'un rouge clair. Les intestins, le péritoine, les divers organes renfermés dans l'abdomen et dans le thorax, ainsi que l'encéphale, paraissaient être dans l'état naturel.

La liqueur contenue dans le flacon dont nous avons parlé, présentait les caractères suivans : elle était limpide, incolore, d'une saveur âcre, caustique et rougissait à peine l'eau de tournesol ; l'ammoniaque la précipitait en blanc, la potasse en jaune serin, l'hydrosulfate de potasse en noir, le nitrate d'argent en blanc. Une lame de cuivre décapée, plongée dans cette liqueur, devenait brune sur le champ et acquérait une couleur blanche brillante, argentine par le frottement.

La matière verte, sanguinolente, trouvée dans le vase de nuit, était en partie solide, en partie liquide. On l'a exprimée dans un linge fin, et l'on s'est assuré que la portion liquide était légèrement trouble et qu'elle ne subissait aucune altération de la part de l'eau de tournesol, de l'ammoniaque et des hydrosulfates. Elle n'a été précipitée par aucun des réactifs, même après avoir été réduite au tiers de son volume par une évaporation lente.

La portion solide examinée avec soin, n'a offert aucune trace de *poudre blanche*. On l'a faite bouillir pendant un quart-d'heure avec l'eau distillée. La dissolution, d'une couleur jaunâtre, n'a subi aucun changement notable de la part de la teinture de tournesol, de l'ammoniaque, de l'eau de chaux, de la potasse ni de l'hydrosulfate de potasse.

Le résidu, c'est-à-dire la matière solide qui restait après avoir fait bouillir, a été mêlé avec de la potasse caustique et desséché dans une capsule de porcelaine à une douce chaleur. On l'a ensuite chauffé jusqu'au rouge dans un tube de verre étroit et long de huit à dix pouces. Au bout de trois ou quatre minutes d'une chaleur rouge , il s'est volatilisé du *mercure métallique* qui s'est condensé sur la paroi interne du tube , et que l'on a ramassé sous forme de petits globules très-brillans, excessivement mobiles, d'un blanc bleuâtre et d'une pesanteur spécifique considérable.

TROISIÈME PARTIE. Nous croyons pouvoir conclure de ce qui précède , 1° que la liqueur contenue dans le flacon renferme une assez forte dose de sublimé corrosif dissous dans l'eau ; 2° que la matière trouvée dans le vase de nuit et qui parait avoir été vomie par le sieur X... , contient dans sa portion solide un composé mercuriel insoluble dans l'eau ; 3° que ce composé *peut* être le résultat de la décomposition d'une certaine quantité de sublimé corrosif par des matières alimentaires , muqueuses , bilieuses , etc. ; 4° que l'introduction dans l'estomac d'une partie de la liqueur contenue dans la fiole , rend parfaitement raison de la promptitude avec laquelle la mort a eu lieu et de l'inflammation de l'estomac ; 5° qu'il est *excessivement probable* que le sieur X... , est mort empoisonné. [1]

Les autres préparations mercurielles assez répandues dans le commerce pour être données comme

---

(1) Il est excessivement probable , mais il n'est pas hors de doute qu'il y a eu empoisonnement , 1° parce qu'il n'est point prouvé que le sieur X..... , ait avalé de la liqueur contenue dans le flacon ; 2° parce qu'il est impossible d'affirmer que la matière trouvée dans le vase de nuit ait été vomie par lui.

poisons et agissant à peu près comme le sublimé corrosif , quoique leur action sur l'économie animale soit moins pernicieuse , sont le protoxide de mercure , le deutoxide de mercure ou précipité rouge , le sulfure de mercure ou le cinabre, et le sous-deutosulfate de mercure ou turbith minéral.

LE PROTOXIDE DE MERCURE est d'une couleur noirâtre ; il se dissout à froid dans l'acide nitrique pur et affaibli , et forme du nitrate de mercure. Combiné avec l'acide hydrochlorique , il produit le calomelas ou une poudre blanche insoluble dans l'eau. Chauffé dans un petit tube , il se décompose et fournit avec l'oxigène le mercure métallique.

LE DEUTOXIDE DE MERCURE ou précipité rouge , est solide, rouge, quelquefois jaune lorsqu'il contient de l'eau , très-peu soluble dans ce liquide et très-soluble au contraire dans l'acide hydrochlorique , et formant alors une véritable solution de sublimé corrosif dont elle a tous les caractères. Chauffé également dans un tube de verre , il se décompose et produit de l'oxigène et le mercure sous forme métallique.

LE SULFURE DE MERCURE ou cinabre , est solide , d'un beau violet en fragmens et d'un beau rouge quand il est réduit en poudre , portant le nom de vermillon. Il est insoluble dans l'eau. Chauffé dans un tube de verre étroit , après qu'il a été réduit en poudre et mêlé avec la potasse à l'alcool à l'état solide , il se décompose et laisse monter dans le tube le mercure métallique. Il reste au fond de l'instrument du sulfure de potasse.

LE TURBITH MINÉRAL est pulvérulent, jaune et insoluble dans l'eau. Chauffé jusqu'au rouge dans un tube de verre, il fournit le mercure métallique. Si l'on agite pendant quelque temps cette substance mercurielle avec une dissolution de potasse à l'alcool ne contenant point de sulfate, on obtient le deutoxide de mercure jaune et de sulfate de potasse, ce qui prouve que le turbith minéral contient de l'acide sulfurique, et que c'est un véritable sous-deutosulfate de mercure.

Ces différens caractères devront suffire pour distinguer les diverses sortes de poisons tirés du mercure, et comme tous peuvent se réduire à l'état métallique, au moyen du tube de verre et de la chaleur, il sera toujours facile de prouver que le poison cherché est de la classe des mercuriels.

ART. 5.

EAU FORTE (ACIDE NITRIQUE).

L'eau forte est l'un des poisons escarrotiques les plus violens et les plus douloureux. Son usage est si fréquent dans les diverses espèces d'empoisonnement, que le docteur Marc ne craint pas de l'assimiler sous ce rapport à l'arsenic ; il assure même que depuis quelques années il est plus fréquemment employé dans Paris que ce dernier

Néanmoins dans la plupart des cas , cet empoisonnement est le résultat de l'erreur ou du suicide. Lorsqu'on l'emploie dans des vues criminelles , on mêle ce liquide avec d'autres boissons dans les cas d'orgies , ou bien on le fait avaler de force à une victime.

Ce poison acide produit immédiatement après qu'on l'a avalé une grande chaleur à la bouche, à l'œsophage, à l'estomac ; une vive douleur avec dégagement de gaz, des nausées , le hoquet , des vomissemens violens de matières liquides ou solides produisant effervescence sur le sol. Odeur et saveur particulière des substances vomies ; douleurs et tuméfaction au ventre ; froid quelquefois glacial aux membres ; pouls petit , enfoncé , précipité , tremblotant ; anxiétés horribles , contorsions , soif extrême , vives douleurs renouvelées par la plus petite quantité de boisson. Dans d'autres cas , les douleurs sont sourdes, légères ; l'agitation moindre. Ce calme trompeur provient alors d'une désorganisation intérieure.

Aux symptômes décrits, se joignent la difficulté d'avaler , de rendre les selles et les urines ; une physionomie altérée par les douleurs vives et une affection morale profonde ; haleine fétide, sueurs froides onctueuses, la membrane de la bouche et de l'arrière-bouche épaissie , comme brûlée ; surface de la langue très-blanche , et dans quelques cas d'une couleur orangée ; les dents vacillantes et jaunes.

On voit se développer, au bout de trois ou quatre jours , une exfoliation partielle ou totale de la membrane muqueuse dont les lambeaux gênent la déglutition et la respiration. Chaque bord des lèvres offre dès les premiers instans une couleur blanche ou légèrement citrine. On voit quelquefois des tâches jaunes sur le menton , aux doigts.

Les phénomènes cadavériques sont les suivans :

Couleur plus ou moins orangée de l'épiderme du bord libre des lèvres ; membrane interne de la bouche , souvent citrine ; dents vacillantes et jaunes ; arrière-bouche et pharynx enflammés , enduit jaune , gras au toucher , à la surface de l'œsophage ; inflammation violente à l'estomac , surtout près du pylore et le commencement du duodenum ; taches gangréneuses , membranes amincies et se déchirant avec facilité ; enduit épais, grenu , en forme de pâte d'une couleur jaune verdâtre , tapissant les viscères : ceux-ci renfermant beaucoup de matière jaune ; pylore très-retréci ; parois du duodenum et du jejunum tachés en jaune tirant sur le vert ; la chose diminue à mesure qu'on s'éloigne de l'estomac ; péritoine enflammé ; ventricule très-distendu ou très-retréci , à cause des perforations qui ont laissé passer les liquides jaunes épaissis dans le ventre.

Si les individus résistent aux premiers effets du poison et qu'ils succombent à un empoisonnement consécutif, la maigreur devient extrême ; les formes dures et rébutantes ; flétrissure générale ,

fragilité des os , obturation du pylore , épaississement considérable et adhérence de l'estomac aux
autres organes ; traces d'exfoliation de lambeaux de
membranes rendus par le haut ou par le bas.

Les phénomènes physiologiques développés par
l'acide nitrique et les altérations qu'il laisse dans
le cadavre, sont à peu près les mêmes que ceux des
autres acides minéraux et principalement le sulfurique et l'hydrochlorique.

On distingue facilement les effets de ces poisons
acides de ceux produits par les autres escarrotiques,
en ce que leur combinaison avec les tissus organiques montre sur le champ aux bords des lèvres ,
à l'intérieur de la bouche et le long de l'œsophage,
des escarres plus ou moins profondes qui ne sauraient être le résultat des autres corrosifs.

Les escarres produites par l'eau forte , ou les
taches qu'elle imprime sur les tissus vivans , ne
seront point confondues avec celles qui sont le
résultat des acides sulfurique et hydrochlorique, si
l'on fait attention que les premières sont jaunes ,
tandis que les autres offrent une couleur blanche,
grise ou noire.

Aussi le professeur Orfila conclut, des nombreuses observations du docteur Tartra , sur l'empoisonnement par ce liquide , que l'eau forte ou
l'acide nitrique « est peut être le seul poison du
« règne minéral qui détruise la vie en déterminant
« des lésions d'une nature particulière , propres
« à le faire reconnaître par le simple examen ca-

« davérique. La teinte jaune qu'il communique aux
« lèvres, au menton et à une grande partie du
« canal digestif ; la conversion de la membrane
« muqueuse en une substance grasse : les trous à
« l'estomac et un épanchement de liquide bour-
« beux et jaune dans le ventre, sont autant de
« caractères dont la simultanéité n'appartient qu'à
« tel acide. »

L'expert pourra encore joindre à ces caractères
non équivoques l'analyse chimique des restes du
poison, s'il peut s'en procurer, de quelque manière que ce soit.

Le liquide pur, incolore et odorant, détruit les
matières organiques avec lesquelles il est mis en
contact.

Il colore en jaune la peau et les tissus animaux.
Une seule goutte rougit une grande quantité d'infusion de tournesol.

Chauffé dans une fiole avec du charbon, du
soufre ou du phosphore, il est décomposé au bout
de quelques minutes d'ébullition, et on voit se
dégager du gaz acide nitreux d'un jaune orangé.

Versé sur la limaille de cuivre, il produit une
vive effervescence avec dégagement de gaz acide
nitreux. Il forme du nitrate de cuivre, d'abord
vert et ensuite bleu; il ne trouble point l'eau sucrée.
Mêlé avec du thé, la couleur devient très-foncée;
le bourgogne devient plus rouge. Versé dans l'albumine, on voit un précipité blanc abondant qui
devient bientôt jaune. Le précipité, lavé et des-

séché sur un filtre et soumis ensuite à l'ébullition avec la potasse pure, prend tout-à-coup une couleur rouge magnifique. La liqueur est un composé de matière animale, de nitrate de potasse et d'excès d'alcali. Le tout chauffé avec l'alcool concentré, ce dernier s'empare de la substance animale et de la potasse, et on obtient du nitrate de potasse.

M. le professeur Orfila ajoute que non seulement l'albumine, mais encore toutes les substances animales, produisent le même précipité par la décomposition de cet acide. On aura donc un procédé facile pour découvrir ce poison quand les autres moyens n'auront pas réussi.

Les annales de médecine font connaître la plupart des procédés barbares que des sage-femmes ou des mères criminelles ont employés de tous les temps pour faire périr les nouveau-nés ; mais aucun auteur, que je sache, n'a parlé de l'eau forte donnée dans des boissons pour ravir la vie à ces frêles victimes.

Le lecteur pourra juger si le fait qui va être mis sous ses yeux peut être donné comme un exemple d'un pareil empoisonnement ; ou si l'idée d'un pareil crime doit être entièrement écartée par les moyens que fit valoir un médecin instruit, chargé d'examiner cette question, et qui eurent un plein succès auprès des juges instruits de l'affaire.

———

Observation sur un cas présumé d'empoisonnement par l'eau forte.

Une femme ne vivant pas de bonne intelligence avec son mari , accouche fort heureusement d'un enfant qui paraît bien constitué aux personnes qui l'entourent et surtout à une sage-femme appelée pour la délivrance. Le nouveau-né devient malade le même jour ; son état va en empirant ; il succombe au bout de trois jours sans avoir pris le sein, ayant avalé seulement de l'eau et du vin sucrés.

Le mauvais état de la bouche du cadavre , la couleur jaune de tout le corps, une mort si imprévue après un accouchement heureux et avec de si belles apparences de viabilité et de bonne conformation , joint aux circonstances de l'achat d'eau forte chez un pharmacien, par l'ordre de l'accouchée , le jour de la délivrance , et du refus du père de reconnaître le nouveau-né , ainsi que la chose avait eu lieu pour d'autres enfans nés antérieurement, font présumer une mort violente.

L'exhumation du cadavre , faite après un certain nombre de jours et pendant les chaleurs de l'été, ne fournit aucun éclaircissement sur le genre de mort , attendu la putréfaction complète des tissus organiques.

Les faits déposés par les témoins sont les suivans :

Le nouveau-né a vu le jour après un travail court

et peu douloureux ; il était bien constitué, et il a paru tel à plusieurs personnes, entr'autres à la sage-femme, quoique la mère dit qu'il n'était pas à terme. Celle-ci s'est levée dans la journée et lui a donné de l'eau sucrée, lorsqu'elle était seule dans l'appartement.

Une nourrice appelée six heures après l'accouchement ne peut faire prendre le sein ; elle trouve les lèvres et la langue d'une couleur jaunâtre, une petite vessie à la lèvre supérieure. L'enfant, qui lui paraissait fort et bien constitué, poussait des cris aigus.

Le soir de l'accouchement, la mère fait remarquer à la sage-femme des ulcères à la langue et au palais. La langue et la bouche paraissent de couleur verte à cette dernière. Même couleur fut remarquée le lendemain matin ; l'enfant était plus mal ; il se détachait des lèvres des morceaux de peau à mesure que l'on essuyait l'humeur noirâtre qui découlait de la bouche.

Appelé pour ondoyer l'enfant quatorze heures après sa naissance, le prêtre voulut s'assurer de la nécessité de la chose, ce qui lui donna occasion d'observer que l'intérieur des lèvres et de la bouche était d'une couleur jaunâtre.

Après la mort du nouveau-né, qui arriva dans trois jours, le cadavre était tout jaune ; la bouche noire ; il n'y avait pas d'odeur. La couleur ictérique de l'enfant avait déjà été remarquée avant qu'il succombât à ses souffrances.

Un médecin, consulté pour décider si cet enfant était mort d'un empoisonnement ou d'une maladie accidentelle, répond qu'on ne peut donner une décision positive, attendu le défaut des signes qui avaient dû se manifester sur le vivant et de ceux qu'aurait fournis l'autopsie cadavérique , si l'on avait pu les observer ; qu'on peut conclure néanmoins des circonstances morales et des faits observés par les témoins, que l'enfant est plutôt mort du muguet que du poison. Voici les considérations sur lesquelles le docteur appuyait ses conclusions :

1° Dans la série de phénomènes que produit l'empoisonnement par l'acide nitrique, on distingue la couleur blanche ou jaune des diverses ulcérations répandues sur les lèvres ou dans l'intérieur de la bouche ; mais on n'aperçoit pas cette couleur verte des lèvres , non plus que cette couleur jaune de toute l'habitude du corps dont il est fait mention. On peut croire même qu'on s'est trompé sur cette couleur verte qui ne se rencontre que dans l'état de putridité avancée. La couleur jaune du corps n'a jamais été remarquée dans les cas d'empoisonnement par l'acide nitrique. Ici elle était l'effet d'un état maladif du nouveau-né dont le germe a été apporté en naissant , ainsi que le fait est arrivé à un autre enfant qu'avait mis au monde la même femme, et qui mourût également au bout de trois jours.

2° C'est la mère qui fait apercevoir à la sage-femme les ulcères des lèvres et de la langue ; c'est

elle qui fait appeler une nourrice pour faire têter
l'enfant. Ces circonstances sont à la décharge de
l'accusée, parce que le crime cherche à cacher son
ouvrage. Il en est de même de l'ordre donné à
l'un des témoins d'aller acheter de l'eau forte,
quoique l'on ait déjà remarqué les boutons des
lèvres et de la langue.

Si les personnes présentes lors de l'accouchement n'ont rien remarqué à la bouche de l'enfant,
cela ne prouve pas qu'il fût parfaitement sain, parce
qu'en pareille circonstance, on est tout occupé de
l'état de la mère, au point que l'on n'observe pas
même les vices de conformation de l'enfant. La
circonstance d'achat d'eau forte, quoique grave,
ne prouve rien, puisque le peuple achète cette
drogue pour divers usages.

3° Il faut que l'acide nitrique, pour produire
une mort prompte précédée de souffrances des plus
vives, dépasse le voile du palais. Les accidens que
fait naître ce poison, en pareille circonstance,
n'ont pas été remarqués dans l'espèce. Lorsque
cet acide n'est porté que sur la langue et les lèvres,
il est difficile que la mort survienne en si peu de
temps ; et si un être faible et délicat comme l'est
un enfant de naissance, doit succomber bien plus
facilement qu'un adulte, il faut cependant que la
lésion des parties dont l'intégrité n'est pas nécessaire à la vie, offre un grand désordre pour qu'elle
soit suivie d'un résultat funeste. Or, des ulcères
aux lèvres et à la langue, tels que ceux qu'on a ob--

servés chez l'enfant, lorsqu'ils proviennent d'une cause externe, ne constituent pas un état tellement grave que la mort ait dû avoir lieu au bout de trois jours.

4° Au milieu de ces incertitudes on peut assigner une cause très-probable à l'état maladif et à la mort prompte de l'enfant. Les symptômes du muguet sont ceux que l'on a observés ici. Ce mal, particulier à l'enfance et dont on apporte le germe en naissant, se manifeste par des ulcérations qui, dans quelques heures, recouvrent la langue, l'intérieur des joues, le palais et les lèvres qui s'exfolient par pellicules, et qui offrent quelquefois une couche épaisse et jaune et quelquefois brune, qui tapisse l'intérieur de la bouche. L'enfant refuse de prendre le sein, avale avec peine, pousse des cris aigus ou languissans, selon l'intensité de l'affection qui, lorsqu'elle prend le caractère gangréneux, est suivie de la mort du 3ᵉ au 4ᵉ jour.

Pour affirmer que cet enfant était atteint du muguet, il faudrait l'avoir vu ; mais il est probable qu'il a succombé à cette maladie.

Les raisonnemens et les faits allégués par ce docteur sont-ils sans réplique ? N'y avait-il réellement, dans le cas actuel, qu'un concours malheureux de circonstances pour faire accuser une mère innocente du crime le plus odieux ?

On laisse au lecteur le soin de peser les considérations suivantes, en réponse à celles du médecin qui ne croyait pas à l'empoisonnement dont il s'agit.

1° L'une des propriétés les mieux reconnues de l'acide nitrique, est de colorer en jaune le bord libre des lèvres, la membrane interne de la bouche et de procurer à la muqueuse de l'estomac une teinte d'un jaune verdâtre. Or, dans l'espèce, les témoins ont vu jaune ce que les autres ont vu vert. On conçoit par conséquent la possibilité d'une nuance qui tienne de ces deux couleurs. La coloration en jaune du cadavre n'est point un signe d'empoisonnement par l'acide nitrique, mais ce signe ne l'exclut pas et peut coïncider avec lui. L'ictère des nouveau-nés est très-fréquent ; s'il est produit quelquefois par l'amas du méconium, un lait grossier ou par d'autres causes légères ; à plus forte raison sera-t-il occasionné par l'inflammation de la muqueuse du canal alimentaire suscitée par le poison !

2° Quoiqu'il soit vrai de dire que les soupçons d'empoisonnement ne doivent point tomber sur une femme qui fait connaître la première l'état de la bouche de l'enfant et qui demande que l'on aille acheter de l'eau forte après avoir montré des altérations dans cette cavité, néanmoins de pareilles circonstances, dont l'habitude du crime peut chercher à tirer des avantages, sont balancées par l'achat de ce poison sans que l'accusée puisse donner un motif plausible de l'usage qu'elle veut en faire, par l'empressement qu'elle a à se tirer du lit peu d'heures après la délivrance pour donner de l'eau sucrée à son enfant, tandis qu'elle peut laisser ce soin à la sage-femme ou à sa voisine qui a fait nombre de visites dans la matinée , et par l'affectation à faire croire que le nouveau-né n'est pas à terme , tandis que tout le monde s'accorde à dire qu'il est né très-fort et bien constitué.

3° On n'a pas remarqué , ajoute le docteur , les signes d'empoisonnement par l'eau forte , qui sont le résultat de la déglutition du poison ; et lorsqu'il n'est pas avalé et que son action se borne aux lèvres et à la langue , elle ne peut suffire pour amener la mort dans trois jours.

On peut lui répondre que s'il a paru quelqu'un de ces signes , la mère , en supposant qu'elle fût coupable , avait intérêt à les laisser ignorer. D'ailleurs le poison avalé à petite dose et mitigé , se combine avec les tissus qu'il parcourt d'après le docteur Tartra , et alors on ne remarque pas tous les symptômes qu'il pourrait occasionner. Enfin le poison n'eût-il agi que dans la bouche , la vive inflammation et l'irritation nerveuse en résultant ne seraient-elles pas suffisantes pour faire périr , dans trois jours , une machine aussi frêle et aussi délicate qu'un nouveau-né, chez lequel la plus légère irritation peut amener des convulsions mortelles ?

4° D'après une excellente description du muguet par les médecins de l'hospice de Vaugirard de Paris, en 1785 , qui avaient observé le mal avec toutes ses variations , cette maladie ne se manifeste que du troisième au sixième jour de sa naissance. Elle attaque d'abord le frein de la langue , les gencives, ensuite la commissure des lèvres , l'intérieur des joues, et finalement la langue. Ordinairement blanc, il ne devient d'un jaune noir que lorsqu'il est malin et d'un caractère gangréneux. Les médecins ne disent pas qu'il puisse se développer avant le troisième jour , ou soit le second de la naissance.

Or , si le muguet ne se déclare pas avant le troisième , ou du moins avant le second jour de la naissance , comment concilier ce caractère du muguet avec le mauvais état de la bouche et des lèvres de l'enfant six heures après l'accouchement ?

Ce mal , d'après les symptômes relatés , affecte successivement toutes les parties de la bouche , n'attaque la langue qu'après avoir envahi la surface de cette cavité , et borne son action à la commissure des lèvres , en épargnant le bord libre de ces parties. Comment concilier encore ce second caractère du muguet , avec la couleur jaune ou verte des lèvres et de la langue ; non seulement à l'époque où le mal aurait reçu son plein développement , mais encore aux premiers momens où il a paru se manifester ?

En supposant l'existence du muguet , dans l'espèce , il devait être nécessairement malin et d'un caractère gangréneux , et néanmoins le cadavre de l'enfant n'avait pas d'odeur.

Il doit être permis de conclure de ces observations , que si le cas actuel n'offre pas les preuves convaincantes d'un empoisonnement par l'eau forte, du moins les probabilités paraissent plus nom-

breuses en faveur de ce genre de mort , que pour
faire admettre une issue tragique provoquée par
le muguet.

Rapport sur un empoisonnement par l'acide nitri-que ou l'eau forte.

Nous soussignés..... docteurs en médecine , habitans
de la ville de..... sur la réquisition de M. le Procureur
du Roi , nous sommes transportés aujourd'hui..... chez
le sieur....., demeurant à.... pour constater la cause
de la mort de F.... et arrivés dans la chambre de....
avec le Procureur du Roi , nous avons trouvé , étendu
sur un lit , le cadavre d'un homme d'environ 5o ans ,
bien vêtu , qui habitait la maison depuis la veille seulement et dont on ignorait le nom. On voyait , sur une des
chaises de la chambre , deux pistolets et un poignard.

Le parquet était sali par des matières alimentaires molles , à demi-digérées , de couleur verdâtre. Il n'y avait
aucun autre objet digne de fixer notre attention. Interrogés sur les accidens qui avaient précédé sa mort , les
voisins et les assistans se sont bornés à déclarer que le
sieur F.... avait loué une chambre dans la maison la
veille et qu'il paraissait bien portant. Le cadavre était
froid et roide ; il était couché sur le dos , la tête légèrement penchée sur le côté droit.

Dépouillé des vêtemens qui le couvraient , on n'a vu
aucune trace de blessure. On apercevait , sur la face
dorsale de la main droite , une tache jaune semblable à
celle que produit l'acide nitrique en agissant sur la peau.
Le bord libre des lèvres offrait une couleur orangée , et
il était aisé d'en détacher l'épiderme qui paraissait brûlé.

La membrane interne de la bouche était d'une couleur citrine. Le pharynx ne paraissait être le siége d'aucune altération. Toute la surface interne de l'œsophage était enduite d'une matière jaune , grasse au toucher , sillonnée par des plis verticaux et facile à se détacher.

L'estomac était vide , réduit à un très-petit volume et d'une couleur jaune à l'extérieur. Sa membrane muqueuse était d'un rouge cerise ; il offrait , près de sa portion pylorique , deux ouvertures de la grandeur d'un centime, voisines l'une de l'autre , à bords fort amincis , usés ou plutôt dissous. L'intérieur du duodenum et du jejunum était taché en jaune sans présenter des traces d'inflammation. Les gros intestins étaient remplis de matières fécales très-dures , moulées. Du reste ils paraissaient dans l'état naturel. Le péritoine manifestement épaissi était d'un rouge sale dans plusieurs points , et recouvert de couches albumineuses dans d'autres. Tous les viscères abdominaux ne formaient qu'une masse au moyen des adhérences produites entr'eux par l'inflammation du péritoine et l'interposition des couches albumineuses. On voyait çà et là des plaques jaunes sur le mésentère , le foie , la rate et les reins. Du reste il n'y avait aucun liquide épanché dans l'abdomen. Le lobe inférieur du poumon gauche était enflammé et avait contracté des adhérences avec le diaphragme. Le cœur, le cerveau , le cervelet et la moelle épinière étaient sains.

Les matières répandues sur le parquet ayant été traitées par l'eau distillée bouillante , ont fourni une dissolution d'un jaune verdâtre qui rougissait faiblement la teinture de tournesol , mais qui ne subissait aucune altération de la part de l'eau de chaux , des hydrosulfates ni du prussiate de potasse. On les a fait bouillir avec la potasse caustique et il a été impossible d'en obtenir un nitrate de

potasse ni de démontrer l'existence d'aucun autre poison
du règne minéral. On a fait les mêmes recherches sur les
tissus du canal digestif, et les résultats ont été les mêmes.
(On doit décrire exactement toutes les opérations chimiques, lors même qu'on n'est point parvenu à découvrir
la substance vénéneuse.)

Nous croyons pouvoir conclure de ce qui précède :
1° qu'il est difficile d'attribuer la mort du sieur F....
et les altérations cadavériques dont nous avons parlé,
à une autre cause qu'à un empoisonnement ; 2° que parmi
les substances vénéneuses connues, les acides nitrique et
nitreux et l'eau régale sont les seules capables de produire l'ensemble des phénomènes qui ont été observés ;
3° qu'il est néanmoins impossible d'affirmer que le sieur
F... ait été empoisonné par l'un de ces acides, puisqu'on
n'est point parvenu à en démontrer la présence ; mais
qu'il est excessivement probable que la mort est le résultat de l'introduction d'un de ces poisons dans l'estomac.

Art. 4.

ÉMÉTIQUE OU TARTRATE DE POTASSE ANTIMONIÉ.

C'est un puissant vomitif qu'on employait beaucoup autrefois. Mal administré ou donné à trop
haute dose, il produisait assez souvent les symptômes de l'empoisonnement.

Il est pour ainsi dire proscrit aujourd'hui depuis
l'établissement de la médecine physiologique, qui
suppose presque toujours l'estomac enflammé,

phlogosé ou atteint d'une irritation quelconque ;
par conséquent les désordres produits par cette
préparation antimoniale sont beaucoup plus rares
de nos jours.

Quoique dans la méthode de Razori cette substance soit donnée à très-haute dose , elle n'est pas
administrée à une assez grande quantité à la fois
pour donner lieu aux symptômes de l'empoisonnement.

Ce poison ayant la propriété à un haut degré
d'exciter le vomissement, ne tarde pas d'être évacué après son administration , et à cause de cela
l'empoisonnement par cette substance est moins
souvent mortel. Il le devient pourtant quand l'é-
métique a été donné à une dose telle que le retard
dans le vomissement ou une évacuation insuffisante lui permettent d'exercer ses effets sur l'estomac et dans le canal alimentaire.

Les symptômes qu'il produit sont exactement
les mêmes que ceux des autres poisons escarrotiques. Cette identité sera remarquée , si je rappelle
ici les principaux signes de cet empoisonnement ;
tels sont le goût métallique , austère ; les nausées,
vomissemens abondans, hoquet fréquent, chaleur
brûlante à la région épigastrique , douleurs à l'estomac, coliques abdominales, météorisme , selles
copieuses ; pouls petit , concentré, accéléré ; peau
froide, quelquefois chaleur intense, vertiges, crampes , respiration difficile , perte de connaissance ,
prostration des forces , mort.

Un symptôme un peu plus particulier à ce poison, c'est le spasme de l'œsophage et la difficulté d'avaler qui en est le résultat.

Parmi les lésions organiques qu'il produit et qui sont communes aux autres poisons corrosifs, on peut distinguer l'inflammation du poumon qui se trouve plus forte dans l'espèce que dans les autres empoisonnemens.

L'expert reconnaîtra facilement ce poison, s'il vient à l'obtenir à l'état de sel, par la facilité de le dissoudre dans l'eau, par la couleur rouge que cette solution donne aux couleurs bleues végétales, et par les précipités que font naître les réactifs dont la couleur est celle de brique par rapport au gaz hydrosulfurique, verdâtre pour le cuivre ammoniacal, et blanc pour l'eau de chaux bouillante.

Ce poison à l'état pulvérulent, chauffé dans un creuset de terre, exhale une odeur des substances végétales brûlées, noircit, reprend ensuite sa couleur blanche et finit par montrer l'antimoine métallique, dont la présence doit être pour l'opérateur un signe non équivoque de la nature du poison. Si l'émétique a été décomposé par le quinquina ou par d'autres substances astringentes données comme contre-poison, et qu'il se soit formé une substance insoluble, mêlée avec d'autres matières solides extraites des excrétions ou contenues dans l'estomac, en pareille circonstance desséchez ces matières dans une capsule de porcelaine, calcinez dans un creuset avec leur poids d'un mélange de charbon et de sous-carbonate de potasse : quelques minutes d'une chaleur rouge suffisent pour donner l'antimoine métallique , ce qui est un indice certain de la présence d'une préparation antimoniale. Par l'emploi de la potasse et du charbon, la réduction du métal s'opère , quel que soit l'état dans lequel l'antimoine se trouve.

Art. 5.

POISONS CUIVREUX.

L'empoisonnement produit par les substances cuivreuses est assez commun ; il est néanmoins presque toujours le résultat de la négligence ou de l'imprudence , et bien rarement celui du crime. En effet , le vert de gris , qui est le poison le plus commun parmi ces substances , serait trahi par sa couleur et son mauvais goût, s'il était donné pour attenter à la vie.

Les corps gras qui se refroidissent dans ce métal et les divers liquides médicamenteux ou destinés aux boissons, qui sont renfermés ou qui séjournent dans des vases de cuivre , fournissent la plupart de ces empoisonnemens.

Le vert de gris naturel ou le carbonate de cuivre qui se forme sur les ustensiles de ce métal, fait que l'acide acétique agit plus fortement sur le cuivre , par conséquent les liquides qui renferment cet acide en séjournant dans des vases mal propres, produisent plus d'acétate de cuivre et sont plus vénéneux. De là le mauvais effet des purgatifs , vins et vinaigres qui ont séjourné dans des vases de ce métal, et qui ont produit par ce séjour une dose plus ou moins forte d'acétate de cuivre.

L'empoisonnement dont il s'agit , presque toujours occasionné par le vert de gris formé dans de vases de cuivre , ou par l'acétate de cuivre, n'est pas aussi dangereux qu'on le croit vulgairement. Sur dix empoisonnés par cette cause et traités méthodiquement , on en a toujours sauvé neuf , même lorsque le vert de gris, en cas de suicide , est pris à haute dose.

Les émanations de ce poison ne sont pas non plus fort dangereuses , puisque dans les villes où l'on fabrique de cette substance pour en faire un commerce considérable , la plupart des ouvriers reçoivent ce poison par toutes les voies et n'en sont pas bien affectés.

Ici comme dans les autres empoisonnemens par les corrosifs, la plupart des symptômes qui se développent se confondent presque entièrement avec ceux des autres poisons. On peut faire observer néanmoins que les rapports cuivreux , un sentiment de strangulation à la gorge , des coliques et des vomissemens permanens d'une couleur bleue, jaune ou verte, caractérisent plus particulièrement l'empoisonnement cuivreux.

Parmi les lésions cadavériques , on remarque d'ordinaire l'inflammation et la gangrène de l'estomac , des escarres et des perforations à ce viscère qui permettent l'épanchement des matières dans la cavité abdominale.

Les diverses substances cuivreuses dissoutes dans un acide minéral étendu d'eau , donnent :

Par l'ammoniaque liquide , une belle couleur bleue ; par l'eau de chaux , un précipité vert ; par le carbonate de soude , un précipité vert bleuâtre ; par la soude , un précipité brun grisâtre ; par l'hydrogène sulfuré , un précipité brun noir.

Une lame de fer bien polie , plongée dans le liquide qui contient une substance cuivreuse , se couvre dans peu d'heures d'une couche de cuivre.

Pour reconnaître un poison cuivreux délayé dans les boissons, les liquides vomis ou renfermés dans l'estomac , même lorsque c'est un savonule de cuivre ou le cuivre dissous par la graisse , il faut évaporer le liquide jusqu'à siccité , calciner le résidu avec du charbon pour obtenir le cuivre métallique. On le séparera facilement des autres substances en délayant le résidu de la calcination dans un liquide , attendu que le métal par sa pesanteur gagne le fond du vase.

Art. 6.

CANTHARIDES.

Cet insecte, généralement connu, de la famille des coléoptères, fournit à la médecine , à titre de topique , l'un des remèdes les plus actifs et les plus salutaires que l'on puisse employer dans beaucoup

de maladies graves. Son action, en pareille circonstance, sur le système nerveux et les organes
urinaires, serait une preuve suffisante de son absorption, si des faits d'empoisonnement par la
simple application de cette substance sur la peau,
n'étaient connus depuis long-temps.

Le libertinage a été souvent l'occasion de cette
espèce d'empoisonnement ; il est quelquefois dû au
suicide ; il est plus rarement le fait de l'homicide.
D'autres fois il a été produit par une trop forte dose
ou par la mauvaise administration de ce remède.

Parmi les symptômes que ce poison fait naître,
les uns sont communs à toutes les substances vénéneuses escarrotiques, et les autres sont propres
à cette matière vénéneuse. Ces derniers consistent
en une odeur nauséabonde et infecte ; une saveur
âcre, désagréable ; l'irritation et l'inflammation des
voies urinaires et des organes générateurs. L'existence de celles-ci se manifeste par la difficulté
d'uriner, les douleurs et les cuissons en urinant,
l'urine sanguinolente, un priapisme opiniâtre et
très-douloureux ; quelquefois l'horreur des liquides, des convulsions affreuses et le tétanos.

Les traces particulières de ce poison, observées
dans le cadavre, sont l'inflammation de la muqueuse
de la vessie, des parties génitales et l'état gangréneux de ces organes, les tubercules fongueux,
les varices et les ulcérations du canal digestif.

L'analyse chimique de cette substance, comme
celle des matières végétales et animales en général,

ne peut fournir de grandes données pour constater cette espèce d'empoisonnement; mais les restes de ce poison en poudre dans des liquides ou dans l'estomac, pourront être facilement reconnus par l'odeur âcre et nauséabonde, et par le luisant et la belle couleur verte que cette substance conserve toujours, quoique réduite en poudre très-fine.

D'ailleurs les phénomènes physiologiques et cadavériques propres à cette espèce de poison, aideront l'expert à distinguer l'empoisonnement par les cantharides des autres morts violentes causées par les substances corrosives.

Si ce poison a été donné sous la forme de teinture avec l'eau-de-vie ordinaire, on pourra le reconnaître d'après les recherches de M. le professeur Orfila, par les épreuves chimiques suivantes :

Cette teinture donne un précipité blanc par l'eau; rose clair par l'eau de tournesol ; blanc, tirant légèrement sur le jaune et seulement au bout de quelques instans, par l'hydrocyanate ferruré de potasse; jaune clair par les hydrosulfates solubles; jaune verdâtre par les acides sulfurique et hydrochlorique.

ART. 7.

OPIUM.

A la tête d'une autre classe de poisons qui paralysent les ressorts de la vie, non en procurant des souffrances horribles, comme les substances qui viennent d'être passées en revue, mais en plongeant le système nerveux dans la stupeur et dans un désordre tel, que les fonctions des organes ne puissent plus être remplies, nous devons placer l'opium.

Cette substance, retirée du pavot somnifère cultivé en Orient, fournit à la médecine le plus précieux et le plus actif de tous les remèdes. Elle procure aux peuples de l'Orient autant de jouissances que les liqueurs spiritueuses aux peuples d'Europe.

L'opium, par la facilité que l'on a à le dissoudre dans divers menstrues, à le masquer par des substances douces et sucrées, et surtout à cause de la mort paisible qu'on croit vulgairement qu'il procure, est un des poisons les plus fréquemment employés, soit par une main homicide ou soit par celle qui veut attenter à ses propres jours.

Cette substance, d'un brun rougeâtre, un peu luisante, homogène et compacte, d'une odeur virulente et nauséabonde, d'une saveur âcre, amère et chaude, dissoluble en grande partie dans l'eau et partie dans l'alcool et les acides végétaux, étant préparée avec le premier de ces liquides, fournit l'opium appelé gommeux, dont la médecine retire les plus précieux avantages.

Dissous dans les liqueurs spiritueuses ou préparé avec des sirops, il est également d'une grande utilité dans le traitement des maladies, et ses effets sont aussi souvent salutaires qu'admirables. Mais donné à trop haute dose, quel que soit son mode de préparation ou d'administration à l'intérieur ; il produit les phénomènes de l'empoisonnement narcotique.

Ainsi, que cette substance soit introduite dans l'économie animale par son ingestion dans l'estomac, comme la chose a ordinairement lieu, ou par son administration en lavemens, ainsi qu'on l'a observé quelquefois, ou par son application sur la peau ou le tissu cellulaire, ou son injection dans les vaisseaux, il en résulte toujours, si la dose est assez forte, les symptômes du narcotisme légèrement modifiés par le mode d'application ou d'introduction. Le poison agit toujours sur le cerveau et le système nerveux ; on voit naître des symptômes de stupeur et d'engourdissement ; la sensibilité se trouve enchaînée, les sens qui en sont les organes sont frappés d'une inaction mortelle ; et l'ensemble de phénomènes qui caractérise cet état, doit faire distinguer avec facilité un pareil empoisonnement de celui produit par les substances corrosives.

Le narcotisme ou l'empoisonnement par l'opium ou par quelqu'une de ses préparations, se manifeste par les phénomènes physiologiques suivans :

Pesanteur de tête, envie de dormir qui devient irrésistible, vertiges, état d'ivresse ; délire tantôt paisible, tantôt furieux ; mouvemens convulsifs plus ou moins prononcés dans toutes les parties du corps ; engourdissement des sens, dilatation ou contraction des pupilles, état apoplectique, paralysie des membres d'abord légère , et ensuite plus forte.

A mesure que le système nerveux s'engourdit et qu'il perd son action, le vasculaire sanguin se trouve excité ; le pouls, d'abord fréquent ou rare, fort et plein , devient petit, fréquent et irrégulier ; la respiration est peu lésée ; renvois fétides , envies de vomir et vomissemens ; refroidissement des mem-bres , sueur gluante et fétide ; affaissement géné-ral ; visage tantôt pâle , tantôt livide ; on remarque son enflure, celle de la langue , des veines et ensuite celle de tout le corps ; peu d'expression de dou-leur et de souffrances , excepté lorsque les symp-tômes d'excitation qui succèdent à ceux d'engour-dissement sont assez prononcés.

Les phénomènes du narcotisme étant presque les seuls qui puissent faire reconnaître ce genre d'empoisonnement , puisque l'autopsie cadavéri-que et l'analyse chimique ne sont presque d'au-cun secours pour cet objet, l'expert doit les étu-dier avec le plus grand soin et tâcher de les con-naître dans le plus grand détail, lorsqu'il n'a point été témoin de leur développement sur le vivant. Il pourra s'éclairer encore , comme d'ordinaire c'est l'opium à haute dose qui est donné en pareil cas, de la couleur des matières vomies qui sont brunâtres , et surtout de l'odeur vireuse et nau-séabonde propre à cette substance narcotique , et qu'elle conserve pendant son séjour dans l'estomac.

L'opium ne laisse point après la mort des traces

d'inflammation dans les voies alimentaires. Lorsqu'elles se rencontrent, elles sont plutôt l'effet des
substances irritantes qui ont été administrées
comme antidote, ou de celles qui ont servi d'ex-
cipient au narcotique, que du poison lui-même.

On trouve dans les poumons les résultats de la
phlogose ou d'une inflammation qui n'avait pas
été soupçonnée pendant la vie. Le sang du cœur
est quelquefois fluide et plus souvent coagulé. Le
cerveau et les méninges laissent voir l'engorgement
des vaisseaux veineux qui s'y distribuent.

Rapport sur un empoisonnement par l'opium.

Nous soussignés, S. S. L....., P. D....., etc., étant
réunis sur la réquisition de M. S..., magistrat de sûreté,
en la demeure de A. D..., rue..., à Paris, accompagnés
de B..., officier de santé, etc., avons procédé à l'ouverture du corps de dame L. F..., épouse de D..., âgée
de 51 ans, décédée le 13 du présent mois (2 janvier 1802),
à 11 heures du soir, à l'effet de constater la cause de sa
mort, et avons observé ce qui suit :

Extérieur du cadavre. Visage de couleur naturelle,
nullement injecté ni déformé. Matière tenace, visqueuse
et sanguinolente découlant de la bouche. Le cadavre,
étant couché sur le dos, supérieurement, depuis la partie
moyenne du cou jusqu'aux deux tiers supérieurs des seins,
ensuite depuis environ deux pouces au-dessous du nombril jusqu'aux pieds ; inférieurement, depuis la nuque

aux talons , y compris le dessous des bras , avant-bras et mains , la peau paraissait ecchymosée [1] et présentait une couleur de lie de vin foncée. Le sein droit et le côté de la poitrine aux environs étaient légèrement infiltrés.

L'abdomen était tuméfié et balonné.

On observa une phlyctaine d'environ quatre lignes de diamètre , à la partie moyenne et externe de la cuisse gauche.

Les parties génitales externes étaient comme sphacelées.

Intérieur du cadavre. Dure-mère fortement adhérente au crâne , principalement sous le coronal. Les parois du sinus longitudinal supérieur épaissies et très-consistantes.

Toute la substance cérébrale singulièrement molle. On remarquait de chaque côté , à l'endroit qui correspond à l'union des pariétaux avec l'occipital , un aplatissement des circonvolutions du cerveau qui étaient lisses dans une étendue de deux pouces de diamètre.

Nul épanchement dans aucun des ventricules du cerveau.

Pie-mère injectée et plus volumineuse que dans l'état naturel.

Une petite cuillerée de sérosité sanguinolente épanchée à la base du crâne.

Arrière-bouche enduite de la même matière que celle qui sortait de la bouche.

Langue fort épaisse et retirée sur elle-même.

Les poumons sains ; quelques brides anciennes seulement qui attachaient le poumon droit à la plèvre sternale près du médiastin.

Cœur d'un volume et d'une couleur naturels , mais très-flasque et presque vide de sang.

____

(1) Les rapporteurs auraient mieux fait de dire *remplie de sugillations ou lividités cadavériques.*

En enlevant ce viscère, les gros vaisseaux n'ont rendu qu'une fort petite quantité de sang très-fluide.

L'intérieur des ventricules du cœur d'un brun très-foncé, parois de l'aorte, de l'artère pulmonaire, des carotides, etc., profondement teintes à l'intérieur d'une couleur rougeâtre un peu foncée.

A l'ouverture de l'abdomen, l'estomac et les intestins parurent très-distendus par des gaz.

Foie, vésicule du fiel et la bile qu'elle contenait, la rate et les reins étaient dans l'état le plus sain.

Estomac très-volumineux et n'offrant rien de remarquable à l'extérieur.

Ce viscère et l'œsophage ouverts dans toute leur étendue, on n'a observé rien de contre nature, ni pour la couleur ni pour la disposition des parties, excepté une tache noirâtre d'environ deux pouces et demi de longueur sur cinq à six lignes de largeur, placée à la partie inférieure du petit cul-de-sac de l'estomac. Le pylore très-sain. Intestins grêles légèrement phlogosés. Les gros intestins dans l'état naturel.

Deux d'entre nous appelés pour soigner cette femme, le 13 de ce mois, nous apprîmes, par des renseignemens dont nous ne pouvons suspecter l'exactitude, qu'elle était sujète depuis plusieurs années à une affection mélancolique, à la suite de chagrins et de passions tristes de l'âme; qu'elle avait fait dans le temps quelques remèdes qui l'avaient soulagée, et que son état ayant empiré ensuite, elle était tombée tout-à-coup, ce jour-là même, à six heures du matin, dans un état alarmant avec les symptômes ci-après :

Visage successivement pâle et rouge ; respiration tantôt haute, stertoreuse, tantôt difficile et très-faible, le pouls long-temps petit et insensible, le tout précédé d'une espèce d'ivresse qui l'empêchait de se soutenir sur ses jambes.

L'administration de trois grains de tartre stibié dans un verre d'eau et de l'eau acidulée avec de vinaigre, lui fit vomir des matières muqueuses, de l'eau teinte d'une couleur brunâtre, dans laquelle nous trouvâmes quelques morceaux d'opium non dissous et très-reconnaissables.

Au bout de quatre heures, sommeil comateux, visage très-pâle, décoloré, peau un peu plus froide que dans l'état ordinaire, ce qu'on pouvait attribuer à la température très-froide de l'air. Le pouls large, plein, lent et régulier. Respiration presque nulle.

Lorsqu'on secouait la malade et qu'on lui parlait, elle revenait de son sommeil, et c'est alors que l'on apprit d'elle qu'elle avait avalé, à six heures du matin, un breuvage très-amer, renfermant environ un gros d'opium. Pareille drogue et dans la même quantité fût trouvée dans son appartement, et la qualité en paraissait supérieure à celle du commerce.

Dans ses momens de lueur elle exprimait le plus vif regret de n'être point encore morte, et désirait ardemment que les secours de l'art fussent inutiles.

L'usage des boissons fortement acidulées, l'ustion aux jambes avec l'eau bouillante, les plaies pansées avec un onguent épispastique, lui ont rendu pendant deux fois son entière connaissance ; elle se plaignait alors de ce qu'on la faisait cruellement souffrir. Étant retombée dans son sommeil léthargique, elle a expiré à 11 heures du soir, dix-sept heures après le développement des symptômes relatés.

D'après ces faits, nous pouvons affirmer que la mort de ladite dame D..... doit être rapportée à l'empoisonnement par l'opium.

Fait à....., le.... (2 janvier 1802).

Art. 8.

MORPHINE.

L'analyse de l'opium par les chimistes modernes, nous a appris que ce narcotique contient, indépendamment des principes communs à la plupart des végétaux, trois substances qui lui sont propres : telles que l'acide méconique , la morphine et le sel essentiel de Derosne.

La première , très-soluble dans l'eau et l'alcool, n'a pas d'action sur l'économie animale. On croyait, il n'y a pas long-temps , que c'était à la combinaison de cet acide avec la morphine opérée naturellement dans l'opium , qu'était dûe l'action de ce narcotique , soit comme remède soit comme poison ; mais d'après des découvertes récentes , l'acide méconique y est combiné avec la soude à l'état de méconate acide de soude ; tandis que la morphine y est combinée avec un acide particulier qu'on est disposé à nommer codéique , combinaison qui a toutes les propriétés de l'acétate de morphine , et qui les communique à l'opium.

Le sel de Derosne , dont on ignore encore la nature, n'a presque aucune des vertus de l'opium. Bien qu'à une certaine dose il puisse déterminer sur les chiens les phénomènes de l'empoisonnement, on peut le donner néanmoins à l'homme en substance ou dissous dans l'acide hydrochlorique à de hautes doses, sans qu'il produise cet effet.

La morphine ou alcali végétal propre à l'opium, est un poison très-actif ; c'est à elle que l'opium doit presque toutes ses vertus narcotiques. Il est donc bien essentiel qu'un expert reconnaisse cette substance, soit dans son état naturel soit dans les divers liquides avec lesquels elle aura été mêlée pour opérer l'empoisonnement.

La morphine est solide, blanche ou colorée en jaune ou en brun, suivant son degré de pureté, dépourvue d'odeur ; mise sur les charbons ardens, elle se décompose et laisse du charbon. Fondue à une température peu élevée, dans un petit tube de verre, elle devient transparente et reprend son opacité à mesure que le tube se refroidit. Elle est insoluble dans l'eau, l'éther et les huiles fixes. L'alcool la dissout facilement à chaud et la laisse déposer en grande partie par le refroidissement.

Lorsqu'elle fût découverte par Sertuerner on la croyait soluble dans l'éther et l'huile d'olive ; mais on n'était pas encore parvenu à la dépouiller du sel de Derosne, qui lui donnait cette propriété. Purifiée, elle est insoluble dans ces deux menstrues.

Dissoute dans l'alcool, elle est d'une saveur amère et elle jouit des propriétés alcalines. L'acide nitrique du commerce versé par gouttes sur la morphine, lui communique une belle couleur rouge. L'acide acétique faible la dissout rapidement à froid, et tous les acides se combinent avec elle pour former des sels cristallisables.

L'union de la morphine avec l'acide acétique

étant la forme sous laquelle cet alcali est ordinairement administré, comme remède ou comme poison, il est essentiel de connaître les caractères de cette combinaison.

Ce sel, inodore, d'un blanc légèrement grisâtre et d'une saveur amère, mis sur les charbons ardens, se boursouffle et se décompose; il répand une fumée épaisse et laisse du charbon. L'acide sulfurique concentré le décompose et en dégage l'acide acétique. Le nitrique lui communique une belle couleur rouge. L'eau et l'alcool le dissolvent rapidement. Il est indissoluble dans l'éther.

L'acétate de morphine dissous dans l'eau, donne un précipité de morphine sous une forme blanchâtre et floconneuse par l'ammoniaque ; mais ce précipité serait dissous par cet alcali, s'il était en excès. Pour prévenir cet inconvénient, lorsqu'on agit sur de petites doses de ce sel de morphine, il faut faire bouillir le mélange de dissolution d'acétate de morphine et d'ammoniaque, pour volatiliser l'excès de ce réactif ; par le refroidissement, la morphine se dépose sous forme de cristaux.

L'infusion alcoolique et aqueuse de noix de galles précipite l'acétate de morphine en blanc grisâtre. Le précipité se dissout facilement dans l'eau ou dans un excès d'infusion, par conséquent il faut, pour l'obtenir, agir sur une dissolution d'acétate de morphine peu étendue d'eau.

On avait d'abord cru que la morphine, à cause de son insolubilité dans l'eau, administrée en sub-

stance ne développait que faiblement les symptômes de l'empoisonnement, et qu'elle était au contraire un poison actif dissoute dans l'éther et l'huile.

Il est reconnu aujourd'hui que cette substance,
introduite dans l'estomac, produit dans l'économie
animale les mêmes désordres toxicologiques que
l'acétate de morphine, parce qu'elle se transforme
dans ce viscère, au moyen des sucs acides qu'elle
y rencontre, en un sel soluble qui a toutes les
propriétés de l'acétate de morphine ou de tel autre
sel résultant de la combinaison d'un autre acide
avec cet alcali.

L'acétate de morphine, le plus connu des sels
de morphine, est le seul employé en médecine.
Il n'a été donné qu'à la dose d'un huitième de
grain jusqu'à demi-grain. Au-delà d'un grain, il
produit les symptômes d'empoisonnement, qui
deviennent bientôt mortels si cette substance a été
donnée à haute dose. Mêmes phénomènes résultent
de l'ingestion de la morphine seule, à cause,
comme il a été déjà dit, de la combinaison qui
s'opère avec les acides de l'estomac.

Les symptômes d'empoisonnement par cette
substance narcotique sont les suivans :

Vertiges, rêves effrayans, affaiblissement de la
vue, la contraction de la pupille dans la plupart
des cas, et la dilatation dans un petit nombre
d'autres ; soubresauts, vomissemens opiniâtres
avec des douleurs à l'épigastre et à l'abdomen ;
constipation suivie de diarrhée, pouls moins fré-

quent que dans l'état naturel. Diminution et quelquefois rétention complète de l'urine. Demangeaison à la peau sans sueur ; ce dernier symptôme est si caractéristique, d'après un auteur, qu'il ne saurait croire à un empoisonnement par une préparation de morphine, si ce symptôme ne s'était pas déclaré. Quelquefois il se joint à ce prurit de petites élévations arrondies, à peine perceptibles, et sans couleur.

Les phénomènes d'empoisonnement qui se manifestent dans les animaux auxquels on donne l'acétate de morphine à haute dose, sont : l'affaiblissement des membres postérieurs, suivi peu à peu de paralysie ; le sommeil, le tremblement, les battemens du cœur qui varient par leur fréquence, développement et intermittence ; la lenteur de la respiration, le refroidissement du corps, la dilatation ou le resserrement de la pupille, et quelquefois son état naturel ; les vomissemens, salivation, écume à la bouche, mouvemens convulsifs et ensuite la mort au milieu des contractions convulsives ; les membres écartés et la tête portée en arrière.

On ne remarque, à l'ouverture des cadavres, aucune altération du canal digestif ni des autres organes.

Il paraît, d'après les expériences du professeur Orfila, que les préparations solubles de morphine sont absorbées ; que leur action est plus vive si elles sont injectées par les veines, que lorsqu'on les applique sur le tissu cellulaire ou qu'on les ingère dans l'estomac.

Il est facile de concevoir combien l'acétate de morphine , si facilement soluble dans l'eau et si vénéneux sous un petit volume, doit fournir aux intentions criminelles une arme meurtrière pour exercer des vengeances ou assouvir la cupidité.

Aussi c'est avec ce sel que fût commis , il y a quelques années , aux environs de la capitale, un empoisonnement fameux qui excita un si vif intérêt dans la justice criminelle , tant à raison et plus encore par la nouveauté du poison, que par les qualités et le motif de celui qui s'en rendit coupable.

Ce sel , comme la plupart des substances narcotiques , ne laissant aucune trace pathologique dans le canal alimentaire , on a présumé que le poison , à raison de la petite dose et de sa solubilité dans les liquides , s'évacuait très-facilement par le vomissement ou qu'il était promptement absorbé ; par conséquent il est très-rare de le trouver après la mort. D'après celà les médecins légistes ont vivement senti la nécessité de pouvoir le reconnaître dans les liquides animaux de l'individu empoisonné, et leurs recherches à cet égard ont été couronnées de quelque succès ; en voici le résultat :

Pour séparer l'acétate de morphine des liquides animaux ou des alimens avec lesquels il est mêlé, on fait évaporer ces liquides après les avoir filtrés, et on les traite par l'alcool à trente-six degrés bouillant. Ce menstrue dissout l'acétate de morphine et les graisses , en laissant les matières animales. On évapore la dissolution alcoolique jusqu'à consistance d'extrait, et on traite par l'eau distillée qui dissout l'acétate , sans toucher à la graisse. On flltre la dissolution et on la fait évaporer jusqu'à ce que l'on obtienne ce sel cristallisé.

On peut , à l'aide de ce procédé , découvrir l'acétate de morphine dans l'estomac et dans les intestins grêles des animaux qui en ont pris ; on peut le découvrir encore dans les matières vomies peu de temps après l'ingestion du poison. Si la dissolution alcoolique qu'on présume contenir de la morphine est colorée en jaune ou en brun , on la fait évaporer jusqu'à consistance d'extrait. On la traite par l'eau, puis on y verse de l'acétate de plomb dissous qui précipite les matières coloran- tes. La morphine se trouve alors dans le liquide décoloré ; on la débarrasse de l'excès d'acétate de plomb par quelques bulles de gaz acide hydro- sulfurique.

Un autre procédé est celui de M. Dublanc : on évapore le liquide suspect jusqu'à ce qu'il n'y ait plus d'humide. On le traite ensuite par l'alcool à chaud et à plusieurs reprises. On y verse de la teinture alcoolique de noix de galles, qui précipite le peu de matière animale dissoute par l'alcool. Il reste en dissolution un composé de morphine et de tannin. On étend le liquide filtré d'un peu d'eau distillée et on le mêle avec une assez grande quan- tité de dissolution de gélatine , pour décomposer le tannate de morphine. Celle-ci ayant cédé à la gélatine , le tannin avec lequel elle était combinée , se trouvera dissoute par l'alcool. On filtrera, pour séparer le précipité de tannin et de gélatine, ainsi que l'excès de gélatine. L'alcool évaporé donnera la morphine qu'on pourra reconnaître aux caractères qui lui appartiennent.

Nous avons vu que la morphine et l'acétate de morphine , indépendamment des caractères qui ont été signalés pour les reconnaître , ont celui de montrer une belle couleur rouge par le contact de l'acide nitrique ; mais comme ce caractère leur est commun avec d'autres alcalis végétaux , tels que la strychnine et la brucine, les chimistes en ont cherché d'autres et ils en ont trouvé un qui n'appartient qu'à la morphine et aux sels de morphine. Le voici :

Lorsqu'on met en contact un atome d'une de ces préparations, finement pulvérisées , avec une très-petite quantité de trito-hydrochlorate de fer non acide ou très-peu acide , et étendu d'une assez grande quantité d'eau pour qu'il ne soit plus jaune, la morphine devient bleue.

Si ce sel de fer était jaune , on obtiendrait une nuance verte produite par le mélange des couleurs jaune du sel de fer et bleue de la morphine. Les acides , l'alcool et l'éther acétique non acide , font disparaître sa couleur bleue à l'instant même. Aussi ne se manifeste-t-elle pas si l'on emploie un sel de fer acide , ou lorsqu'on fait usage d'une dissolution alcoolique de morphine.

TRAITÉ

DE

MÉDECINE LÉGALE

CRIMINELLE.

Troisième Partie.

RECHERCHES DE MÉDECINE LÉGALE SUR LE VIVANT.

CHAPITRE PREMIER.

Blessures.

On entend par blessure, en médecine légale, toute lésion locale d'une partie quelconque du corps humain, provenant d'une cause externe ; soit que cette cause ait été dirigée contre le corps ou ait agi sur lui, soit que le corps ait été poussé ou dirigé contre la cause vulnérante.

Ainsi le mot blessure se rapporte aux lésions des parties dures et osseuses comme à celles des parties molles ; et il embrasse tous les degrés des lésions locales , depuis la plus simple égratignure ou écorchure de la peau , jusqu'à la désorganisation complète et très-étendue d'une partie blessée.

Il suit de là encore que la contusion , la commotion , la brûlure , l'entorse , la luxation et la fracture des os, sont de véritables blessures.

Toutes les espèces de plaies en font également partie ; et à cet égard il est bon de faire remarquer à ceux qui ne sont pas versés dans les connaissances pathologiques, ou de médecine légale, que quoique le mot plaie emporte l'idée d'une blessure, l'existence de celle-ci ne suppose pas toujours une plaie. Le mot blessure est le terme générique ; et celui de plaie est le terme de l'espèce.

On entend sous ce dernier nom , une solution de continuité à la peau et aux parties molles , accidentelle et ordinairement sanglante produite par une cause mécanique.

La contusion est une blessure sans solution de continuité à la peau , faite par un corps orbe et pesant. On en distingue trois espèces ou degrés. La première , n'est qu'un froissement qui entraîne seulement la rupture de quelques vaisseaux capillaires ; la deuxième, appelée dilacération, suppose les tissus déchirés et laisse apercevoir une grande quantité de petites plaies plus ou moins rapprochées. L'attrition , ou le troisième degré , est la désorganisation complète des parties molles ou leur réduction en une sorte de bouillie.

L'ecchymose est synonyme de contusion, dans ce sens que c'est une blessure qui suppose comme elle une rupture de quelques vaisseaux sanguins, et l'épanchement ou infiltration de sang dans les tissus situés sous la peau. Elle en diffère en ce que la contusion provient toujours d'une violence extérieure, tandis que l'ecchymose peut encore dépendre d'une cause interne, telle qu'un vice scorbutique, une maladie adynamique, l'affection tachetée hémorragique, etc.

La commotion est un état de stupeur qui frappe un organe à la suite d'une secousse ou ébranlement violent quelconque. Cette blessure attaque plutôt le cerveau que les autres viscères, et peut se développer à la suite d'un coup ou d'une violence exercée sur la partie voisine ou éloignée de cet organe. Il en sera question dans les blessures de la tête.

Tout le monde connaît la brûlure : elle est produite par l'action du feu ou d'un caustique. Elle peut se borner à l'inflammation des tissus ou aller jusqu'à leur carbonisation ou destruction totale.

L'entorse résulte de la distension ou distorsion des parties blanches ou ligamenteuses d'une articulation. La luxation est le déplacement de ses surfaces articulaires, et la fracture est la solution de continuité dans les os ou les cartilages.

Il n'entre pas dans mon plan de décrire toutes les espèces de blessures ni les différens symptômes qui établissent leur diagnostic ; je renvoie à cet égard aux ouvrages de pathologie chirurgicale, où ces signes se trouvent détaillés. C'est dans de pareils ouvrages que l'on doit chercher tout ce qui concerne leur traitement ; mon objet, dans celui-ci , devant se borner à faire connaître tout ce qui a rapport au pronostic et par conséquent à la gravité des diverses sortes de blessures.

Une mort plus ou moins prompte peut être le déplorable résultat des violences criminelles. D'autres fois un pareil dénouement n'aura lieu qu'au bout d'un certain temps par les effets consécutifs ou des désordres qui se développeront à la suite d'une blessure.

Si l'issue n'est pas aussi tragique , elle peut être encore telle , que les victimes en éprouvent une maladie fâcheuse. Le blessé sera long-temps détenu dans son lit , en proie à des souffrances plus ou moins vives. Il pourra courir les chances d'une suppuration longue et abondante , ou être exposé, après la guérison, à des infirmités ou des difformités qui abreuveront sa vie d'amertume.

Ces blessures n'ayant pas la mort pour résultat , ne doivent point attirer à leur auteur la peine réservée à l'homicide. Elles sont passibles pourtant de punitions plus fortes et de dommages-intérêts plus considérables, que celles qui ne donnent que des indispositions légères et des souffrances de courte durée.

Ces dernières méritent le nom de légères. Leur peu de gravité et la facilité de leur guérison doivent les faire distinguer des deux premières espèces.

Voilà donc une division de blessures assez naturelle, adoptée par la plupart des médecins légistes, sur laquelle peut reposer le degré de punition que mérite l'auteur qui s'en est rendu coupable.

Mais en admettant une pareille division, les mêmes auteurs proposent une objection assez naturelle que voici : cette blessure, légère par elle-même, ne peut-elle pas devenir grave et s'accompagner d'un véritable danger ; et cette autre, jugée dangereuse, ne peut-elle pas devenir mortelle, ou par l'ignorance et la négligence du chirurgien, ou par celle des parens et des personnes qui entourent le blessé ; ou bien encore, par une mauvaise disposition de celui-ci, par un vice d'organisation qui s'écarte des lois ordinaires de la nature, par une maladie étrangère à la blessure qui est venue la compliquer ; ou enfin par un principe épidémique ; des causes locales qui ont donné à la blessure, un caractère de gravité ou de léthalité qu'elle n'aurait jamais eu sans l'influence d'une ou de plusieurs des causes qui viennent d'être énumérées ?

Et dans ces diverses circonstances, faut-il que l'auteur d'une blessure légère ou d'une lésion plus grave, mais dont la gravité est dûe à des causes qui lui sont étrangères, subisse la même peine que celui qui, par des violences outrées ou en portant une arme meurtrière dans le sein de son adversaire, s'est exposé à lui ravir subitement la vie ou du moins à lui procurer une lésion d'une nature extrêmement grave et pleine de danger ?

Les auteurs, d'accord avec le bon sens et la raison , répondent négativement sur cette question ,
et prescrivent à un expert de distinguer soigneusement les blessures graves et les blessures mortelles par elles-mêmes, de celles qui ne deviennent
telles que par accident ou à cause des dispositions
individuelles.

Une blessure suivie de la mort, dit Mahon, ne
pouvant pas toujours être donnée comme l'unique
cause de cette issue funeste , mais y ayant quelquefois un grand nombre de circonstances qui toutes
concourent pour la produire, ensorte que sans ce
concours, il eût été possible qu'elle n'eût pas lieu ;
n'est-il pas essentiel de considérer séparément toutes ces circonstances avec la plus scrupuleuse attention, et de déterminer avec précision et exactitude
quelle part dans l'accident on doit attribuer à chacune d'elles? La justice et la raison n'exigent-elles
pas aussi bien que l'humanité, que toutes ces causes partielles , quand elles se rencontrent , soient
évaluées relativement à l'auteur de la blessure, en
sorte que celles-là seules qui dérivent de lui , lui
soient imputées , tandis que les autres seront à sa
décharge ?

L'expert doit donc connaître les différentes circonstances qui peuvent augmenter la gravité des
blessures , les faire passer d'un degré à l'autre ou
les rendre mortelles lorsqu'elles ne le sont pas de
leur nature. Il faut qu'il signale les causes qui auront amené un pareil résultat, qu'il les consigne

dans son rapport, afin que l'auteur des blessures ne soit passible que de la peine qu'il a véritablement encourue par son propre fait. Essayons d'en faire connaître les principales.

SECTION PREMIÈRE.

Des causes qui font varier le danger des blessures et qu'on ne peut imputer à leur auteur.

1° Parmi ces causes, il y en a qui tiennent à l'organisation et aux dispositions antérieures du blessé et que les médecins légistes appellent individuelles. Les auteurs mettent en première ligne la transposition complète des viscères ; comme lorsque le cœur est placé à droite dans la poitrine au lieu de l'être à gauche ; le foie dans l'hypocondre gauche et la rate à droite, ou que l'estomac descend aux régions inférieures. Les médecins pensent que l'auteur d'une blessure devenue mortelle , à cause de cette transposition , ne doit pas être tenu de cette léthalité. Faut-il partager leur avis ou bien émettre celui qu'un meurtrier qui s'expose à porter un coup violent, ou à plonger dans la poitrine ou le ventre de son adversaire , un instrument capable d'atteindre un organe essentiel à la vie , est d'une culpabilité égale qu'il le porte à droite ou à gauche de la poitrine ; plus haut ou plus bas dans le ventre , puisque dans tous les cas il s'expose à produire une blessure grave et même mortelle ? Il semble que la raison et l'équité militent en faveur de cette dernière opinion.

2° La présence d'une hernie, chez l'homme frappé, qui fait qu'une blessure légère ou des coups qui n'auraient produit que des accidens peu dangereux, deviennent au contraire très-graves et capables d'amener le malade au tombeau, est une circonstance fâcheuse dont l'auteur de la blessure ne doit pas être tenu ; parce que des lésions extérieures, devenues accidentellement mortelles, n'offrent pas la même culpabilité que des blessures faites à des organes cachés dans les cavités, puisqu'il faut ordinairement pénétrer dans celles-ci pour atteindre les organes qu'elles renferment.

3° Une vomique dans le poumon, la dilatation anévrismale de quelque gros vaisseau, une très-légère épaisseur dans les os du crâne, soit naturelle, soit produite par quelque cause morbide, l'existence de quelque maladie chronique grave et peu apparente, peuvent être cause que des blessures et des coups portés au crâne, à la poitrine ou dans d'autres parties du corps, dont les suites n'auraient pas été fâcheuses, deviennent très-dangereux et occasionnent même une mort plus ou moins prompte. Ici l'excuse peut être légitime dans certains cas, et dans d'autres elle serait tout-à-fait mal fondée. Car suivant la violence des coups et suivant l'espèce d'instrument employé, l'auteur de la blessure pourrait être considéré comme meurtrier, que les circonstances signalées se rencontrent ou non.

Ainsi, dit Mahon, si l'accusé a frappé la tête

avec un fort marteau et qu'il ait brisé le crâne , quoique l'examen du cadavre ait fait découvrir un amincissement de la calotte osseuse , il n'en est pas moins responsable de toutes les suites de la blessure , puisqu'il devait savoir qu'en toutes circonstances elle serait funeste.

4° Parmi les causes dont il s'agit , il faut placer encore la très-grande mobilité du système nerveux , les vices scorbutique , scrofuleux , vénérien et la faiblesse constitutionnelle non apparente : elles sont toutes capables de donner beaucoup de danger et quelquefois une issue funeste à des blessures qui , dans d'autres circonstances , n'auraient offert aucune espèce de gravité.

J'ai connu une femme assez mal constituée et sujète aux affections nerveuses , qui dans une rixe avec une jeune personne , après avoir été un peu rudement poussée et heurtée , éprouva des symptômes nerveux allarmans qui inspiraient les plus vives craintes à l'auteur de cette violence. D'une autre part , j'ai vu un agriculteur chez qui le thermomètre de la sensibilité était si bas , qu'après avoir reçu un coup de hache de la part d'une femme au-dessus de l'articulation du poignet, qui avait coupé les parties charnues, tendineuses et les trois quarts des os, après avoir subi le rapprochement et la suture de ces diverses parties , il guérit dans très-peu de jours sans éprouver ni souffrances vives , ni douleur , ni la plus légère apparence de fièvre.

5° Une affection épidémique ou tout autre maladie accidentelle peut se développer chez un
blessé qui offre un grand nombre de probabilités
de guérison , et néanmoins cette maladie étant
d'un caractère mortel, la mort sera imputée à la
blessure et conséquemment à son auteur. D'autres
fois cette affection accidentelle et tout-à-fait indépendante de la blessure, sans procurer directement la mort, pourra donner à la plaie un caractère
de gravité qui la fera changer de nature en lui donnant un cours très-fâcheux. Les élémens étrangers
de cette maladie pourront être facilement distingués
de la blessure dans certains cas ; mais dans d'autres,
ce ne sera qu'après la mort qu'on pourra juger si
cette terminaison tragique est dûe à la blessure ou
à l'affection qui est venue la compliquer.

Il est permis de rappeler ici l'histoire de ce jeune
homme dont nous avons parlé à l'article des blessures que l'on est au cas d'examiner sur le cadavre.
Ce malheureux avait eu l'audace de donner un coup
de poing au visage de sa mère ; cette femme s'alita
après cet événement et mourut au bout du cinquième jour. Cette blessure avait-elle été la cause et
la seule cause de sa mort , ou bien fallait-il l'imputer à tout autre circonstance ? Il n'y avait que
l'ouverture du cadavre qui pût éclaircir cette question, voilà pourquoi un chirurgien, sans la pratiquer,
se méprit en prononçant que la mort devait être
imputée à cette blessure. Néanmoins ce cadavre
bien examiné ensuite à l'extérieur et à l'intérieur ,

donna la conviction que ce coup n'avait rien produit qui pût donner la mort , et que cette femme
avait été enlevée par une phlegmasie violente de
la plèvre du poumon et du péritoine.

L'observation de Desgranges , au sujet de cet
enfant dont nous avons parlé au même article, qui
mourut quelque temps après avoir reçu des coups
à l'épine du dos, et dont la mort était imputée à
ces blessures par le chirurgien chargé de faire le
rapport , et qui néanmoins devait être rapportée
à une épidémie dyssentérique régnante , rentre
également dans le cas des blessures qui deviennent
mortelles par des circonstances accidentelles.

6° Une blessure pansée par un homme ignorant
ou négligée par le chirurgien , quoique instruit ,
abandonnée à elle-même ou confiée seulement aux
parens ou à des personnes incapables de faire un
pansement méthodique ; l'usage de substances
irritantes qui font prendre à la blessure un caractère plus fâcheux qu'elle n'aurait eu ; le défaut
d'écoulement pour certaines plaies , et les épanchemens mortels dans les cavités que l'on aurait
pu éviter par des ouvertures et des couronnes de
trépan ; des erreurs considérables dans le régime,
l'intempérance des blessés ou les passions fortes
de l'âme qu'ils ne savent maîtriser ; la privation de
tout espèce de secours , tandis que la blessure est
d'un caractère à en demander de prompts et d'efficaces, excepté que la chose soit plutôt du fait de
l'auteur de la blessure que du blessé ; voilà tout

autant de causes qui peuvent amener un changement défavorable à la guérison et dont l'auteur des
blessures ne saurait être responsable.

Un étudiant, dit M. le professeur Fodéré, d'a-
près Hoffmann, reçut dans un duel une blessure
à la poitrine, qui, sans toucher aux poumons,
blessa la partie musculeuse du diaphrame et la substance du foie d'environ un demi pouce. Les symptômes furent légers dans le principe, et l'état du
blessé parût si bon dans la suite, qu'on ne soup-
çonnait aucun danger. Cependant le malade indo-
cile pour le régime et après avoir bu beaucoup de
bierre froide, mourut. Il y avait dans le cadavre,
outre les lésions énoncées, deux ou trois onces
de sang épanché. Tous les médecins et chirurgiens
consultés, imputèrent la mort du blessé au défaut de régime et à son inconduite, assurant,
d'après les bons auteurs, que les blessures observées n'étaient pas absolument et nécessairement
mortelles.

7° Nous pourrions encore ajouter à ces différentes causes, l'habitation d'un pays qui rend les
blessures de certaines parties du corps plus longues et plus dangereuses ; la réunion d'un grand
nombre d'individus, comme cela a lieu dans les
grands hôpitaux où les blessés sont entassés, et
où diverses causes pernicieuses aggravent leur état ;
diverses circonstances malheureuses, comme par
exemple la chute qu'éprouverait un homme en
recevant un coup après avoir été rudement heurté.

et qui se fracturerait un membre à cause de cette même chute, ou qui se blesserait une partie très-sensible au point qu'il en résultât des accidens terribles et même la mort. Toutes ces causes, il faut en convenir, peuvent aggraver et dénaturer toute espèce de blessure, et leurs effets ne sauraient être imputés à l'aggresseur, attendu que sans ces circonstances malheureuses, il n'y aurait eu nul danger et la guérison aurait été facile.

SECTION II.

Deuxième série des causes qui font varier la gravité et le danger des blessures et qu'on peut imputer à celui qui s'en est rendu coupable.

Le nombre des causes qui entrent dans cette section est encore plus considérable que celui de la précédente. Parmi celles déjà signalées, les unes existent avant la formation des blessures, se rapportent plus particulièrement au blessé, et voilà pourquoi on les appelle généralement individuelles; les autres se manifestent ou exercent leur influence pendant le traitement des blessures. Celles qui font la matière de cet article ont un rapport encore plus direct avec la blessure elle-même et elles entrent dans les circonstances qui concourent à sa production. Ainsi parmi ces causes, on doit placer en première ligne les instrumens vulnérans dont a fait usage l'agresseur, ensuite la nature des tissus et des organes atteints ; en troisième lieu, la lésion des parties extérieures qui peut se communiquer par diverses voies aux viscères placés dans les cavités. Il sera donc nécessaire de diviser cette section en autant d'articles distincts.

Art. 1er

INSTRUMENS VULNÉRANS.

Les blessures peuvent être plus ou moins graves, et acquérir un certain degré de léthalité, suivant l'instrument dont le meurtrier aura fait usage et suivant la force avec laquelle il aura été employé. Si l'auteur des blessures, quelques graves qu'elles soient, ne s'est servi que de ses armes naturelles, à moins qu'il n'y ait une très-grande disproportion entre ses forces physiques et celles de son adversaire, il n'est jamais aussi coupable que celui qui fait usage de corps, instrumens ou armes qui, par leur forme, leur volume, leur poids ou leurs effets ordinaires, sont capables, en toutes circonstances, de produire des blessures dangereuses et même mortelles.

Les blessures produites par des instrumens tranchans sont plus ou moins redoutables suivant leur étendue, leur forme, leur profondeur, leur direction et la nature des parties divisées, le nombre et la qualité des vaisseaux compromis, la grosseur et l'importance des cordons nerveux atteints.

Les instrumens piquans amènent des désordres plus graves que les tranchans : cette gravité se déduit de la facilité qu'ont ces instrumens de pénétrer plus profondément , d'atteindre un plus grand nombre de parties, de piquer et dilacérer les tissus aponévrotiques, tendineux et nerveux ; de produire par conséquent une plus grande irritation locale et sympathique, et donner lieu à l'étranglement, au séjour des sucs fluxionnaires et aux produits de la suppuration.

Les instrumens qui produisent la contusion suscitent des effets encore plus graves , si, de leur nature déjà lourds et pesans , ils ont reçu une impulsion capable de produire une commotion considérable , l'attrition de la partie lésée et la gangrène qui en est la suite ordinaire

Les plaies d'armes à feu, en causant des effets pareils , en déchirant les parties blessées , en occasionnant des secousses violentes, et des hémorragies consécutives , des suppurations abondantes et le séjour des corps étrangers , sont par toutes ces raisons les plus graves et les plus dangereuses.

Parmi les commotions produites par les instrumens contondans ou par l'action des armes à feu, celle du cerveau est la plus grave et la plus ordinairement mortelle. La rupture des vaisseaux , l'inflammation , la suppuration et la gangrène en forment ordinairement le danger Cependant la commotion peut être aussi grave , quoiqu'elle ne soit compliquée d'aucun de ces accidens.

Art. 2.

NATURE DES PARTIES BLESSÉES.

En jetant un coup-d'œil sur les systèmes organiques et en considérant la nécessité de l'intégrité parfaite de certains viscères, pour que la vie continue; la moindre nécessité de ce bon état pour d'autres, et le peu d'influence de quelques organes sur l'exercice de la plupart des fonctions, on peut établir une échelle de léthalité de certaines blessures, et le degré de danger des autres, d'après la lésion de tel ou tel appareil organique, ou seulement de tel ou tel organe.

Appareil circulatoire. Les blessures du cœur et des principales artères, la lésion de celles d'un calibre moindre inaccessibles à toute espèce de compression où de ligature ; l'ouverture des gros troncs veineux cachés dans les trois grandes cavités qui laissent échapper dans peu de temps une énorme quantité de sang, sont subitement et nécessairement mortelles.

Les troncs artériels d'un certain diamètre situés à l'extérieur, peuvent être placés dans la même catégorie, quoique la chirurgie moderne ait réussi, dans certaines circonstances, à faire la ligature de ces vaisseaux et à sauver quelques individus. Mais la mort aura nécessairement lieu s'il arrive que le blessé, dont la vie est en très-grand danger, ne puisse avoir des secours très-prompts, circonstance qui doit se rencontrer dans la plupart des cas de cette espèce.

La blessure des veines à l'extérieur, a, sous plus d'un rapport, moins d'inconvéniens ; elle peut n'être pas mortelle et guérir sans danger, si l'hémorragie, moins redoutable que celle des artè- res, peut être arrêtée à temps par les secours de l'art.

Système nerveux. Bien qu'on ait observé quel- quefois que des blessures légères du cerveau, des dépôts dans ce viscère ou d'autres altérations mor- bides n'aient pas produit une mort prompte, et même que des individus aient pu survivre à cer- taines lésions graves de cet organe, il n'en est pas moins vrai que des blessures un peu profondes de l'encéphale, mais surtout du cervelet, de la réu- nion des prolongemens de ces deux viscères, de la moelle épinière cervicale et même du prolon- gement rachidien, sont d'ordinaire mortelles dans plus ou moins de temps.

Même chose arrive pour la lésion des nerfs qui fournissent des plexus ou qui exercent une grande influence sur les fonctions organiques. Celle des gros cordons nerveux placés à l'extérieur, peut être et est ordinairement mortelle, si piqués ou coupés en partie, ils viennent à produire des ir- ritations sympathiques extrêmement graves et bien- tôt funestes.

La blessure des cordons nerveux moins impor- tans et celle des ramifications nerveuses, sont toujours très-dangereuses et peuvent devenir funestes par l'excès d'irritation spasmodique qui en résulte, et par les nombreux effets sympathiques auxquels elles donnent lieu.

Appareil respiratoire. Le plus ou moins de danger et la léthalité des blessures des organes de la respiration, tiennent à la quantité de sang qui est versée dans leur lésion et à l'épanchement qui en est la suite ; au degré d'inflammation qui a lieu dans les poumons, à la suppuration plus ou moins abondante qui en résulte et aux dispositions que porte le blessé à la phthisie pulmonaire ; enfin à la pénétration de l'air dans la poitrine par la plaie extérieure, qui, si elle a lieu par une double blessure pénétrante dans chaque cavité, peut empêcher la dilatation des poumons et devenir une cause de suffocation mortelle.

Les plaies de la trachée-artère ne sont d'ordinaire dangereuses et mortelles qu'à cause des gros vaisseaux qui sont ouverts en même temps que le canal aérien. Ces blessures isolées et indépendantes de toute autre lésion ne sont pas très-dangereuses. On en a même vu guérir lorsque la section de la trachée était complète.

Système nutritif. Le danger et le degré de léthalité sont moindres ici que dans les lésions qui ont été énumérées. Le trouble qui en résulte dans les fonctions organiques est moins redoutable. Néanmoins bon nombre de lésions de ce système sont mortelles, et d'autres peuvent le devenir suivant l'organe lésé et la profondeur de la blessure ; et toutes s'accompagnent d'un danger qu'on ne saurait désavouer. Passons en revue les lésions ou blessures des organes qui composent ce système , pour mettre cette vérité dans tout son jour.

Celle de l'œsophage , le long du cou , est dangereuse à raison des vaisseaux sanguins qui peuvent être ouverts en même temps. Elle est essentiellement mortelle dans cette portion du canal qui traverse la poitrine, lors surtout que la section est complète : le défaut de nutrition , mais surtout l'épanchement des substances alimentaires dans la poitrine , rendent raison de cette léthalité.

Les lésions du mésentère et de l'épiploon , ne présentent pas un grand danger lorsqu'elles ne sont pas compliquées de l'ouverture de certains vaisseaux ; dans le cas contraire , le danger est proportionné au calibre des vaisseaux , et à l'impuissance de l'art pour arrêter l'écoulement du sang ; il peut naître aussi avec le développement d'une forte inflammation des parties lésées et de la gangrène qui peut en être la conséquence.

Le danger des blessures de l'estomac n'a pas toujours été considéré du même œil , par tous les médecins légistes. Les uns les regardent comme essentiellement mortelles dans tous les cas et toutes les circonstances ; les autres ne leur accordent ce degré de léthalité que lorsque ces blessures attaquent, dans une certaine étendue, le fond ou les deux orifices de ce sac.

Ces blessures peuvent être très-promptement mortelles, si par la lésion de quelque gros vaisseau l'hémorragie devient considérable, si une inflammation vive en est la compagne; et surtout s'il y a eu une commotion violente capable de paralyser tout-à-coup le système nerveux. Le danger de ces blessures sera toujours proportionné à ces trois circonstances et à celle de leur proximité de l'un ou de l'autre orifice du ventricule.

Si, au contraire, la lésion est bornée; si on peut prévenir l'épanchement des fluides dans l'abdomen, et si la plaie peut être réunie ou contracter des adhérences avec le péritoine, alors non seulement le danger est moins grand, mais on peut se flatter d'une parfaite guérison.

La lésion des intestins moins essentiellement mortelle et moins grave par conséquent que celle de l'estomac, s'accompagne néanmoins d'un danger réel, dont le degré varie suivant que la blessure est longitudinale ou transversale, et coupant entièrement ou en partie ce canal; suivant la nature des vaisseaux ouverts, suivant l'activité de l'inflammation concomitante, et suivant qu'il y a moyen ou non de fixer l'intestin aux bords de la plaie extérieure, pour empêcher un épanchement stercoraire mortel dans l'abdomen.

Les blessures profondes du foie et de la rate sont toujours très-graves à cause de la lésion des vaisseaux sanguins et de l'épanchement redoutable qui en est la suite. Plus le calibre de ces vaisseaux sera considérable, et plus les craintes seront fondées. Le danger sera d'ailleurs proportionné à la violence extérieure et à la contusion de ces viscères, qui, portée à un certain point, peut déterminer leur rupture. On aura encore égard à la situation de la blessure, savoir si elle permet ou non l'évacuation des sucs et du produit de la suppuration, si celle-ci vient à s'établir.

Les lésions de la vésicule du fiel, des conduits biliaires et du canal cholédoque sont extrêmement dangereuses et véritablement mortelles, si l'épanchement de la bile est tel qu'il en résulte, outre le défaut de cette humeur, une inflammation corrosive nécessairement funeste.

Celles du canal thoracique et du réservoir de Pequet, en donnant lieu à l'hydropisie chileuse et en s'opposant à la nutrition, sont de nécessité mortelles.

Les blessures des reins sont très-graves et mortelles, si les gros vaisseaux font partie des substances blessées. A part cette circonstance, et dans la supposition qu'elles soient superficielles et qu'elles communiquent facilement à l'extérieur, le danger est beaucoup moindre. Celles des uretères, au contraire, qui occasionnent un épanchement d'urine, sont, à cause de cette circonstance, nécessairement mortelles.

Les plaies et blessures faites à la vessie urinaire, dans les divers procédés de l'opération de la taille, prouvent incontestablement que les lé-

sions de ce réservoir ne sont pas toujours mortelles, comme on le pensait autrefois. Elles le deviennent si elles consistent dans une rupture de
cet organe par une violence externe, si leur résultat est la gangrène qui envahit cette poche membraneuse ; mais les blessures de la vessie, au lieu
d'être mortelles, guériront avec plus ou moins
de facilité, s'il n'y a point de vaisseau important
ouvert, si on ne voit point paraître les symptômes
d'une phlegmasie intense, si, par l'usage de la
sonde, on prévient l'épanchement d'urine, et si
on peut remédier à celui du sang dans le bassin.

Appareil générateur. Les blessures de la matrice,
hors l'état de grossesse, ne laissent pas que d'être
très-dangereuses pour peu qu'elles soient profondes. Ce danger est proportionné, ici comme ailleurs, à l'intensité de l'hémorragie, à l'épanchement de sang dans l'hypogastre, et à la sympathie
qu'entretient ce viscère avec la plupart des autres
organes. Néanmoins elles ne sont pas absolument
mortelles, puisque l'extirpation de la matrice ne l'est
pas toujours ; le danger est beaucoup plus grand
dans la grossesse, à cause de l'augmentation de
sensibilité de cet organe et de tout le système à cette
époque, à cause des risques que court l'enfant,
mais surtout par rapport aux effets redoutables de
l'hémorragie, à moins qu'ils ne soient diminués
par l'expulsion du fœtus et les contractions uté-
rines qui en sont la conséquence.

Parmi les blessures des organes de la génération

de l'homme , celles qui atteignent les vaisseaux spermatiques dans l'abdomen , sont , à cause de l'hémorragie qui élude les secours de l'art, nécessairement mortelles. Celles des vaisseaux spermatiques externes ne le deviennent qu'en tant que les moyens propres à maîtriser l'évacuation du sang ne sont point appliqués.

La lésion des vésicules séminales peut amener l'impuissance de procréer. Les blessures et froissemens des testicules sont dangereuses , à raison de l'inflammation , de la suppuration , et surtout des symptômes nerveux qui peuvent en être le résultat. La section complète des organes générateurs , quoique très-dangereuse par l'hémorragie qui en est la suite , n'offre pas un danger mortel , parce qu'on peut presque toujours se rendre maître du sang.

Appareil moteur ou musculaire. L'ensemble des parties qui entrent dans ce système sert à la locomation plutôt qu'aux fonctions qui entretiennent la vie ; leur lésion est beaucoup moins dangereuse que celle des appareils précédens. Il faut en excepter néanmoins le cœur, organe essentiellement musculaire , qui ne saurait être blessé sans que la mort ne soit une conséquence ordinaire de cette blessure. Le diaphragme , à cause de ses fonctions importantes , est aussi un muscle dont la lésion , surtout à la partie aponévrotique , amène les symptômes les plus graves et promptement suivis de la mort.

Les muscles qui concourent aux fonctions de

la respiration , ceux qui contribuent à former les parois abdominales , ceux dont l'épaisseur est considérable et qui sont profondément situés , offrent en général plus de danger dans leur lésion. Ce danger va en diminuant dans les muscles situés au-dessous de la peau , peu tendineux ou aponé-vrotiques, et qui ne sont pas blessés en travers mais dans le sens de leurs fibres.

Mais la lésion des parties blanches, ligamenteuses et aponévrotiques est ordinairement plus grave que celle des tissus musculeux ; il en résulte plus de douleur, d'étranglement, des symptômes nerveux qui rendent toujours ces plaies plus dangereuses et d'une guérison plus difficile.

Système osseux. Les blessures ou lésions osseuses, soit qu'elles consistent dans un déplacement des têtes articulaires , ou dans la fracture du corps de l'os, bien qu'elles supposent une cause vulnérante beaucoup plus active que dans nombre d'autres lésions , néanmoins si elles sont simples et sans complication ni désordres, soit dans l'articulation, ou au voisinage , ne sont pas bien dangereuses. Les unes , comme les luxations , guérissent immédiatement après leur réduction ; et les autres, où les fractures trouvent leur guérison dans un temps presque déterminé , sans être accompagnées ni suivies d'aucun accident redoutable. Cependant les fractures des os qui contribuent à former les trois grandes cavités , sont bien plus dangereuses à cause des épanchemens qu'elles peuvent amener dans ces cavités , par les aspérités qu'elles forment et qui peuvent blesser les viscères qui y sont cachés ; et à cause surtout de la commotion qui en résulte pour ces organes. Ces fractures, par toutes ces raisons, sont alors d'autant plus dangereuses, que les organes en question sont plus nécessaires à l'entretien de la vie. Cependant il faut l'avouer, le danger, en pareil cas, vient bien moins de la fracture elle-même que des lésions des viscères que les fragmens osseux recouvrent.

Appareil cellulaire et cutané. Les blessures les plus simples et les moins dangereuses sont celles qui se bornent à la peau et au tissu cellulaire, en les supposant d'ailleurs produites par un instrument tranchant et dénuées de toute espèce de complication. La simple réunion suffit pour les guérir dans peu de jours. Si elles s'accompagnent de l'ouverture de quelque vaisseau un peu important, l'art connaît des procédés efficaces pour remédier à l'hémorragie. Si la blessure est le résultat d'un instrument contondant, pourvu que la contusion ne soit pas assez forte pour amener la désorganisation des parties, le danger n'est pas non plus considérable, attendu que l'art fournit des moyens suffisans pour combattre les effets de pareille blessure ; et dans les cas où la suppuration devient inévitable, la nature des parties lésées et la facilité de donner issue au pus, écartent le danger d'un mal dont la durée est alors un peu plus longue.

Art. 3.

BLESSURES DES TROIS GRANDES CAVITÉS.

Le danger ou la gravité d'une blessure tient non seulement à la différence des tissus lésés , et à celle des organes qui concourent à l'exercice des fonctions ; mais il est encore relatif à la situation des parties atteintes et au siége de cette blessure vis-à-vis de telle ou telle cavité ; et une lésion qui serait légère ou peu importante , sans cette circonstance , devient au contraire très-grave , à cause de la propagation ou communication de l'état morbide extérieur aux parties renfermées dans ces mêmes cavités.

Blessures de la tête. Si elles sont simples et se bornent à la peau et aux parties extérieures , et si , quoiqu'elles affectent les os, il n'y a point d'enfoncement , ces blessures n'offrent aucun danger et peuvent guérir très-promptement. Mais qui peut répondre que ces lésions se bornent à l'extérieur? On ne pourra en juger ni par l'apparence peu importante de la blessure , ni par l'absence des symptômes qui annoncent la lésion des parties internes.

Des exemples fréquens prouvent que les symptômes de pareilles lésions peuvent se développer très-tard, et quelquefois même au bout de deux ou trois mois. Un mal qui semblait alors guéri et qui n'inspirait aucune espèce de crainte, se change tout-à-coup en une affection grave et mortelle.

D'autres fois des symptômes fâcheux et en apparence mortels se manifestent au moment de la blessure et se dissipent bientôt comme par enchantement, au point que le blessé se trouve sur pied dans un court intervalle de temps.

Combien l'expert doit donc être réservé sur le pronostic des blessures de la tête ! Combien peu il doit compter sur les signes d'une blessure légère et sur ceux d'une autre en apparence très-grave !

Les blessures extérieures de la tête n'offrent quelque apparence de danger , que lorsque la coiffe aponévrotique ou le péricrâne sont lésés par un instrument piquant. Les phénomènes d'irritation et de phlegmasie que cette piqûre produit , constituent cette gravité , et elle va en augmentant lorsque l'inflammation se propage à la dure-mère. Les fractures des os du crâne ne sont à craindre qu'à raison des lésions intérieures ; et celle qui est la plus redoutable de toutes se rapporte à une violente commotion du cerveau , qui , semblable à celle de la foudre , peut donner instantanément la mort sans que l'autopsie cadavérique montre aucun dérangement sensible dans l'encéphale.

Si la commotion n'a pas ce degré de violence , la mort n'arrive pas aussi promptement ; on reconnaît alors le mal à l'abolition des sens et aux symptômes apoplectiques combinés avec ceux qui émanent d'un certain degré d'irritation. Si elle est

plus faible encore , on n'observe que l'assoupissement ; ceux d'insensibilité sont bornés à une
ou plusieurs parties.

Ces différentes espèces de commotion se reconnaissent à l'apparition brusque des accidens , après
que la lésion a eu lieu , aux variations qu'ils offrent
dans le courant de la maladie et au peu de part
que prend la respiration à ces désordres.

On distingue la commotion de l'épanchement
de sang ou de sérosité provenant d'une lésion immédiate des vaisseaux du cerveau au moment de
la blessure, ou d'un décollement de la dure-mère,
en ce que , dans l'épanchement , les symptômes
se manifestent peu-à-peu et subissent une augmentation graduelle jusqu'à leur disparition ou
jusqu'à la mort. Les symptômes sont légers , si
l'épanchement est peu considérable ; ils sont in-
tenses et constituent un état apoplectique bientôt
mortel , si la compression du cerveau est plus
intense.

Le degré de danger et de léthalité est proportionné à la quantité de fluides épanchés et à la possibilité de pouvoir les évacuer par des couronnes de
trépan.

L'inflammation du cerveau et des membranes
peut résulter aussi des blessures de la tête. Les
symptômes qui la font reconnaître sont ceux d'une
irritation forte , tels qu'une vive douleur locale ,
la sensibilité de la vue et le délire. La suppuration
qui en est quelquefois la suite , offre d'autant plus

de danger, que le siége du pus est au-dessus de tout moyen propre à lui donner une issue, et qu'il corrompt plus promptement l'organe encéphalique.

C'est par la formation de pareils dépôts, que des blessures à la tête déjà anciennes, sans être accompagnées d'aucune espèce de symptôme alarmant et laissant prendre aux malades une apparence de santé, se terminent subitement d'une manière tragique.

Blessures du visage. Les plaies de la face méritent une considération particulière, à cause de la plus grande sensibilité des parties, de leur voisinage avec le cerveau et la difformité qu'elles laissent d'ordinaire après leur guérison; difformité qui exige des dommages-intérêts plus considérables vis-à-vis de celui qui s'en est rendu coupable.

La perte du nez est une mutilation très-difforme. Les plaies du globe de l'œil sont également suivies de difformité et de la perte de la vue ; elles peuvent en outre acquérir un degré de gravité considérable, si la blessure, par extension ou par communication, se propage dans l'intérieur du crâne. On peut en dire autant des blessures à l'intérieur de l'oreille, dont l'inflammation peut être très-dangereuse et même mortelle.

La lésion des conduits salivaires étant dans le cas d'être suivie de fistule, doit être mise au rang des blessures qui laissent après elles des infirmités.

Blessures de la poitrine. J'ai déjà parlé, à l'article des blessures des organes de la circulation et de la respiration, de celles qui sont relatives au cœur, au poumon et aux gros vaisseaux. Celles qui méritent actuellement quelque considération, indépendamment de la lésion de ces organes, se rapportent à la fracture du sternum et surtout des côtes, dont les aspérités peuvent faire naître une inflammation grave de la plèvre et du poumon.

Les plaies aux mamelles donnent quelquefois lieu à des dégénérescences squirreuses et cancéreuses auxquelles sont sujètes ces parties.

Les plaies pénétrantes de la poitrine peuvent, indépendamment de la lésion des viscères, amener un épanchement sanguin et quelquefois purulent dans les cavités du thorax. Le danger de l'épanchement du sang provient de la difficulté et même de l'impossibilité de remédier à l'ouverture du vaisseau qui le produit : par conséquent, si le sang est versé en abondance, l'épanchement est nécessairement mortel.

Quant à l'épanchement purulent, c'est le cortège des symptômes de marasme et de consomption qui accompagne l'épanchement de ce fluide qui fait toute la gravité du mal ; et s'il y a quelque espoir de guérison, c'est sur l'opération de l'empyème que cet espoir devra être le plus fondé.

Blessures de l'abdomen. Les lésions de cette cavité sans atteinte des viscères, sont moins dangereuses que celles de la poitrine ; néanmoins pour peu qu'elles soient considérables, elles laissent après elles des hernies ventrales. Le danger qui provient de l'issue que ces plaies donnent aux viscères, est relatif à l'importance et à la sensibilité de ceux-ci. La sortie de l'intestin est assez grave, puisqu'elle peut être suivie de l'inflammation, de l'étranglement et de la mortification. La blessure des parois abdominales devient dangereuse et même mortelle, si l'artère épigastrique est coupée ; celle de la ligne blanche peut également devenir grave, à cause de la tension inflammatoire de la partie lésée et des fusées purulentes qui en seront le résultat.

Mais le danger de ces différentes blessures augmente en raison de l'épanchement de divers fluides dans la cavité abdominale. Il a déjà été question de celui de la bile, de l'urine et des matières fécales, qui est pour l'ordinaire promptement mortel. L'épanchement du sang présente un danger moindre, s'il n'est pas trop considérable, et si la source tarit, attendu qu'on peut lui donner une issue par une ouverture convenable. Les divers symptômes d'irritation qui s'établissent à l'endroit qu'il occupe, peuvent, à l'aide des signes diagnostics tirés de la blessure, faire connaître l'endroit où cette issue doit être pratiquée.

SECTION III.

Classification des blessures.

D'après les principes que l'on vient d'établir, on peut classer les différentes blessures en trois ordres distincts, en ayant égard à la nature et à l'importance du tissu lésé, à l'organe qui est compromis, à la situation de la blessure par rapport aux désordres internes qui résultent des violences extérieures, à la nature et à la force qui dirige l'instrument vulnérant, et enfin aux différentes circonstances qui précèdent, accompagnent ou qui viennent à la suite des blessures.

Cette classification, adoptée par les médecins légistes, divise les blessures en légères, faciles à guérir et guérissables, sans laisser des infirmités ou des difformités après elles :

Blessures graves, toujours accompagnées de danger, pouvant devenir mortelles par le concours de certaines circonstances, et exigeant, pour arriver à la guérison, des secours méthodiques, et offrant toujours des difficultés plus ou moins considérables ; guérissant néanmoins ou laissant à leur suite des infirmités ou des difformités, suivant les tissus et les organes lésés, et suivant les causes qui ont retardé ou contrarié la guérison ;

Blessures mortelles : les unes de nécessité et dans tous les cas ; les autres accidentellement et par l'influence de certaines circonstances ou d'un vice dans le traitement.

Mais cette division ne saurait être en harmonie avec l'esprit de la loi, et par conséquent avec les desirs des magistrats chargés d'en faire l'application.

La loi actuelle distingue les peines à infliger à l'auteur des blessures, suivant qu'elles sont mortelles ou seulement d'une gravité telle à procurer aux blessés une maladie ou incapacité de travail pendant plus de vingt jours, ou d'une gravité moindre et à ne causer cette incapacité que pendant un intervalle qui n'aille point ou qui ne dépasse pas ce terme.

Dans le premier cas, le coupable est puni comme meurtrier ; et dans les deux autres , il est passible de la réclusion ou d'une peine purement correctionnelle.

Que de difficultés et que d'obstacles pour répondre , d'une manière convenable , au vœu de la loi ! En effet, si, comme nous l'avons vu dans les articles qui précèdent , une infinité de causes peut faire varier le danger d'une blessure et par conséquent le terme de sa guérison ; si une blessure , légère en apparence et guérissable dans un petit nombre de jours , ne guérit que dans vingt-cinq jours , soit à cause d'une disposition particulière du blessé ou d'une méthode vicieuse du traitement, ou d'une influence atmosphérique inconnue , ou à cause enfin de quelque agent accidentel qui est venu compliquer le mal , l'accusé en devient-il plus coupable , et faut-il que la peine, qui ne devait être que correctionnelle , devienne afflictive et infamante ?

D'un autre côté, une blessure des plus graves et de la classe des mortelles peut, par le concours de certaines circonstances , une bonne constitution du blessé , par exemple , des soins qui l'entourent bien entendus, joints à l'un de ces efforts merveilleux de la nature, qui remédient aux maux les plus redoutables, peut, dis-je, obtenir non seulement une issue heureuse, mais encore guérir dans l'intervalle voulu par la loi, pour que la punition du coupable ne soit que correctionnelle.

D'ailleurs le cours des maladies est-il tellement fixé, qu'on connaisse toujours au juste la durée de chacune d'elles ?

Si les jours critiques et par conséquent les termes fixes de certaines affections ne sont plus admis, par la plupart des médecins, dans les maladies fébriles, encore moins doivent-ils l'être pour des blessures où les actes de la nature sont moins évidens et par conséquent moins sujets aux nombres ou à la durée de tel ou tel nombre de jours.

Mais en fût-il ainsi, comment répondre de toutes les circonstances accidentelles et des efforts même du principe conservateur? Comment répondre encore des soins qui doivent être donnés aux blessés ? Pourra-t-on compter sur leur docilité, le calme de leur esprit et sur tant d'autres causes qui prolongent ou abrègent, favorisent ou contrarient la guérison de toutes sortes de maladies? Indépendamment de tous ces inconvéniens et de tant d'autres qu'on pourrait y joindre, combien de blessés ne voit-on pas envers qui les actes de violence n'ont été que légers et de facile guérison, simuler un mal beaucoup plus grave, s'aliter pendant quelque temps, exagérer leurs souffrances, se soumettre en apparence à un régime sévère et à un traitement pénible, et recevoir d'un homme de l'art, indigne des honorables fonctions qu'il remplit, des visites et des secours inutiles, et le tout pour assouvir leur vengeance et faire condamner l'auteur des blessures à une peine beaucoup plus forte, et des dommages-intérêts bien plus considérables que ne l'exigerait la nature des blessures qu'ils ont reçues ?

Malgré ces difficultés, tâchons de classer les blessures dans l'ordre que semble demander la loi, en faissant observer néanmoins que cette classification n'a rien de solide, rien de constant, et que l'expert, dans son rapport, doit toujours se réserver, dans les cas douteux, de prononcer après l'expiration des époques sur lesquelles cette classification est basée.

Art. 1er

BLESSURES LÉGÈRES

QUI NE PRODUISENT PAS UNE INCAPACITÉ DE TRAVAIL
PERSONNEL PENDANT PLUS DE VINGT JOURS.

On peut considérer comme telles, dans l'état ordinaire et toutes choses étant égales d'ailleurs, d'après ce qui a été dit sur la différence des tissus, des instrumens vulnérans et de la situation des parties ;

1° Les lésions qui se bornent à la peau et au

tissu cellulaire , faites avec un instrument tranchant , sans blessure de vaisseaux et de nerfs un peu importans. Ces plaies guérissent bientôt par la simple réunion et sans aucune suite quelconque. On peut en dire de même des lésions par instrumens piquans , s'il n'y a que la peau et le tissu cellulaire d'atteints et si les tissus blancs, nerveux, aponévrotiques ou tendineux n'ont pas souffert ;

2° Les lésions des parties musculeuses superficielles , d'une légère épaisseur et dans la direction de leurs fibres , pourvu toutefois qu'indépendamment d'aucune lésion marquée des nerfs et des vaisseaux , il n'y ait point d'aponévrose et de tendons atteints , et en supposant cette dernière circonstance, pourvu qu'il n'y ait point des symptômes d'une vive irritation, d'étranglement, ou les signes précurseurs d'une inflammation étendue et d'une suppuration dont on ne peut prévoir ni l'abondance ni la durée ;

3° Les lésions faites aux mêmes parties par un instrument contondant , dont le poids et l'impulsion n'auront pas été assez forts pour amener la désorganisation dans la partie contuse et la gangrène qui en est la suite. Cependant si ces lésions occupent les parois des trois grandes cavités et surtout de la tête , l'expert , quoiqu'il n'observe aucun signe de lésion intérieure , doit être réservé sur le pronostic , attendu que ces sortes de blessures , quoique très-légères en apparence , peuvent, d'après ce qu'on observe journellement, se

prolonger non seulement au-delà de vingt jours ,
mais se terminer d'une manière tragique après
l'espace de 40 , 60 et même 80 jours ;

4° La plupart des luxations , telles que celles
des doigts, des poignets, du rayon au coude , de
l'humérus à l'épaule , et autres de cette nature qui
ne supposent pas un effort violent pour leur production , ou une altération grave des jointures ,
ainsi que la chose arrive dans les luxations du ge-
nou , du coude et de l'astragale. Il faut d'ailleurs
qu'elles soient simples et exemptes de toute complication et d'autres lésions des tissus. De pareilles
luxations , dans l'état de simplicité qu'on les suppose , trouvent leur solution presque subite à mesure que les parties démises sont rentrées dans
leurs cavités articulaires ;

5° Les fractures des os du nez , des mâchoires,
de la pommette , des os de la main , du pied, dé-
pouillées de toute espèce de complication. On
peut y ajouter celles du crâne, des côtes , du sternum , de la clavicule , de l'omoplate , pourvu que
la fracture soit simple et exempte de tout signe de
lésion interne. (Dans le cas de fracture du crâne et
des os de la poitrine , l'expert doit se réserver de
statuer plus tard.) Quant à la fracture des os longs
des bras et des jambes , comme leur réunion demande plus de trois semaines , et qu'il est impossible qu'un blessé puisse se livrer, avant ce terme,
au moindre travail personnel , et que d'ailleurs ces
fractures supposent une cause vulnérante assez

violente , toutes ces considérations doivent les faire classer parmi les lésions qui se prolongent au-delà de vingt jours.

'Art **2**.

BLESSURES GRAVES ET DANGEREUSES

QUI NE SONT PAS CENSÉES DEVOIR GUÉRIR

DANS VINGT JOURS.

1° Les fractures des os des bras , des jambes et de la cuisse dont il vient d'être question et par les motifs énoncés ;

2° Toutes les luxations (principalement celles du fémur, du cubitus avec l'humérus, des articulations tibio-fémorale et tibio-tarsiène) accompagnées de désordres dans l'article , tels que déchirement des ligamens, inflammation , engorgement considérable et lésions des tendons, des musclés et des aponévroses qui ont des rapports avec ces articulations ;

3° Les blessures assez fortes aux pieds et aux mains , surtout si elles sont le résultat d'un instrument piquant et contondant , attendu qu'elles sont accompagnées d'étranglement , d'inflammation vive , d'une suppuration considérable , et quelquefois d'une affection tétanique , à cause de la lésion des parties nerveuses et tendineuses , dont les mains et les pieds sont amplement pourvus;

4° Les violentes et profondes contusions aux

parties charnues des membres pelviens et thoraciques , si elles dépendent surtout de l'explosion
des armes à feu. Pareilles blessures sont suivies
d'ordinaire d'une commotion nerveuse grave ,
d'une suppuration profonde et dangereuse ou de
la gangrène , dont la complication peut être fatale;

5° Toutes les blessures pénétrantes dans les cavités splanchniques , quoique les accidens qui se
développent n'annoncent pas un grand danger et
quoiqu'il n'y ait pas lésion apparente des organes
intérieurs. Ces sortes de blessures devront être , à
plus forte raison , classées dans cet article , s'il y
a la moindre lésion des viscères et si la force donnée à l'instrument vulnérant peut faire craindre
quelque épanchement sanguin ou séreux ; dans ce
dernier cas la blessure sera non seulement grave ,
mais sa durée et son issue devront être jugées incertaines.

Blessures suivies d'infirmités ou de difformités.
Il faut placer dans cet article celles de la face ,
qui peuvent être suivies de paralysie des paupières , de la perte de la vue , de celle du nez , de
la surdité , de fistules lacrymales et salivaires ;

Celles de la tête laissant après elles la perte de
la mémoire, l'affaiblissement des facultés intellectuelles , ou ayant pour résultat l'idiotisme , la
manie , l'épilepsie et autres maladies du cerveau ;

Celles de la poitrine auxquelles succèdent la
dyspnée, l'asthme ou telle autre affection du poumon ;

Celles du ventre suivies de vices de la digestion , de douleurs et coliques, de diverses espèces de hernie , d'anus artificiel , de kystes , tumeurs squirreuses , atrophie d'un ou de plusieurs organes ;

Celles des organes générateurs ayant pour résultat la perte du membre viril , des testicules, la paralysie des muscles érecteurs ; et chez la femme, la chute de la matrice et différentes maladies du sein qui empêchent la lactation ;

Enfin les blessures des membres dont la mutilation est la conséquence , ou qui laissent après elles la paralysie ou la rétraction de quelque muscle , une gêne dans les mouvemens de la progression ou de locomotion , la faiblesse ou l'ankylose des articulations , la claudication et autres infirmités semblables.

Art 5.

BLESSURES MORTELLES.

Blessures mortelles par elles-mêmes. 1° Les lésions profondes du cerveau, du cervelet et de la moelle allongée , et même la plupart de celles qui ne sont que superficielles , quoiqu'on ait vu quelques cas rares où des portions du cerveau avaient été enlevées , d'autres rongées par la suppuration ou sillonnées par des corps étrangers , et dans lesquels néanmoins les blessés avaient survécu à de pareils désordres.

La compression de cet organe par des épanchemens sanguins ou lymphatiques , primitifs ou secondaires , déterminés par la rupture de divers
vaisseaux ou le décollement de la dure-mère , ou
provenant d'une matière purulente, suite de l'inflammation , et occupant des endroits du crâne
inaccessibles aux moyens chirurgicaux , ou d'un
dépôt produisant une mort soudaine sans qu'aucun signe le fît présumer, ou sans être accompagné de lésion extérieure capable de guider le chirurgien dans l'opération qui eût pu lui donner
issue.

La commotion plus ou moins violente de ce
viscère sans aucune lésion de l'encéphale, et résistant aux moyens de l'art méthodiquement administrés.

2° Les lésions de la moelle épinière déterminées
par la luxation ou la fracture des vertèbres , ou
par l'épanchement de sang , suite d'une violence
considérable, par quelque instrument contondant.

Celles de la moelle cervicale sont assez promptement mortelles ; les autres, ou les blessures de
la moelle dorsale et lombaire , le sont plus tard,
après avoir produit la paralysie des parties inférieures qui amène insensiblement la mort.

3° La lésion des nerfs de la vie organique ou des
gros cordons qui influent sur l'exercice des fonctions vitales et nutritives. La blessure même de
ceux qui se portent à l'extérieur, qui , seulement
piqués ou à moitié coupés, donnent lieu , à cause

de ce genre de blessure , à des spasmes , des défaillances , des convulsions dont la mort est la
conséquence , et cette mort est inévitable , parce
que ces nerfs ne peuvent être atteints par l'instrument de l'opérateur qui pourrait en faire la section
complète ;

Il en sera de même pour des violences considérables exercées sur des parties très-pourvues de
nerfs et de sensibilité , telles que le creux de l'estomac , la nuque , les tempes , les testicules.

4° Les blessures du cœur , quoiqu'on ait remarqué des cicatrices sur ce muscle, surtout celles
qui percent les ventricules, les oreillettes et les artères coronaires. L'ouverture de l'aorte, de l'artère
pulmonaire , des carotides et autres artères considérables à l'intérieur. L'ouverture des veines pulmonaires , de la veine cave , de la veine porte et
de toutes les grosses branches veineuses internes.

5° Les blessures profondes du poumon , du
diaphragme , la section complète de la trachée
artère avec lésion des vaisseaux sanguins de gros
calibre. Les blessures des muscles qui servent à
la respiration, dont la lésion empêche la dilatation
du thorax et l'introduction de l'air. Toutes celles
du poumon , accompagnées d'hémorragie et d'é-
panchement de sang considérable, si l'art ne peut
remédier à l'ouverture qui les produit.

6° La section de la portion d'œsophage qui traverse la poitrine ; les blessures de l'estomac près
des orifices ou dans le fond de ce viscère ; toutes

celles des autres organes abdominaux où des gros vaisseaux se trouvent ouverts. Pareilles blessures avec pareille circonstance dans les intestins , le foie , la rate , le mésentère , l'épiploon , les reins , le réservoir de Pequet ; enfin la section des canaux biliaires avec épanchement considérable de bile , la rupture de la vessie , l'ouverture des uretères et les plaies profondes de la matrice avec forte hémorragie , à l'époque surtout de la gestation.

Toutes ces blessures sont essentiellement et de nécessité mortelles.

Blessures mortelles par accident. 1° les lésions du cerveau provenant de la fracture des os du crâne et de la compression due à la même cause , si l'on n'applique point les secours nécessaires de la chirurgie.

Tous les épanchemens sanguins ou séreux au-dessus ou au-dessous de la dure-mère, et donnant lieu à une compression cérébrale , auxquels on n'aura pas remédié par des couronnes de trépan , dont le lieu d'application était indiqué par les signes morbides et par les parties lésées ou souffrantes.

2° La piqûre ou la section incomplète de cordons nerveux , donnant lieu à des symptômes graves et mortels , et dont la situation à l'extérieur permet au chirurgien d'en faire la section entière. Le défaut de cette opération fait que l'irritation nerveuse augmente de plus en plus et finit par être mortelle. L'omission d'une pareille section à l'égard des tendons dont la piqûre et la section incomplète sont suivies de graves accidens, peut également occasionner la mort d'un blessé.

3° Les blessures aux artères et aux veines dont l'hémorragie non réprimée est mortelle. La mort arrivera donc si les moyens de compression et de ligature que fournit l'art chirurgical, et qui peuvent être appliqués avec succès, ne sont pas employés en temps utile pour arrêter l'effusion du sang.

4° Les plaies peu profondes du poumon avec épanchement sanguin et ensuite de pus, auquel on n'aura pas remédié en donnant issue aux fluides épanchés par une opération chirurgicale ;

5° Même léthalité pour les plaies pénétrantes de l'abdomen avec lésion peu considérable de quelqu'un des viscères qu'il renferme, amenée par un épanchement sanguin qui n'aura pas été combattu par d'opérations convenables pour donner issue aux fluides épanchés.

On peut en dire autant d'une lésion peu considérable des intestins, qui deviendra mortelle par la négligence ou le défaut d'emploi de moyens nécessaires pour prévenir un épanchement de matières nutritives ou fécales dans l'abdomen.

5° Les blessures fortement contuses ou d'armes à feu à des parties très-épaisses des membres thoraciques ou pelviens, dont l'étranglement, la grande suppuration ou la gangrène sont dus en grande partie à un mauvais traitement, au défaut d'incisions convenables , de débridemens, d'extraction de corps étrangers , ou à l'omission d'autres moyens fournis par une chirurgie éclairée.

SECTION IV.

Résumé des sections précédentes. — Examen médico-légal des blessures.

Examen en-dehors de la blessure. Nous avons vu , dans les chapitres de médecine légale sur les corps morts , que l'expert , avant de faire l'ouverture d'un cadavre , doit faire l'application de certains préliminaires propres à l'éclairer dans ses recherches. De même le chirurgien appelé auprès d'un blessé doit , avant l'examen d'une blessure , pour en connaître la nature et le danger , faire des recherches sur toutes les causes et les circonstances qui peuvent influer sur la gravité de cette blessure et sur toutes les conséquences qu'elle peut avoir.

Il remplira ce préliminaire en s'informant auprès du blessé , de ses parens ou des personnes qui l'entourent, des circonstances suivantes :

Quel est son âge , son sexe , son tempérament, sa constitution et sa susceptibilité nerveuse. Cette dernière cause joue un grand rôle dans toutes les maladies : elle tend toujours à les compliquer et à rendre les plaies et blessures beaucoup plus graves·

Le tempérament et le sexe y apportent aussi de grandes modifications ; on sait que chez les femmes les circonstances de la menstruation , de la grossesse et de la lactation peuvent donner une gravité considérable à des blessures d'ailleurs légères ou peu dangereuses.

Le blessé est-il atteint de quelqu'un des vices vénérien , scorbutique, scrofuleux , dartreux, psorique, dont l'influence sur les plaies est telle qu'ils peuvent les prolonger ou les faire dégénérer de leur caractère primitif ?

N'est-il attaqué d'aucune maladie chronique latente ; d'aucun vice d'organisation ou de lésion organique quelconque, dont l'existence, ainsi que nous l'avons vu , est capable d'aggraver prodigieusement toute espèce de blessure ?

Quelle est l'influence du climat, de la constitution athmosphérique et des lieux qu'il habite , sur les blessures de telle ou telle espèce ou sur celles qui ont lieu sur telle ou telle partie du corps ?

L'expert devra s'informer encore s'il ne règne aucune maladie épidémique, aucun mal contagieux qui puisse aggraver ou faire dégénérer la lésion dont on va faire l'examen.

Il devra noter aussi l'influence du local où il se trouve, surtout s'il s'agit d'un grand hôpital qui renferme beaucoup de blessés , et s'il y règne des maladies dont la mauvaise influence sur eux ne saurait être douteuse.

Ce préliminaire rempli , l'expert devra connaître, si la chose est possible, la nature et la forme de l'instrument vulnérant , la manière et la force avec lesquelles il a été dirigé ; la situation dans laquelle étaient l'agresseur et le blessé , mais surtout le dernier ; leur force et vigueur respectives.

Si c'est un instrument tranchant ou piquant, il devra se le faire représenter pour le comparer à la plaie ; s'il est contondant , il est indispensable de connaître son volume; le poids et l'activité approximative avec laquelle il aura été lancé , ou la force avec laquelle le plaignant aura été poussé ou lancé contre un corps dur , orbe et contondant.

En troisième lieu, en ce qui concerne les tissus lésés et les différences qu'ils apportent dans la gravité des blessures , l'expert devra se rappeler que la lésion de la peau, du tissu cellulaire et des muscles, dans le sens de leurs fibres, est la moins dangereuse ; que celle des os n'est pas grave par elle-même ; que celle des tissus blancs , aponévrotiques et tendineux l'est davantage, lors surtout que la blessure est faite avec un instrument aigu ou piquant ; que l'ouverture des vaisseaux veineux amène un danger proportionné au diamètre de la veine et à la difficulté de se rendre maître du sang ; que la lésion ou l'ouverture des artères est grave dans tous les cas , et d'autant plus que le calibre artériel est plus considérable et qu'il se soustrait davantage à l'emploi des moyens chirurgicaux.

Une gravité plus ou moins forte , mais toujours

redoutable , accompagne les blessures du système nerveux, et d'autant plus que la lésion s'approche des racines nerveuses et de la substance médullaire où elles aboutissent.

La blessure des viscères , également très-grave , devient plus dangereuse encore si l'hémorragie est abondante , si la lésion nerveuse développe des symptômes alarmans et surtout si le siége a lieu profondément dans le poumon, le cœur ou le cerveau.

Examen de la blessure elle-même. La situation est l'un des articles les plus essentiels à considérer, attendu son influence sur la nature et la gravité des lésions. L'expert dira donc si la blessure est au crâne , à la face , au cou, à la poitrine , à l'abdómen ou aux extrémités thoraciques ou pelviennes. Après cela viennent les dimensions en tout sens, et pour cet examen il faut que le blessé se mette dans la position où il se trouvait en recevant la blessure ; on sent que toute autre position pourrait amener un changement dans la forme et l'étendue de la plaie. C'est alors qu'il se fera représenter l'instrument vulnérant , pour établir son rapport avec la blessure. La longueur de celle-ci , sa largeur , sa profondeur seront notées autant que possible ; on en fera autant sur la nature et le nombre des parties atteintes situées au-dessous de la peau. Si la blessure pénètre dans l'une des cavités splanchniques , il faut constater l'hémorragie , l'épanchement et la lésion des organes qui y sont renfermés ; si elle traverse de part en part une cavité ou un membre , la chose devra être aussi mentionnée.

L'expert indiquera la direction de la blessure , savoir si elle est oblique , transversale ou longitudinale, et cela dans le sens des fibres ou de l'axe du corps : sa forme , si elle est régulière ou irrégulière ; anguleuse , ronde , cruciale , en lambeaux, avec ou sans perte de substance ; simple ou compliquée , c'est-à-dire seule ou accompagnée d'autres blessures sans ou avec accidens , comme spasme , douleur vive , hémorragie ; si elle est récente ou déjà ancienne ; sanglante , enflammée ou en suppuration, et dans le dernier cas la nature de l'écoulement , s'il est séreux , ichoreux, sanguinolent ou d'un pus de bonne qualité ; si la plaie offre quelqu'autre apparence digne de remarque ; si sa couleur est rouge ou blafarde ou en voie de cicatrisation ; et la cicatrice étant formée, si elle est mince ou profonde, douloureuse ou indolente, faible , inégale ou non.

Dans l'examen des dimensions d'une blessure , il faut éviter, autant que possible , l'usage des sondes ; dans les cas où leur emploi est indispensable , on doit se mettre en garde contre les fausses routes et de nouvelles plaies qui jetteraient dans l'erreur au sujet des recherches à faire. Avant de se servir de la sonde , il faut laver et nettoyer la plaie et la débarrasser de tout corps étranger , comme sang épaissi , pus , etc. , etc.

Il est essentiel que l'examen d'une blessure se fasse dans les premiers momens ou le plutôt possible , afin qu'on puisse bien apprécier son étendue , sa nature et sa gravité. La chose ne serait plus praticable ou du moins d'une exécution difficile, si la douleur, l'inflammation et le gonflement qui surviennent au bout des premiers pansemens, et qui changent l'apparence de la plaie , rendaient les recherches en question douloureuses et capables de produire des accidens fâcheux.

Cependant l'examen d'une blessure n'est pas toujours facile ; il serait quelquefois imprudent et dangereux de le pratiquer. Les cas où pareils inconvéniens se rencontrent sont :

1° L'épuisement radical des forces du malade par une hémorragie antérieure ou par tout autre cause affaiblissante. On sent combien , en pareille circonstance , tout examen et toute recherche capables d'enlever le peu de vitalité qui reste encore pourraient être funestes ;

2° La crainte de renouveler , en enlevant l'appareil , une hémorragie qu'on est parvenu à arrêter avec peine et dont le renouvellement ferait courir les plus grands risques au blessé ;

3° La circonstance d'un instrument ou portion d'instrument resté dans la plaie , et faisant l'office de tampon sur un organe blessé qui fournirait bientôt une hémorragie mortelle, si le corps étranger était enlevé, ainsi qu'on en a vu bon nombre d'exemples. Il est vrai que dans ce cas, l'enlèvement de l'appareil et l'examen de la blessure pourraient avoir lieu avec la précaution de ne pas extraire le corps vulnérant.

4° Il serait imprudent d'enlever cet appareil, et la chose aurait même de graves inconvéniens, si la blessure était une fracture d'un membre dont la réduction seule, opérée avec de grandes difficultés, aurait fait cesser les accidens fâcheux qui l'accompagnaient et qui se renouvelleraient par le déplacement des bouts fracturés.

Conclusions. Après avoir examiné avec un détail minutieux tout ce qui a rapport à la blessure ; après s'être assuré de son étendue, de son caractère, du nombre et de la nature des parties lésées ; après avoir établi le rapport de tout ce qu'il a sous les yeux avec les circonstances antérieures dont il aura dû s'éclairer ; après avoir décrit tous les symptômes locaux ou sympathiques que la blessure aura fait naître ; et après avoir tout consigné dans son rapport, l'expert devra tirer les inductions nécessaires pour faire connaître la nature de la lésion ; le danger et les événemens qui pourront en résulter ; enfin il faudra qu'il classe la blessure ou parmi celles qui ne procurent point une maladie ou incapacité de travail personnel pendant l'espace de vingt jours, ou au nombre des lésions qui empêchent le travail pendant plus de vingt jours, ou parmi les blessures qui sont mortelles par elles-mêmes ou par accident.

La blessure est-elle légère ? N'occupe-t-elle que

des tissus peu importans et dont la lésion n'est pas dangereuse ? N'y a-t-il aucune espèce de complication ? Est-elle éloignée des cavités vis-à-vis desquelles les blessures, quelques légères qu'elles soient, peuvent néanmoins avoir des suites fâcheuses ? L'expert juge-t-il que la blessure pourra guérir dans peu de jours ? Il doit le déclarer dans son rapport afin de faire cesser toutes les craintes de quelque part qu'elles viennent, et de fixer le magistrat sur le genre de délit qu'il a à poursuivre.

Mais la blessure est-elle grave et accompagnée d'accidens d'un caractère suspect ? Est-elle vis-à-vis les grandes cavités et redoute-t-on des désordres intérieurs ? Y a-t-il lésion de tissus qu'on sait être accompagnée de quelque danger ? Y a-t-il surtout plaie pénétrante dans une cavité, ou une impression extérieure très-forte, et qui suppose une grande violence de la part de l'agresseur ? Dans toutes ces circonstances l'expert ne doit donner que des conclusions douteuses et se réserver de prononcer d'une manière plus certaine dans un second ou troisième rapport.

Ce sera dans le second ou troisième travail qu'il pourra faire intervenir toutes les causes accidentelles qui peuvent contribuer à hâter ou retarder la guérison. C'est alors qu'il pourra conclure, avec plus de certitude, si la blessure guérie ou en voie de guérison, laissera ou non quelque infirmité ou difformité ; c'est alors encore, qu'aux données antérieures pour apprécier le danger et la durée de la blessure , il pourra joindre le degré et le siége de l'inflammation dans tel ou tel organe , celles fournies par l'apparence de la suppuration , son abondance proportionnée ou non aux forces du malade ; la facilité de procurer une issue au pus ; et par la crainte de la gangrène, si quelque signe suspect annonce cette terminaison fâcheuse.

Enfin la blessure offre-t-elle cette gravité qui doit la faire classer parmi les lésions essentiellement mortelles ? A moins que la chose ne soit si évidente , à cause du siège et de la nature de la plaie, qui ne donne plus de doute sur sa léthalité, l'expert doit toujours être très-circonspect et ne déclarer une lésion absolument mortelle que lorsque l'ouverture du cadavre, la nature de la blessure et l'espèce d'organe lésé auront fait juger , d'une manière certaine, que la lésion observée a été la véritable et seule cause de la mort.

Pendant la vie , malgré la profondeur de la blessure et les atteintes d'un organe très-essentiel, malgré les symptômes les plus alarmans et les plus décidement mortels , et malgré la réunion de toutes les autres circonstances qui annoncent sa léthalité , la chose peut néanmoins être encore douteuse ; il peut arriver que les signes les plus redoutables tiennent à quelque altération nerveuse guérissable , et que la nature , dont les ressources sont inouies , puisse encore remédier à des lésions dont la mort seule semble devoir être le résultat.

Le médecin, en pareille circonstance, doit se borner à déclarer que la vie du blessé est dans le plus grand danger, au lieu d'affirmer que la blessure est nécessairement mortelle.

Rapport sur des blessures par arme à feu guéries avant l'époque du vingtième jour.

Je soussigné, J. P..., docteur en médecine de la ville de C., sur la réquisition du ministère public, et après avoir prêté le serment exigé par la loi, me suis transporté, aujourd'hui vingt-un septembre mil huit cent douze, en la commune de S...., distante de trois lieues de cette ville, à l'effet de visiter et constater les blessures de deux gendarmes qui ont été assaillis hier par des voleurs sur la grande route de C... à S..., et ont éprouvé une décharge d'armes à feu ; et étant arrivé en ladite commune de S..., je me suis rendu à la maison du sieur E... où étaient logés lesdits gendarmes, et j'ai trouvé les sieurs B... et C... dans l'état suivant :

Le sieur B..., Maréchal de logis, était alité, sa figure était rouge et animée ; il éprouvait une chaleur au-dessus de l'état naturel, un mouvement fébrile bien manifeste ; le côté gauche du visage était ensanglanté.

Après avoir visité scrupuleusement toutes les parties de son corps, j'ai remarqué les phénomènes ci-après : nombre de petites blessures, rondes, saignantes et d'un très-petit diamètre, produites par un coup d'arme à feu et par du gros plomb, occupaient le côté gauche depuis le bassin jusqu'à la tête. On en observait encore un grand nombre au dos et à la région lombaire ; mais la partie la plus maltraitée était l'avant-bras du membre thoracique gauche : on voyait nombre de ces blessures le long de ce membre et principalement dans la direction du muscle long extenseur des doigts. L'annulaire , le doigt du milieu et le petit doigt étaient frappés d'une faiblesse paralytique. On trouvait pareilles blessures à la joue , à la région temporale , à la partie supérieure du cou et à l'épaule , dans l'espace occupé par le muscle deltoïde. Le dos en était parsemé et pour ainsi dire criblé. Une blessure de même espèce a été remarquée près de la crête des os des îles. Le grain de plomb qui l'a produite , a sillonné le tissu cellulaire des parois abdominales et s'est fixé près du pubis.

Toutes ces blessures étaient accompagnées d'un gonflement aux parties environnantes et d'une aréole inflammatoire qui paraissaient faire beaucoup souffrir le malade. L'avant-bras et la partie dorsale de la main gauche étaient plus contus et plus engorgés que les autres parties. Il y avait difficulté de remuer ce membre ; la main était surtout très-engourdie.

J'ai encore trouvé trois ou quatre de ces blessures à la partie interne du bras droit , le long du muscle biceps , et une autre à la partie inférieure de l'avant-bras.

Quoique le malade fût atteint de la fièvre et d'une inflammation presque générale dans les parties lésées , et en outre d'un engourdissement tenant presque de la paralysie dans le bras le plus affecté , néanmoins la respiration était très-peu gênée , la tête libre , le ventre en bon état ; on n'observait aucun symptôme qui pût annoncer la lésion de quelque viscère ou une inflammation des parties profondément situées.

Après m'être assuré de l'état du sieur B... , j'ai examiné avec la même attention celui de C... , je l'ai trouvé dans le même appartement , hors du lit , ayant la tête et le visage ensanglantés , et offrant sur son corps nombre de blessures de même espèce et également produites par un coup d'arme à feu. Elles occupaient le bras gauche, le long du triceps brachial et de la partie dorsale de la main. On en voyait aussi au cou, à la région temporale du même côté et au pariétal. L'une de ces dernières paraissait avoir été faite avec un morceau de fer, qui avait déchiré les tégumens du crâne dans une très-petite étendue, sans intéresser l'os. Ces diverses blessures avaient également produit un engorgement au bras et à la main, moindre pourtant et avec bien moins d'engourdissement que chez le sieur B....

Le malade n'avait pas la fièvre ; la tête, quoique douloureuse par l'effet des blessures, était néanmoins très-libre ; la poitrine et l'abdomen en bon état, et on n'observait aucune espèce de symptôme de lésion intérieure.

Je conclus de ces faits que les blessures de ces gendarmes ont été produites par des coups d'arme à feu chargées seulement avec des grains de plomb ; que rien n'annonce qu'elles puissent être mortelles et même bien graves, parce que les décharges faites probablement à une certaine distance des blessés, ont porté sur les parties du corps les plus garanties par des os ou par des couches musculaires, et qu'aucun symptôme n'annonce que les viscères aient été atteints.

Toutefois, comme des signes d'une pareille lésion pourraient se développer encore, et comme je ne puis rien statuer pour le moment sur la durée du mal, à l'égard surtout du sieur B..., chez qui le grand nombre de blessures pourrait susciter une inflammation générale et des suppurations consécutives, je me réserve à statuer, dans une quinzaine de jours, pour décider si les blessures en question, et principalement celles du maréchal de logis, détermineront une incapacité de travail personnel pendant plus de vingt jours, et si celles

(391)

du bras gauche qui ont intéressé le nerf cubital laisseront chez cet individu une infirmité tenant de la paralysie.

En attendant je suis d'avis que les saignées générales, une diète sévère, un parfait repos, des fomentations d'eau de Goulard sur les parties enflammées, enfin le traitement dit antiphlogistique, soient employés afin de prévenir les suites de l'inflammation.

Fait à S...., les jour et an susdits.

Cejourd'hui, 8 octobre 1812, je soussigné J. P..., etc. ai de nouveau visité les sieurs B... et C..., gendarmes, pour constater leur position touchant les blessures qu'ils ont reçues le 21 septembre dernier.

J'ai trouvé le maréchal de logis B... dans un état satisfaisant. Il n'offrait plus aucune trace du gonflement et de l'inflammation qu'on voyait auparavant dans les parties blessées. Tous les symptômes d'irritation avaient entièrement disparu. Toutes les fonctions s'exerçaient comme dans l'état naturel. Il ne lui restait qu'une faiblesse dans les trois doigts cubitaux de la main gauche, et comme elle était beaucoup moindre qu'au commencement des blessures, on a lieu d'espérer qu'elle pourra se dissiper entièrement.

L'examen du sieur C... a été plus satisfaisant encore, il ne restait plus rien chez lui des différentes lésions qu'il avait éprouvées, et sa santé était parfaitement rétablie.

J'estime en conséquence que les blessures de ces gendarmes ne sont point du nombre de celles qui empêchent de se livrer pendant plus de vingt jours à un travail personnel, et que celles du sieur B... ne laisseront probablement aucune infirmité.

Fait à S..., l'an et jour comme dessus.

*Rapport sur une plaie non pénétrante de la poi-
trine, qui a non seulement procuré une maladie
ou incapacité de travail personnel pendant plus
de vingt jours, mais qui est présumée devoir
être mortelle par un vice de traitement.*

Je soussigné, docteur en médecine, de la faculté de
Paris, rapporte qu'ayant été nommé, en date du quatre
courant, par M. le Juge d'Instruction près le tribunal de
première instance de cette ville, à l'effet de visiter le
nommé Louis Laurent, cultivateur en la commune
de.... et de constater si son état, sur lequel des rapports antérieurs m'ont été communiqués, aurait été
aggravé par des causes étrangères et indépendantes des
coups qu'il aurait reçus, je me suis transporté, hier
six juin mil huit cent dix-neuf, en la susdite commune,
où étant arrivé et m'étant fait accompagner de l'officier
de santé du lieu, je suis allé visiter ledit Laurent, sur
lequel j'ai observé et recueilli ce qui suit :

1° Le corps est entièrement décharné et dans un état
complet de consomption ; le pouls et la respiration sont
comme dans la fièvre hectique ;

2° Sur la face supérieure et antérieure droite de la
poitrine, au-dessous de la clavicule, j'ai vu la cicatrice
encore fraîche d'une blessure d'environ neuf lignes de
largeur, faite avec un instrument tranchant, laquelle
aurait été faite conjointement avec d'autres violences
dans la nuit du huit mars dernier ;

3° En-dessous de cette cicatrice, dont la plaie qui
l'a précédée ne paraît pas avoir été pénétrante, j'ai
trouvé la deuxième et troisième vraies côtes séparées du
sternum, mobiles et enfoncées. Toute la capacité droite
de la poitrine est considérablement et évidemment

déprimée , comparativement à la capacité gauche ; néanmoins la peau qui recouvre ces côtes mobiles ne présente aucune trace d'ancienne lésion ;

4° Le malade, interrogé sur son âge et sur ce qu'il souffrait, m'a répondu être âgé de dix-huit ans , avoir été gros et fort, et avoir souffert beaucoup dès le commencement sur les côtes que je palpai et qui étaient toujours très-douloureuses ; il ajoutait que maintenant la douleur avait aussi passé du côté gauche ;

5° Vers la quatrième et cinquième côte, toujours du même côté droit , j'ai observé une plaie encore en suppuration , qui a été pratiquée dans les premiers jours d'avril pour évacuer les humeurs épanchées consécutivement, opération que réclamait en effet l'état du malade ;

6° Le père du blessé qui assistait à ma visite , m'a présenté une chemise que son fils aurait portée lors de la blessure ; elle est percée de deux trous , l'un correspondant à la cicatrice actuelle ; l'autre un peu plus bas et plus en arrière , correspondant aux côtes fracturées , et pouvant indiquer que l'instrument vulnérant a été dirigé à cet endroit horizontalement sans blesser la peau, mais avec assez de force pour concourir, avec d'autres puissances, à la fracture des côtes ;

7° Le père, le malade , l'officier de santé interrogés sur les accidens subséquens à la blessure , m'ont répondu que trois jours après , il s'était manifesté une éruption urticaire sur le dos et aux membres , avec fièvre , point de côté pleurétique du côté blessé , crachement de sang et de pus et suffocation, symptômes qui avaient nécessité l'opération mentionnée au n° 5 ;

8° L'officier de santé et le père, interrogés sur le traitement qui avait été fait et notamment sur la saignée , l'officier de santé m'a répondu qu'il avait jugé la saignée utile et qu'il l'avait conseillée ; mais que la famille et d'autres personnes s'y étaient opposées. Interpellé de nouveau sur ce fait, le père, sans le nier, dit qu'ignorant ce qu'il fallait faire, il s'était laissé conduire par les médecins.

Je conclus de l'examen attentif que j'ai fait de toutes ces circonstances, d'abord que l'état du susdit Laurent est désespéré, et qu'il mourra des suites de la consomption des poumons ;

En second lieu, que cet état a été occasionné primitivement par la fracture des côtes, laquelle a pu d'abord être méconnue, et dont les pointes osseuses ont irrité la plèvre, produit l'inflammation des poumons et tous les désordres consécutifs ;

En troisième lieu, qu'il est prouvé par l'expérience que la fracture des côtes est par elle-même une blessure grave, mais dont cependant on peut guérir, dans la plus grande simplicité, si on la reconnaît et qu'on s'attache à prévenir et combattre l'inflammation, que par conséquent, dans l'espèce actuelle, les saignées et les autres moyens propres à combattre l'inflammation, qui étaient si fort indiqués par tous les symptômes décrits aux numéros 4 et 7, par l'âge et la constitution du blessé, ayant été omis, il n'y a point de doute que cette omission a contribué à aggraver la maladie.

Fait à........, le 7 juin 1819.

Rapport sur une blessure pénétrante de l'abdomen, de nécessité mortelle.

Nous soussignés , conseillers-médecins et chirurgiens ordinaires du Roi , certifions que le jour d'hier , mercredi de ce présent mois d'août mil cinq cent quatre-vingt-neuf , environ les dix heures du matin , suivant l'ordonnance de M. le Grand Prévôt de France et Hôtel du Roi , nous avons vu et diligemment visité le corps mort du défunt et........lequel était décédé le même jour environ les trois heures après minuit , à cause de la plaie qu'il reçût de la pointe d'un couteau au ventre inférieur , au-dessous du nombril , partie dextre , le mardi précédent , sur les huit ou neuf heures du matin , et à raison des accidens qui survinrent à S.... M.... sitôt après icelle plaie reçue , de laquelle et accidens susdits , reçus nous avons fait plus ample rapport en justice.

Et pour une plus ample connaissance de la profondeur da ladite plaie et des parties intérieures offensées , nous avons fait ouverture dudit ventre inférieur avec la poitrine et la tête. Après diligente visitation de toutes les parties contenues au ventre inférieur , nous avons trouvé une portion de l'intestin grêle nommé illion , percée d'outre en outre , selon la largeur du couteau , de la grandeur d'un pied , qui nous a été représenté saigneux plus de quatre doitgs revenant à l'endroit de la plaie extérieure et préfondant plus avant , ayant vuidé une très-grande quantité de sang répandu par cette capacité , avec gros thrombus ou caillots de sang ; nous avons aussi vu le mésentère percé en deux divers lieux avec incision des veines et artères.

Toutes les parties nobles , les naturelles et animales

contenues en la poitrine , étaient bien disposées , et suivant l'âge bien tempérées et sans aucune lésion , ni
vice , excepté que toutes les susdites parties , comme
aussi les veines et artères , tant grosses que petites ,
étaient exangues et vuides de sang , lequel était très-
abondamment sorti hors par ces plaies internes , principalement du mésentère , et retenu dedans ladite capacité comme en un lieu étranger et contre la nature ; à
raison de quoi la mort de nécessité et en l'espace d'environ dix-huit heures est advenue à S... M..., étant
précédée de fréquentes faiblesses , douleurs extrêmes ,
suffocations , nausées, fièvre continue , altération, soif
intolérable avec de très-grandes inquiétudes ; lesquelles
indispositions commencèrent un peu après le coup donné
et continuèrent ordinairement jusqu'à parfait et final
syncope de la mort , laquelle , pour les raisons et accidens susdits , quelque diligence qu'on y ait pu apporter ,
était inévitable.

Fait sous nos seings manuels , au camp de.... près
Paris , le jeudi matin , 3 d'août 1589.

Ce rapport se ressent du style du temps ; il
n'est pas d'ailleurs aussi précis, aussi méthodique
et aussi détaillé que celui donné par Mahon, que
j'ai transcrit à l'article rapport page 71 ; il a également pour objet une blessure pénétrante de l'abdomen de nécessité mortelle.

CHAPITRE II.

Médecine légale relative aux mœurs et à la propagation.

SECTION PREMIÈRE. — *Viol.*

C'est ainsi qu'on appelle cet attentat à la pudeur, par lequel une personne s'efforce de jouir d'une autre sans sa participation.

Dans un sens plus strict, et celui qu'on entend le plus ordinairement sous le nom de viol, c'est l'effort fait pour obtenir du sexe l'acte de la copulation malgré sa volonté.

La consommation du crime renferme l'idée de la défloration, de la perte de la virginité, ou de cet état des parties externes de la génération, résultant des approches d'un homme.

Voilà pourquoi les médecins légistes, avant de parler du viol et de la défloration, qui exprime à peu près la même chose, excepté que la défloration peut être librement consentie, tandis que le viol ne suppose jamais ce consentement, sont obligés de rappeler tout ce qui a rapport à la virginité ; de décrire les signes qui la font reconnaître ou qui annoncent sa perte ; l'état des parties sexuelles et de l'économie vivante d'une jeune personne du sexe , chez qui cette fleur existe encore , et les phénomènes que l'on observe quand elle est entièrement flétrie.

Selon le langage de Buffon , la virginité n'est qu'un être moral , une vertu qui vient du cœur , qui n'a rien de physique , rien de matériel , et qui a été , comme tant d'autres choses parmi les hommes , la source des abus les plus funestes et des usages les plus révoltans. Selon lui , c'est une chimère après laquelle il est inutile de courir , dont rien ne peut constater physiquement l'existence , et dont rien ne peut attester sûrement la perte.

Les médecins , en général , ne pensent pas comme cet illustre peintre de la nature. Les recherches anatomiques et physiologiques leur ont donné des résulats suffisans pour établir un ensemble de signes qui annoncent que dans telle circonstance une fille est encore vierge ; et que dans telle autre ce beau présent de la nature est entièrement évanoui.

Parmi ces signes, la présence ou l'absence de la membrane de l'hymen est celui qui doit être placé au premier rang. Cette toile virginale , observée par la plupart des anatomistes et des médecins , a été entièrement niée ou reconnue d'une existence très-rare par d'autres. Faut-il pour cela ne donner à ce signe qu'une valeur insignifiante et à peu près nulle ? Il est bien plus naturel de supposer que parmi les médecins qui ne l'ont pas rencontrée , les uns s'attendaient à voir un objet plus frappant et plus sensible ; et les autres l'ont cherchée dans des circonstances où différentes causes l'avaient fait disparaître. De nos jours, les travaux anatomiques étant plus étendus et plus lumineux, presque tous les médecins admettent l'existence de cette membrane.

Elle consiste dans un demi-cercle ou un cercle d'une largeur inégale, dont la partie la plus large occupe la partie inférieure de la vulve du côté du périnée, et les extrémités se terminent sur les côtés de l'orifice du vagin au-dessous du méat urinaire. Elle est formée par la membrane qui tapisse ce canal et celle qui recouvre l'intérieur des grandes lèvres. Elle reçoit des vaisseaux et des filets nerveux. C'est la rupture des premiers, pendant la défloration, qui cause l'effusion du sang ; c'est la présence des autres, qui donne à cette membrane une sensibilité remarquable.

Cette toile, plus épaisse chez les filles nubiles que chez celles qui ne le sont pas encore, ne se rencontre pas chez les femmes mariées, lors surtout qu'elles ont eu des enfans. Elle est donc censée déchirée aux premières approches de l'homme: elle doit disparaître par la défloration.

On trouve chez les femmes, à la place de l'hymen, quatre ou cinq tubercules appelés myrtiformes, à cause de leur figure, d'une couleur rougeâtre, épais, obtus à leurs extrêmités, situés en bas et postérieurement à l'entrée du vagin. Ces corps, que l'on croyait généralement être les débris ou les lambeaux irréguliers de l'hymen, sont plutôt, selon quelques médecins, attendu leur situation derrière cette membrane, des corps indépendans de cette toile et cachés par elle pendant qu'elle existe, formés par des replis du vagin, servant à l'extension et au développement de ce canal lors de l'accouchement.

D'après les anatomistes dignes de foi, on trouve constamment la membrane de l'hymen chez les filles dont la jeunesse écarte l'idée de la défloration ; on la trouve encore à l'âge de vingt-cinq ans. On peut la rencontrer aussi chez des filles qui ont atteint l'âge de quarante-cinq, cinquante et même soixante ans.

Cependant, il faut en convenir, l'existence de cette toile n'est pas toujours un signe de chasteté, tout comme son absence n'est pas toujours celui de la défloration. On a vu des cas où de jeunes personnes avaient eu un commerce charnel bien constaté, et avaient même attrapé du mal vénérien, et qui conservaient néanmoins cette cloison virginale. On en a vu d'autres chez qui la grossesse se développait, quoique cette membrane restât dans son intégrité ; enfin, il est des femmes qui n'ont pu accoucher avant qu'on eût pratiqué sa section et même celle d'une seconde cloison au milieu du vagin.

On explique ces faits bien constatés par le ramollissement et le relâchement de cette membrane au moment de la menstruation , ou par tel autre écoulement du vagin , qui fait que ce canal peut admettre le membre viril sans qu'il en résulte la déchirure de l'hymen. Cette membrane recouvre ensuite assez de consistance et de contractilité pour ne pas supporter, dans d'autres congrès , certaine distension sans être déchirée, verser du sang et fournir par conséquent tous les signes d'une véritable défloration. Cette circonstance doit avoir lieu surtout quand l'organe de la génération, d'un petit diamètre , peut s'insinuer dans l'ouverture laissée par l'hymen pour le passage du sang menstruel , et que cette membrane, à cause de son relâchement, s'applique sur le vagin sans éprouver de déchirure.

D'un autre côté cette toile peut avoir été déchirée et détruite à la première menstruation par l'effet d'un caillot , par quelque effort violent du corps ou par telle autre cause accidentelle.

On doit conclure de ces faits que la présence ou l'absence de l'hymen n'est pas toujours un signe certain de la virginité ou de la défloration ; et que pour constater l'un ou l'autre de ces deux états , il faut le concours d'autres signes.

L'effusion du sang et la douleur peuvent être mis au nombre de ces signes. Il est néanmoins difficile de juger de celle-ci , parce qu'elle peut être simulée ou dépendre de la disproportion des organes respectifs. L'effusion du sang peut offrir la même infidélité par la même cause ; et quoique une vierge bien constituée doive éprouver l'une et l'autre , il n'y aura pas néanmoins effusion de sang par le déchirement de l'hymen, si cette membrane a été détruite par une cause étrangère à la défloration ; si , humectée par quelque écoulement, elle cède sans se rompre , ou si l'exiguité des forces physiques , du côté du mâle , ne permet pas une dilatation suffisante dans les parties.

Cette effusion pourra avoir lieu , au contraire , chez une personne déflorée qui éprouvera les violences d'une disproportion dans les organes sexuels ; chez celle qui se trouvera exactement à l'époque de la puberté , lorsque les parties génitales sont tuméfiées et gonflées par l'abondance du sang , au point que ce fluide vient pour peu qu'on y touche. En pareille circonstance l'effusion se manifeste non seulement au premier congrès , mais encore au second et au troisième , si on laisse un intervalle suffisant pour que les parties se réunissent et reprennent leur premier état. Ainsi des filles qui n'étaient pas chastes ont donné ce signe de virginité à leurs maris, en cessant pour quelque temps leur commerce habituel.

Ajoutez à toutes ces circonstances qui tendent à affaiblir la valeur de ce signe, celle de la supercherie des femmes , si féconde en pareil cas , au moyen de laquelle elles feront paraître du sang qui ne sera que l'effet des règles ou de toute autre cause étrangère à la défloration.

Les autres signes qui éclaireront l'expert dans ses recherches , doivent se puiser dans la manière d'être des organes sexuels ou soit des parties externes de la génération.

Les bords libres des grandes lèvres sont appliqués l'un contre l'autre comme les feuillets d'un livre chez les personnes chastes : on les trouve béans et comme écartés chez les femmes et les filles livrées au plaisir. Ces parties sont vermeilles chez les unes , blafardes chez les autres. Les nymphes sont également vermeilles et élastiques chez les vierges ; elles sont flétries chez les autres et leur couleur est d'un rouge brun , et d'autant plus que l'âge est plus avancé et qu'il y a déjà eu des accouchemens. La fourchette n'existe pas chez les femmes qui ont eu plusieurs enfans ; elle se déchire même par la disproportion des organes. La fossette naviculaire ne se remarque plus chez les femmes qui ont éprouvé cette déchirure. L'orifice du vagin est d'un diamètre proportionné à l'âge : plus étroit chez les vierges pubères que chez les filles qui ont joui ; il devient très-large chez les femmes qui ont accouché.

Les autres signes de la continence sont , en supposant que l'hymen et les caroncules myrtiformes aient été détruites par une cause accidentelle et qu'aucune maladie n'ait point relâché les solides , le bon état , la fraîcheur et la résistance de toutes les parties du corps ; la couleur rougeâtre , jointe à l'épaisseur et à l'élasticité dans les grandes et petites lèvres , la fourchette intègre ; les caroncules primitives ou secondaires saillantes et assez rapprochées ; l'orifice de l'utérus ferme et présentant une fente transversale ; l'entrée du vagin se prêtant difficilement à l'introduction du doigt , enfin tous les signes d'une pudeur offensée que l'on déduit de l'air , du maintien , des gestes et des actions du sujet examiné.

Après l'époque de 20 ou 25 ans , cet état virginal peut être dénaturé et même détruit, non seulement par un commerce charnel , mais encore par des causes accidentelles , comme les fleurs blanches , maladie qui afflige si souvent le sexe.

Mahon , qui n'admet comme signes de la virginité ou de la défloration , ni la présence ou l'absence de l'hymen , ni l'effusion du sang , ni la variation dans l'état des parties génitales , avoue pourtant que la défloration par violence ou le viol proprement dit , peut être constaté lorsqu'il est récent et qu'il y a eu toute la résistance possible , par la dilacération, l'état sanglant ou le grand écartement des caroncules myrtiformes ; par la rupture ou la déchirure des fibrilles membraneuses qui les joignent ; par la lividité ou la contusion des grandes lèvres.

C'est au moyen de ces signes et de ces désordres dans les organes sexuels , que Deveaux pût établir l'existence du viol dans un rapport sur une pareille matière; tandis qu'il pût prononcer, d'une manière négative , dans une autre circonstance où il rencontra toutes les parties de la vulve , et surtout les caroncules myrtiformes , dans leur intégrité naturelle. Il lui fut facile de prouver l'imposture et la fausseté de l'accusation de viol, ne s'appuyant sur cette intégrité et en n'ayant aucun égard à l'excoriation du clitoris et des environs du méat urinaire, qui n'était que le résultat d'une friction un peu rude sur la partie.

Le gonflement du cou, qui était pour les Romains un signe de défloration, ne saurait être admis pour bien des raisons, outre qu'il peut se manifester chez l'un et l'autre sexe dans des ébats trop violens, et dont une fluxion sanguine au cerveau peut être la conséquence.

On a parlé d'autres signes qui ne méritent pas plus de confiance, et qui ne donneraient pas plus de probabilité à la chose cherchée. Ceux dont on a parlé, réunis en totalité ou en grande partie, suffiront, dans la plupart des cas, pour constater l'incontinence et la défloration.

Récapitulation des signes de la virginité. Grandes lèvres fermes, tendues; bords flottans, arrondis et rapprochés; surface interne rouge, vermeille et recouvrant entièrement les nymphes (l'âge, les maladies et les attouchemens fréquens peuvent néanmoins les relâcher et les décolorer) ; fourchette tendue ; fossette naviculaire se rencontrant toujours ; nymphes petites, fermes, élastiques, sensibles et bien enfermées ; membrane muqueuse de la vulve lisse, polie, tendue, vermeille et humectée par un liquide muqueux qui entretient sa forme, sa souplesse, et lui donne sa belle cou-

leur vermeille. Dans le vagin elle est moins ver—
meille , moins ferme ; elle présente beaucoup de
plis ou rides. Orifice du vagin étroit et presque
fermé , à cause du gonflement et des rides vagi-
nales qui se rapprochent les unes des autres. Présence de l'hymen , à moins que sa contexture forte
ou une ouverture suffisante n'aient pu permettre la
copulation sans son déchirement ; clitoris petit ,
bien recouvert du prépuce ; périnée tendu. La
peau de tout le corps fraîche , élastique , rénitente ;
mamelles petites , fermes , arrondies ; mamelon
droit vermeil. Enfin la fille vierge est ingénue ,
modeste et offre l'image de la candeur.

Signes de la défloration. Grandes lèvres ouvertes,
molles, pendantes et d'autant plus qu'il y a eu plus
de débauche et d'accouchemens (cet état peut tenir néanmoins à des attouchemens fréquens) ;
fourchette moins tendue : si elle est déchirée , il
y a eu non seulement défloration , mais encore
accouchement , excepté que la chose ne soit due à
quelque accident. Fossette naviculaire déformée ;
nymphes peu élastiques , molles et pendantes ; la
muqueuse de la vulve se fane , devient terne ,
flasque et molle ; la vaginale perd de ses rides et ne
revient jamais bien sur elle-même malgré sa contractilité , si le membre viril est d'un certain volume ; orifice du vagin moins étroit , moins ferme
et admettant facilement l'introduction du doigt ;
absence de l'hymen ou bien celui-ci en lambeaux
(dans ce dernier cas la défloration est récente ; et

s'il manque entièrement , il faut rechercher si son absence est naturelle ou s'il a été détruit par des attouchemens indiscrets , par l'introduction de corps étrangers dans le vagin , par des coups , une chute, des courses à cheval , une descente de matrice ou du vagin , ou finalement par un flux âcre de ce canal) ; présence des caroncules myrtiformes sans hymen , clitoris saillant , matrice moins ferme. Les chairs en général plus flasques , moins de fraîcheur et de coloris ; même apparence dans le sein , enfin les vergetures à la peau.

La preuve de la défloration ne suffit pas pour constater le viol. Celui-ci ne peut exister s'il n'y a eu une véritable résistance de la part de la femme ; il faut que la violence ou tel autre moyen pour se rendre maître de sa volonté ait été mis en usage ; ou que le défaut de discernement de la victime , tenant à l'âge ou à quelque autre cause accidentelle , ait favorisé le coupable dans l'exécution du crime.

La défloration ne peut avoir lieu qu'envers une vierge , puisqu'elle consiste dans le premier congrès ou les premières approches de l'homme. Le viol peut être commis vis-à-vis d'une fille qui a déjà joui des plaisirs de l'amour, et même à l'égard d'une femme qui a eu des enfans , attendu que le viol n'est que l'acte de la copulation malgré et contre la volonté de la femme.

Cette vive résistance de la femme à celui qui veut abuser d'elle , est la source de nouveaux signes qui , joints à ceux de la défloration , quand il s'agit d'une jeune vierge , peuvent faire constater , d'une manière plus évidente , l'existence du crime.

On remarque , en pareille circonstance , un gonflement plus considérable aux parties externes de la génération que lorsque la défloration est librement consentie. On trouve des contusions , une inflammation plus ou moins vive , des excoriations en divers endroits , du sang répandu en plus grande quantité , un déchirement plus prononcé de l'hymen ou des fibrilles membraneuses qui unissent les tubercules myrtiformes : ceux-ci se trouvent écartés , sanglans et déchirés.

Ces signes seront d'autant plus prononcés, que le viol sera plus récent et qu'il aura été commis vis-à-vis d'une vierge , car ils disparaissent ordinairement au bout de quelques jours ; et chez une personne déjà habituée aux plaisirs vénériens et qui a goûté les douceurs de la maternité , ces traces sont beaucoup moins sensibles et par conséquent plus fugitives , outre que dans certaines circonstances elles peuvent être l'effet de la disproportion entre les parties respectives.

Les traces d'un viol récent ne sauraient être rapportées à l'habitude de l'onanisme ou de l'introduction d'un corps étranger dans le vagin, parce que de pareilles introductions sont d'ordinaire assez ménagées pour ne pas causer des violences douloureuses ou des déchiremens qui sont toujours accompagnés de souffrances plus ou moins vives.

Indépendamment des marques de violence aux parties sexuelles , on en trouve encore quand le débat a été vif et prolongé , à d'autres parties du corps , mais surtout aux cuisses, aux bras, au sein. Il est vrai, dit le professeur Fodéré , que ces marques peuvent être l'effet d'une résistance primitive qui aura diminué peu-à-peu en finissant par céder. Car , ajoute-t-il, il est très-difficile et même impossible qu'un homme seul et sans le secours de l'astuce , du narcotisme , etc., puisse venir à bout d'une femme bien constituée. Selon Voltaire, une reine renvoya une plainte de viol , en disant qu'on ne pouvait mettre l'épée dans le fourreau si celui-ci remuait continuellement.

Le crime doit être plus facilement admis à l'égard d'un enfant impubère , parce que son peu de résistance est dû à sa faiblesse ou provient d'un défaut de raison et de pudeur. Il faut en dire autant d'une jeune fille moitié imbécille , incapable de juger de la moralité de l'action.

Au reste, ajoute encore le professeur Fodéré , on doit avoir égard à l'organisation des sujets mis en scène. Comment supposer un viol récent de la part d'un homme impuissant ou presque nul , auprès d'une femme dont le vagin ample et relâché par des écoulemens, aurait à peine senti l'organe accusé ?

Je ne saurais pourtant adopter l'opinion de ce

médecin légiste, qui dit que l'existence du viol n'est pas admissible si la plaignante , quoique vierge , a les parties très-dilatées , eu égard à celles de l'agresseur , si l'hymen est très-flasque et continuellement abreuvé de fleurs blanches ; ou s'il ne s'est pas écoulé beaucoup de temps depuis la dernière menstruation ; en vain , ajoute-t-il , trouverait-on des rougeurs , des excoriations, des meurtrissures sur d'autres parties du corps ; ces signes seraient insuffisans pour établir le viol , il faut la réunion de la preuve locale aux conditions accessoires.

Mais en pareille circonstance la femme doit-elle être tenue du vice local de ses organes , qui empêche le développement des signes du viol ?

Quoique les marques de la défloration et les désordres des parties sexuelles n'existent pas, si l'on obtient d'autres preuves assez nombreuses pour constater le crime , pourquoi ne suffiraient-elles pas pour le faire admettre, quand il serait reconnu que l'absence des signes de la défloration ne tient point à un défaut de violence , mais à une cause morbide dont l'agresseur ne peut se prévaloir et dont la femme ne doit point être victime ?

Si la plaignante a fait des enfans , les traces de viol sont encore moins sensibles , excepté qu'il y ait eu de grandes violences ou succession de plusieurs individus.

Il est rare qu'une vierge bien portante soit déflorée au premier congrés. Si la chose a lieu , il faut

supposer plusieurs copulations, moins de résistance et presque la connivence.

L'existence du vice vénérien sans désordre notable dans les parties, prouve le commerce d'un
homme, mais elle n'est pas un indice sûr du viol,
parce qu'il peut être l'effet d'un commerce libre
comme d'une copulation forcée.

Le professeur déjà cité parle encore du viol dans
l'état de narcotisme ou de sommeil profond non
naturel. Ce genre de crime est aussi condamnable
que l'attentat à la pudeur accompagné de violence.
En pareil cas, la preuve peut être cherchée dans
l'état des parties, si le viol est récent ; et dans les
symptômes de narcotisme qui se sont développés.
Plus tard elle sera puisée dans les signes de grossesse , dont l'origine doit correspondre à l'époque
du viol ; grossesse qui peut avoir lieu, quoique la
femme ne prenne aucune part voluptueuse à la
copulation.

L'accusation de viol doit être regardée comme
fausse, si, d'un côté, on ne trouve pas les désordres ordinaires de la violence et de la défloration,
et de l'autre on en trouve d'autres qui ne peuvent
en être le résultat.

Telles sont les excoriations au clitoris , aux environs du méat urinaire , les bubes provenant de
fortes frictions, comme Deveaux l'avait rencontré.

Le professeur Fodéré trouva , en pareil cas, au
pubis et à la partie supérieure de la vulve , un cercle rouge d'un diamètre d'un écu de six francs ,

récemment produit , au point que dans l'intervalle de demi-heure il diminua en grande partie. L'âge du sujet était de neuf ans et demi. Les parties sexuelles offraient une intégrité telle , que le petit doigt ne pouvait entrer dans le vagin.

Le rapport fut fait d'après ces preuves négatives, et la punition fut dirigée , non contre l'accusé , mais contre la parente de cette enfant , dont la plainte était injuste et révoltante.

Parmi les signes et les désordres que l'on peut rencontrer pour constater le viol vis-à-vis les enfans du même sexe, ou la copulation contre nature, celui qui est le plus caractéristique , est l'ouverture du rectum , qui présente la forme d'un entonnoir et que Cullerier a observé bon nombre de fois. On trouve le bourrelet de l'anus gros, boursoufflé et lâche. Le sphincter se contracte difficilement, le doigt entre sans effort. Quoique l'état de ces parties suppose un certain nombre d'introductions , il peut être produit néanmoins par une seule, lors par exemple qu'il y a forte disproportion entre le membre viril et l'orifice.

Nombre d'affections locales , telles que les hémorroïdes , des fistules profondes , le squirre et le cancer du rectum , peuvent être aussi la suite de ce commerce criminel. On peut en dire autant des symptômes siphilitiques qui se développent à l'ouverture du rectum. Il est vrai que pareils symptômes peuvent être confondus avec ceux du mal vénérien introduit par une autre voie.

(413)

Rapport sur un cas de défloration et de viol.

Nous soussigné , docteur en médecine de la faculté de
Paris , sur la réquisition de M. le Procureur du Roi , à
nous signifiée par le sieur X... , huissier , nous sommes
transporté , aujourd'hui vingt mai , à dix heures du matin , accompagné de M. R... , commissaire de police ,
dans la maison de Madame... , sise rue de Clichy , n°...
au troisième étage , pour y visiter la fille de Madame.. ,
âgée de treize ans , qu'on nous a dit avoir été déflorée
et violée la veille, à huit heures du soir.

Arrivé dans sa chambre , nous avons trouvé ladite fille
assise sur une chaise, se plaignant de douleurs vives aux
parties génitales et aux cuisses. On nous a rapporté qu'elle
n'avait jamais été réglée et qu'elle jouissait habituellement d'une bonne santé ; que la veille au soir , elle avait
été violemment saisie par M. R... , âgé d'environ vingt-
cinq ans , qui en avait abusé après l'avoir maltraitée.

Après avoir constaté que Mademoiselle.... n'était atteinte d'aucune affection catarrhale et qu'elle exécutait
parfaitement toutes ses fonctions , nous l'avons fait cou-
cher au bord du lit pour examiner les organes de la génération. Les grandes lèvres légèrement écartées étaient
tuméfiées et rougies à leur surface externe. Les petites
lèvres évidemment gonflées , offraient çà et là des traces
de déchirure , recouvertes d'une sorte de mucus. L'hymen
était déchiré et ses lambeaux sanglans. Il s'écoulait par
le vagin un liquide d'un blanc jaunâtre , ayant la consistance d'un mucus épais. On voyait, au-dessus de la symphise du pubis , à la partie interne et supérieure des
cuisses et aux fesses , des ecchymoses.dont la couleur
uniformément rouge foncé, offrait des traces de contusion récente.

Ces faits nous permettent de conclure qu'il y a eu introduction ou du moins tentative d'introduction d'un corps assez volumineux dans le vagin de Mademoiselle.. , que l'entrée de ce corps n'a pû avoir lieu sans effort , et qu'à moins qu'il ne soit prouvé que les ecchymoses que l'on remarque sur diverses parties du corps soient indépendantes de l'acte par lequel le corps étranger a été introduit , il paraîtrait que l'introduction a eu lieu malgré la résistance opposée par Mademoiselle... , en foi de quoi nous avons dressé le présent rapport.

Fait à Paris , le 20 mai 1822.

SECTION II. — *Grossesse.*

Si la femme mérite , par sa faiblesse , des égards et des soins de la part de l'homme , il n'est aucune époque de la vie où ces égards et les attentions ne lui soient plus légitimement dus , que lorsqu'elle porte dans son sein le précieux dépôt qui doit perpétuer l'espèce. Voilà pourquoi de tous les temps et chez tous les peuples , on a eu un respect presque religieux pour les femmes enceintes Ici les règles sévères et religieuses se relâchaient pour elles ; là on n'exigeait pas des femmes grosses les égards respectueux que l'on doit à certains personnages ; ailleurs , un meurtrier trouvait un asile chez elles.

Parmi les prérogatives dont elles ont toujours joui sous les divers gouvernemens anciens et modernes, celle qui est la plus conforme aux principes de justice et d'humanité, c'est l'exemption provisoire des punitions légales et surtout du dernier supplice, qui est accordée à une femme grosse, jusqu'à ce qu'elle ait mis au jour l'enfant qu'elle porte dans son sein.

Cette circonstance, est l'une des plus importantes de celles où le médecin peut être appelé pour décider si une femme, se disant enceinte, est véritablement dans cet état. On sent facilement qu'en pareil cas une grossesse peut être simulée, et qu'une femme criminelle doit user de ce moyen pour reculer l'époque de son supplice, gagner du temps et établir une meilleure défense.

Dans des circonstances moins graves, une fille jouera le rôle d'une femme grosse pour hâter la conclusion d'un mariage ; une femme, pour écarter des collatéraux d'une succession ou par d'autres motifs semblables.

D'autres fois, au lieu de simuler la grossesse, les personnes du sexe la cacheront avec le plus grand soin, et feront tous leurs efforts pour qu'elle soit ignorée des personnes qui les entourent. Une fille en agira ainsi pour sauver son honneur et pour commettre plus tard, en fesant périr son fruit, le plus affligeant de tous les crimes ; et une femme dont la grossesse ne pourra être rapportée à son mari absent, pour se soustraire aux vexations légitimées par son inconduite.

Dans ces diverses circonstances, l'expert peut

être appelé pour constater si la grossesse existe réellement ou non.

Avant de procéder à cet examen, il doit se pénétrer d'une vérité qui ne saurait trop occuper son esprit, savoir que s'il est des circonstances où il est très-difficile de reconnaître la grossesse, chez une femme qui n'a aucun intérêt à la supposer ou à la céler, et qui lui fait par conséquent tous les aveux nécessaires pour éclairer le diagnostic, la chose est bien plus épineuse dans tous les cas de médecine légale, puisqu'alors la femme, guidée par l'intérêt qui la domine, cache toutes les sensations qu'elle éprouve, en suppose d'autres toutes opposées, et ne base que sur le mensonge les époques où la femme éprouve les changemens qu'amène cet état ; ou bien elle imagine mille expédiens imposteurs pour donner de la force aux signes d'une grossesse apparente, ou pour faire disparaître ou cacher ceux qui la constatent effectivement.

Cependant le médecin doit se rappeler qu'il doit prononcer dans des circonstances où l'intérêt et l'honneur des familles peuvent être compromis ; dans des cas où la vie de la malheureuse qu'il soumet à son examen peut être arrachée en même temps que celle de son fruit. Les fastes de l'art conservent les souvenirs de pareils faits. Que de regrets, par conséquent, pour un expert honnête, si, par ignorance, négligence ou précipitation, il déclarait qu'une grossesse n'existe pas, lorsque la femme porte dans ses entrailles l'objet qui devait la préserver pour le moment du dernier supplice ! Quelle nécessité pour lui d'étudier tous les signes de la grossesse, et de connaître parfaitement ceux qui ont le plus de valeur pour la constater !

On peut diviser les phénomènes de la grossesse en signes généraux et signes spéciaux. Les premiers dérivent des changemens qui arrivent dans l'économie animale de la femme pendant cet état. Les autres se rapportent à ceux qu'éprouvent plus particulièrement les organes de la génération , et à l'état sympathique de la matrice avec les autres organes.

Signes généraux. Les premiers phénomènes d'une grossesse sont une sensation plus voluptueuse que d'ordinaire dans l'acte de la copulation ; un tressaillement général qui annonce que la conception a lieu , signe sur lequel certaines femmes ne se trompent pas. Viennent ensuite les horripilations , un sentiment général de spasme avec une légère douleur et chaleur vague dans le bas-ventre ; la langueur , l'abattement du corps et de l'esprit qui tient plutôt de la volupté que du mal aise , la sensibilité de l'abdomen plus considérable , l'allongement des traits du visage ; les yeux cernés , ternes ; des congestions à la tête , des éruptions à la peau qui ne sont néanmoins pas constantes et qui peuvent se rencontrer dans des affections morbides.

Les signes que l'on rencontre plus souvent et

qui se manifestent dans les premiers mois , sont les nausées , les vomissemens , l'anxiété de la région précordiale , le dégoût, la dépravation de l'appétit, des désirs insolites et bizarres, des penchans qui n'existaient pas avant cet état, une mobilité nerveuse qui rend les sensations plus vives et plus pénibles.

A mesure que la grossesse avance, les symptômes nerveux diminuent, l'estomac semble reprendre ses fonctions, les goûts bizarres disparaissent, l'amaigrissement, suite du dégoût et d'une nourriture insuffisante, se dissipe, les chairs reviennent.

Dans un état plus avancé encore , le ventre devenant volumineux et le retour du sang et de la lymphe étant moins facile dans les membres pelviens, on observe de l'enflure , des varices dans ces parties. La pesanteur générale est plus considérable , et d'autres incommodités résultent de l'embarras qu'éprouve la circulation.

Ces phénomènes généraux accompagnent assez ordinairement la grossesse ; mais quelle confiance peuvent-ils mériter , s'il est vrai qu'ils manquent dans beaucoup de circonstances ; s'ils sont quelquefois le résultat d'une suppression menstruelle, d'une maladie nerveuse , développée subitement avec ou sans cette suppression ?

Quelle confiance peuvent-ils inspirer ceux du moment de la conception, si la femme, dans l'intérêt qui l'occupe , peut les supposer ou les supprimer ; si , dans beaucoup de circonstances ordinaires où cet intérêt n'existe pas , les femmes se trompent si souvent sur l'époque où elles ont conçu ; et si d'autres conçoivent sans éprouver une volupté extraordinaire et même sans prendre à l'acte de la copulation la part des jouissances qui revient à chaque sexe ?

Il en est de même de toutes les sensations insolites , des goûts bizarres et des phénomènes nerveux que la femme peut éprouver. Il lui est facile de faire mille suppositions ou des dénégations propres à lui faire atteindre le but qu'elle se propose.

Voyons si les signes locaux ou spéciaux méritent plus de confiance et sont moins sujets à nous tromper.

Signes spéciaux. La suppression des mois est l'un des signes les plus ordinaires de la grossesse ; néanmoins il n'est pas constant , puisque des femmes grosses sont réglées dans les premiers mois , et qu'une suppression peut exister sans grossesse. Bien plus , la suppression seule fait développer la plupart des incommodités des femmes enceintes et peut jeter l'expert dans l'erreur. Il est vrai que ces incommodités vont en diminuant à mesure que la grossesse avance et qu'elles prennent plus de force et de gravité quand la suppression dépend d'une autre cause que la gestation. Ce signe manque encore chez les nourrices qui ne sont pas réglées ; et il peut dépendre , chez certaines femmes ou filles, de l'adresse à montrer des linges tachés d'un sang qui ne provient pas de la menstruation.

Expansion abdominale. Le volume du ventre est également l'un des signes constans de la grossesse et qui peut aussi induire en erreur. Il ne se manifeste que du troisième au quatrième mois. Il peut tenir à la ruse d'une femme qui emploie divers moyens pour le faire paraître volumineux. Telle autre imaginera divers expédiens pour le réduire à un volume moindre que celui de la grossesse.

Cette expansion qu'on ne distingue bien, quand elle est réelle, qu'aux derniers mois, peut dépendre d'une suppression menstruelle, d'un embonpoint considérable, de la tympanite, d'un état nerveux de l'abdomen, de l'hydropisie ascite ; mais indépendamment que chacune de ces maladies a ses caractères particuliers qu'un médecin doit connaître, on distinguera le volume du ventre résultant de la grossesse de toutes les autres expansions morbides de cette gravité, en explorant l'abdomen de la manière suivante :

La femme étant couchée sur le dos, après qu'elle aura rendu les matières fécales, la tête et les genoux un peu élevés afin que les muscles abdominaux soient dans un état de relâchement, appliquez la main étendue du pubis à l'ombilic, faites faire une forte expiration ; et si vous rencontrez un corps sphérique, dur, d'un certain volume, ce sera vraisemblablement la matrice qui sera sentie par la main de l'expert.

Cependant ce moyen, en mettant à l'abri de l'erreur par rapport aux maladies signalées que l'on pourrait confondre avec la grossesse, n'aura pas la même valeur pour faire distinguer la véritable grossesse de l'expansion de la matrice causée par une mole, une tumeur sarcomateuse, du sang, de l'eau ou d'air.

Gonflement du sein. Par l'effet de la grossesse, les mamelles deviennent plus sensibles, plus volumineuses, leurs veines et leurs papilles se gonflent; elles commencent à sécréter un fluide laiteux bleuâtre que l'on peut exprimer.

Quoique ce signe soit un de ceux qui ont le plus de valeur, il peut néanmoins tromper comme les autres, puisque des femmes, et principalement celles qui sont réglées pendant leur grossesse, ne l'éprouvent pas. D'ailleurs une sécrétion laiteuse peut être déterminée par des frottemens réitérés non seulement chez des femmes qui ne sont pas grosses, mais encore chez des filles et même chez des individus du sexe mâle, ainsi que les fastes de l'art en offrent des exemples.

Mouvement du fœtus. C'est un des signes les plus sûrs de la grossesse selon un judicieux médecin légiste (Mahon). Il peut être apparent à la vue, il l'est surtout par le toucher quand la main est froide ou lorsqu'on la trempe dans l'eau fraîche. On peut le rencontrer au deuxième mois de la grossesse; mais d'ordinaire ce n'est que du quatrième au cinquième mois qu'on l'aperçoit facilement. Quand il est bien constaté, c'est l'un des signes sur lesquels on peut le plus compter. Néanmoins on a observé des cas où des mouvemens dans le ventre, par une cause morbide, imitaient si bien ceux de l'enfant, que non seulement des femmes, mais des accoucheurs instruits, s'y sont trompés jusqu'au dernier moment. Ce mouvement ne peut être aperçu dans les premiers mois. Vers les derniers, il peut manquer aussi ou être très-peu sensible, si le fœtus est faible, exténué, ou s'il y a deux jumeaux qui se pressent ; si la matrice es squirreuse ou si la grossesse est compliquée d'hydropisie.

Le toucher. La plupart des signes passés en revue ne tiennent qu'à un état sympathique, aux divers changemens qu'éprouve la femme dans sa manière d'être, et à la perception du fond de la matrice à travers les parois abdominales. Le toucher nous fournit une autre série de signes puisés dans l'organe même, à cause des changemens que la grossesse lui fait éprouver.

Après avoir fait vider l'urine et les matières fécales, et mis les muscles du bas-ventre dans le relâchement, on introduit un ou deux doigts dans le vagin, en plaçant l'autre main sur le bas-ventre.

Au premier mois on trouve l'orifice de l'utérus resserré et presque fermé, et comme il s'éloigne du vagin on a quelque peine à le rencontrer. Au second mois, l'utérus redescend dans le bassin. L'orifice, à cette époque, est plus apparent et le ventre de la femme s'aplatit. Aux mois suivans , l'orifice devient plus court, moins dur, plus spongieux. L'ouverture de transversale devient circulaire ; il se porte en arrière et s'éloigne de plus en plus. Vers la fin de la grossesse , cet orifice devient mince , se confond avec la matrice et laisse toucher les membranes de l'enfant.

On sent , par le toucher, aux derniers mois de la gestation , en faisant avancer le doigt qui a exploré le cou de l'utérus près de la base de ce cou, et en poussant avec le doigt le corps de la matrice, on sent , dis-je , avec la main placée sur le ventre , le mouvement d'impulsion donné par le doigt , et réciproquement la pression qu'exerce cette main sur la tumeur abdominale , répond au doigt explorateur. Si par ces mouvemens d'impulsion la main et le doigt se communiquent le choc donné, on doit en conclure que c'est la matrice qui fait le volume du ventre , que c'est l'utérus qui a éprouvé les changemens désignés, et que très-probablement la grossesse existe.

Ballottement. Le toucher, borné de cette manière , annonce que la matrice est remplie de quelque chose ; mais rien ne prouve sûrement que ce soit un fœtus. Pour s'en assurer, on avance le doigt placé dans le vagin autant que possible, et si en soulevant légèrement la matrice on sent un corps retomber dans cet organe et frapper le bout du doigt , alors ce sera nécessairement un enfant, parce que l'eau ne ferait point éprouver cette sen-

sation ; une mole non plus , à cause de son adhérence , ainsi qu'une tumeur squirreuse ou fibreuse
de l'utérus. Néanmoins ce signe n'exclut pas toute
équivoque, parce que dans la circonstance de deux
jumeaux serrés , d'une grossesse compliquée d'hydropisie , le ballottement ·ne serait presque pas
sensible.

Pulsations fetales et placentaires. Un autre signe
de véritable grossesse découvert dans ces derniers
temps , et qui mérite plus de confiance que tous
les autres , quand il est bien constaté , est le suivant : en plaçant l'oreille nue ou armée d'un stéthoscope entre l'ombilic et l'arcade crurale d'une
femme grosse arrivée au sixième mois , on sent
les contractions du cœur du fœtus au nombre de
cent vingt à cent soixante-quatre par minute , et
revenant à des temps réguliers ; mais elles ne sont
pas isochrones au pouls de la mère , et conséquemment leur fréquence ne permet pas de les
confondre avec celles que l'on sent quelquefois à
la partie inférieure droite ou gauche de l'abdomen.

Sur une autre partie de la région abdominale de
la mère , dont le point est variable, on entend des
pulsations simples , régulières , parfaitement isochrones au pouls de la mère, dont le bruit est
analogue au souffle que l'on observe dans certaines maladies du cœur ou des gros vaisseaux. Ces
pulsations que l'on peut sentir au-dessus du pubis
à la fin du troisième mois , sont appelées placentaires parce qu'elles paraissent avoir du rapport

avec le point d'insection du placenta dans la matrice.

Les borborygmes et autres bruits momentanés, peuvent empêcher de percevoir ces sortes de pulsations. Il faut laisser séjourner quelque temps l'instrument ou l'oreille à nu pour les entendre.

On peut affirmer que la femme est enceinte, si l'on est parvenu à sentir les doubles battemens du cœur du fœtus, à plus forte raison si l'on entend encore les pulsations placentaires.

L'absence ou la non perception des battemens du cœur du fœtus ne doivent pas faire conclure le contraire, parce que la mort, la faiblesse ou certaine position de l'enfant pourraient en être la cause. Leur suspension peut arriver quand on les aura senties : il faut insister quelque temps pour les entendre de nouveau.

Les pulsations placentaires seules ne peuvent que faire présumer la grossesse, parce qu'on pourrait les entendre chez une femme non enceinte, dont la matrice contiendrait une production accidentelle avec un développement considérable des vaisseaux utérins.

Grossesse extra-utérine. Quelquefois tous les signes dérivant du changement de l'utérus manquent, et néanmoins la femme est grosse. Par suite de ces bizarreries contre nature inexplicables, le germe se développe non dans l'intérieur de l'utérus, mais dans les trompes, les ovaires, dans l'abdomen entre le vagin et le rectum, etc.

Les signes généraux de pareilles grossesses sont à peu près ceux des grossesses naturelles. Le volume du ventre est moins régulier, il y a plus de sensibilité à la région de cette cavité où l'enfant est placé. L'extension contre nature que cette région éprouve procure des douleurs et des souffrances assez vives. L'orifice de la matrice porte en-devant sur la symphise du pubis. Le mouvement du fœtus, quoique plus obscur, existe ; il cesse après le neuvième mois, parce que l'enfant périt après les efforts d'un travail inutile.

Ces grossesses à peine soupçonnées dans le vivant, toujours mortelles pour la mère et pour le fruit, ne sauraient donner lieu à des erreurs aussi graves que la bonne grossesse, attendu qu'une femme condamnée à mort et suppliciée dans cet état abrégerait une suite de souffrances inévitables ; sa mort ne laisserait par conséquent point les regrets qu'une grossesse utérine ou naturelle doit faire éprouver à toutes les âmes sensibles, à cause du sacrifice d'un enfant qui aurait pu être conservé.

La fausse grossesse, les hydatides et la grossesse compliquée d'hydropisie de matrice, offrent des signes encore plus incertains, parce que dans la fausse grossesse et les hydatides on rencontre à peu près tous les signes de la bonne grossesse, et que dans celle-ci, compliquée d'hydropisie, on ne peut sentir facilement les deux signes les plus essentiels, je veux dire le ballottement et le mouvement de l'enfant.

Conclusions. On voit par les détails que l'on vient de lire , que parmi les signes nombreux qui peuvent faire reconnaître la grossesse ; on ne saurait compter sur ceux qui ne sont aperçus que par la femme et qu'on ne peut connaître que par les aveux ; que parmi ceux que l'expert peut découvrir sans le secours de la femme , il y en a plusieurs qui méritent plus de confiance que les autres , tels sont le changement du sein , la sécrétion du fluide laiteux , le mouvemeut de l'enfant , l'exploratiou de l'abdomen et de la matrice , mais surtout le ballottement et les pulsations fétales et placentaires. Tous ces signes pris isolément pourraient encore jeter dans l'erreur ; mais leur réunion peut faire prononcer d'une manière certaine ou du moins infiniment probable.

Quand l'expert sera arrivé à ce degré de conviction, il prononcera sans crainte , s'il ne s'agit que d'affaires civiles. En cas de procédure criminelle et lors surtout qu'il conservera le moindre doute , et que ce doute pourrait compromettre l'honneur d'une jeune personne ou d'autres intérêts importans , il vaut mieux qu'il se décide pour la non existence de la grossesse , sauf un examen ultérieur ; et lorsque le doute se rapporte à une femme condamnée à quelque peine afflictive et surtout au supplice , il devra être en sa faveur , c'est-à-dire qu'il vaut mieux décider que la grossesse existe (décision qui ne peut avoir un grave inconvénient) , que de s'exposer à augmenter le nombre des enfans qui ont été immolés dans les seins de leurs mères.

Quelle que soit la circonstance qui réclame la décision de l'expert, le doute devra toujours être exprimé avant le milieu de la grossesse. Avant cette époque on ne rencontre pas les signes les plus essentiels, ou bien ils se présentent d'une manière incertaine. Cette remarque concerne plus particulièrement l'expansion abdominale, le mouvement du fœtus, l'impulsion donnée à la matrice par le toucher, le ballottement qui en résulte et les pulsations du cœur de l'enfant.

Rapport sur la grossesse.

Nous soussigné, docteur en médecine de la faculté de Strasbourg, sur la réquisition de M. le Procureur du Roi, à nous signifiée par D..., huissier, nous sommes transporté, aujourd'hui 12 juin, à midi, accompagné de M. V...., commissaire de police, à la prison où était enfermée Madame....., âgée de 25 ans, à l'effet de déterminer si elle était enceinte.

Arrivé dans la chambre n° 2, nous avons trouvé ladite dame qui nous a déclaré être grosse de six mois, ce qu'elle avait reconnu aux dégoûts et aux vomissemens qu'elle éprouvait depuis ce temps, à la suppression de la menstruation, à la tuméfaction successive du ventre et surtout aux mouvemens qu'elle ressentait depuis deux mois dans l'abdomen.

Madame.... étant debout, nous avons introduit le doigt indicateur de la main droite dans le vagin, tandis que la main gauche restait appliquée sur l'abdomen, ce qui nous a permis de constater que le col de l'utérus était tiré en haut et en arrière, que le fond de cet organe, parfaitement développé, répondait à l'ombilic, et que l'on pouvait déterminer des mouvemens de ballotement. A l'aide du stéthoscope, placé dans l'espace qui sépare l'ombilic de l'arcade crurale, nous avons entendu au moins cent trente pulsations doubles par minute ; et sur un autre point de l'abdomen on pouvait reconnaître, avec le même instrument, des pulsations simples isochrones au pouls de la mère.

Ces faits nous permettent de conclure que Madame... est enceinte d'environ six mois. En foi de quoi, etc.

Paris, le 12 juin 1820.

SECTION III. — *Avortement.*

On désigne sous ce nom l'expulsion préméditée d'un fœtus avant l'époque où il peut vivre hors du sein de la mère.

Les éclaircissemens qu'un magistrat demandera à l'expert pour découvrir un pareil crime, se rapporteront à la femme qui en sera accusée, et il faudra qu'il dise si après avoir été soumise à un examen particulier, on peut découvrir chez elle les traces de l'avortement.

On lui demandera encore si ces marques étant

constatées, elles sont suffisantes pour prouver sa culpabilité, ou s'il faut encore découvrir le produit de la couche prématurée ; et s'il existe en outre des signes qui établissent un rapport entre le fœtus expulsé et l'époque de la grossesse à laquelle la femme était parvenue.

En supposant que ces recherches soient fructueuses, c'est-à-dire qu'elles prouvent que la femme est réellement accouchée d'un enfant avant l'époque ordinaire, et qu'il y ait rapport entre l'époque de la grossesse et le degré de maturité du fruit, cet avortement est-il le résultat d'une cause accidentelle ou d'une manœuvre coupable ?

En conséquence, pour constater le crime dont il s'agit, il faut trouver chez la femme les signes d'un accouchement récent ; il faut découvrir un enfant dépourvu des marques de maturité, et constater ensuite qu'il est le produit de l'accouchement de la femme inculpée. Il faut en outre que les circonstances, au milieu desquelles se feront ces différentes recherches, excluent toutes les causes accidentelles des fausses couches, et admettent nécessairement l'ouvrage du crime.

Pour résoudre la première question, l'expert se rappellera les signes qui se manifestent dans toutes les espèces d'avortement, signes qui diffèrent peu, et qui se confondent même avec ceux de l'accouchement. Laissons parler pour cet objet M. de La Fosse, dont Mahon et le professeur Fodéré ont aussi emprunté le langage littéral.

« On voit sortir du lait aqueux ou sanguinolent des mamelles dans les femmes qui vivent après l'avortement ; les mamelles s'affaissent ou se rapetissent presque subitement ; elles ont un flux de sang ichoreux par le vagin , quelquefois mêlé de caillots plus ou moins considérables ; ce sang est aussi gramelé ou mêlé de mucosités ; l'orifice de l'utérus est béant, aplati ; le vagin dilaté, la peau du ventre ridée et flasque, les grandes lèvres molles et enflées. Les femmes sentent des douleurs vagues qui vont se terminer vers l'utérus ; il s'en exhale quelquefois une mauvaise odeur ; elles éprouvent des frissons et des tremblemens vers les extrémités , des envies fréquentes d'accoucher ou des efforts qui se dirigent vers ces parties.

« Les extrémités inférieures sont quelquefois enflées ; les veines qui étaient autrefois sur la peau disparaissent ; les différentes parties extérieures se décolorent ; les femmes vacillent dans la marche et se balancent des deux côtés, elles ont des lassitudes spontanées, etc. Tous ces signes sont décisifs lorsqu'ils se trouvent rassemblés en une certaine quantité ; mais la plupart peuvent être la suite de plusieurs autres maladies des femmes.

« Comme il est essentiel de faire ces perquisitions peu de temps après l'avortement, et qu'un intervalle de plusieurs jours met dans l'impossibilité d'avoir recours à ces signes, il importe de s'assurer par d'autres voies , si malgré la non existence des indices décrits il y a d'autres motifs de suspicion. Un fœtus dont le volume est petit ou qui est peu avancé, occupe peu d'espace dans l'utérus; la saillie du ventre est moindre, les traces qu'il laisse sont moins sensibles; en un mot, après l'avortement, tout se remet dans l'état naturel par le ressort des parties. Si son volume au contraire est considérable, la distension ayant été excessive, le ressort des parties est diminué, leur remplacement est lent, et tous les signes indiqués sont évidens, même plusieurs jours après. Le tempérament plus ou moins robuste de la mère peut, à cet égard, causer quelques différences.

« Parmi les signes antérieurs ou commémoratifs, sont l'affaissement subit du ventre à la suite d'une enflure formée successivement, la cessation du flux menstruel, l'appetit désordonné de plusieurs alimens peu familiers, le vomissement fréquent dans une femme auparavant bien constituée.

« À l'avortement (ou à l'accouchement) succède une hémorragie utérine plus ou moins considérable, selon que le fœtus est plus ou moins avancé. Cette hémorragie est plus abondante que l'évacuation menstruelle dans les femmes saines ; elle dure plus long-temps, elle abat les forces et laisse toutes les fonctions dans un état de langueur, tandis qu'au contraire l'évacuation menstruelle développe les fonctions, donne du jeu aux organes et laisse un certain bien-être indéfinissable.

« Ces derniers signes sont consécutifs, et comme il sont bien plus conjecturaux que ceux que l'anatomie fournit, je les range dans la dernière classe. Une grande quantité de linge teint de sang et où l'on trouve quelques caillots, est une raison qui autorise à poursuivre l'examen fait par des experts. L'allégation que quelques femmes donnent d'une suppression des règles, qui sont revenues en plus grande abondance, peut être vraie, mais elle ne doit point empêcher cet examen ultérieur.

« Les signes de l'avortement que fournit l'examen de la mère, ne sont pas également sensibles dans tous les temps et ne paraissent pas à la fois. L'hémorragie, par exemple, cesse pour l'ordinaire quelques jours après ; et c'est à des accidens particuliers qu'il faut attribuer sa durée pendant trente ou quarante jours après l'avortement ; l'aplatissement du col de l'utérus et le relâchement de son tissu et de celui du vagin disparaissent aussi peu à peu. Le lait des mamelles prend d'autres routes. Les frissons, les tremblemens, les douleurs, les lassitudes diminuent à proportion que l'hémorragie et la faiblesse cessent ; de façon qu'au bout de dix jours, pour l'ordinaire, il est très-difficile, pour ne pas dire impossible, d'apercevoir les traces sensibles de ces incommodités.

« Si l'avortement s'est fait dans les premiers temps de la grossesse, comme le volume du fœtus était peu considérable, le changement dans les parties suit la même règle. C'est en vain qu'on essayerait de reconnaître, par des signes sensibles, un avortement de cette espèce, même peu de temps après. Les avortemens qui se rapprochent du terme naturel de l'accouchement laissent un espoir bien mieux fondé : leurs signes persistent durant quelque temps, et ce temps est proportionné à l'âge de l'avorton.

« Les rides ou les plis du bas-ventre s'étendent au-delà du terme des autres signes ; mais ces signes pris séparément ou collectivement, ne deviennent décisifs qu'après avoir constaté la cause dont ils dépendent. Ils peuvent être l'effet de quelques causes entièrement étrangères à l'avortement. L'hydropisie du bas-ventre, une tympanite considérable et qui a duré quelque temps, et tout ce qui cause en général de grandes tumeurs dans cette partie, peuvent donner lieu à ces plis.

» La simple suppression des règles peut aussi quelquefois produire du lait dans les mamelles ; mais le lait s'y trouve alors en moindre quantité : il est plus aqueux, les mamelles sont moins pendantes ou moins flasques que dans l'état de grossesse ou après l'avortement. »

L'expert doit encore savoir, pour n'être pas induit en erreur au sujet des plis et rides de l'abdomen, que ce signe ne se rencontre point chez une personne enceinte pour la première fois et avortée à une époque peu avancée de la grossesse, tandis qu'on le trouvera chez une autre qui aura déjà fait des enfans, et qui néanmoins n'aura éprouvé qu'une perte de sang, sans avortement, dans la circonstance où l'expert fera ses recherches.

Il ne doit pas ignorer aussi que les femmes qui ont déjà enfanté et nourri des enfans, éprouvent assez tard les changemens qu'amène la grossesse dans les mamelles ; et que dans d'autres circonstances on pourrait trouver les traces trompeuses d'un accouchement récent chez une fille qui, ayant l'ouverture vaginale totalement fermée par l'hymen, aurait éprouvé la rétention du flux menstruel dans le vagin, la dilatation de l'orifice de la matrice et ensuite une évacuation abondante de sang par la rupture de cette membrane. Ces circonstances réunies pourraient en imposer pour un avortement récent.

D'un autre côté, l'hémorragie qui accompagne et suit d'ordinaire une fausse couche, peut manquer si le moyen employé pour la susciter consiste à ouvrir les membranes de l'enfant, à faire périr le fœtus ; cette manœuvre donne pour résultat la flétrissure des enveloppes et le détachement insensible du produit de la conception sans hémorragie considérable.

On doit être encore circonspect sur les conclusions tirées de l'orifice de la matrice, parce que dans des circonstances particulières, le museau de tanche conserve, après l'expulsion de l'avorton, la forme régulière et l'ouverture qu'il avait auparavant ; un vice organique peut lui donner les apparences qu'il montre ordinairement après les couches, sans compter qu'on a vu des filles vierges dont l'orifice utérin offrait le même caractère que celui des femmes qui ont eu des enfans.

Caractères de l'avorton (*). En parlant de l'infanticide, j'ai rapporté les signes qui prouvent qu'un enfant est à terme, viable, et qu'il a acquis le degré de maturité convenable pour pouvoir vivre isolé de sa mère. A côté de ces signes, j'ai placé ceux qui montrent que le nouveau-né est dans une catégorie toute opposée. Ajoutons à ces derniers les phénomènes d'immaturité qui constituent le véritable caractère de l'avorton.

S'il est fâcheux que ces signes caractéristiques soient presque nuls au premier et au second mois, on s'en console facilement par la raison qu'il est

---

(*) Toi qui meurs avant que de naître,
   Assemblage confus de l'être et du néant;
   Triste avorton, informe enfant,
   Rebut du néant et de l'Être.

   Toi que l'amour fit par un crime,
   Et que l'honneur défait par un crime à son tour ;
   Funeste ouvrage de l'amour,
   De l'honneur funeste victime.

   Donne fin aux remords par qui tu t'es vengé :
   Et du fond du néant où je t'ai replongé
   N'entretiens point l'horreur dont ma faute est suivie.

   Deux tyrans opposés ont décidé ton sort ;
   L'amour malgré l'honneur t'a fait donner la vie,
   L'honneur malgré l'amour t'a fait donner la mort.

rare que le crime d'avortement soit commis à cette époque de la grossesse, attendu qu'une femme, sur de simples doutes sur son état, n'oserait s'exposer aux graves inconvéniens qui résultent d'une pareille tentative.

Ce n'est qu'à deux mois que le fœtus commence à offrir une organisation distincte, et qu'il prend ensuite un développement plus rapide dans la formation de ses parties.

Au troisième mois cette organisation est plus perfectionnée : il y a encore néanmoins une disproportion entre les différentes parties. On ne peut établir avec précision ni le poids ni les dimensions du fœtus, à cause des variations qu'ils éprouvent par l'influence des divers agens naturels.

Au quatrième mois, toutes les parties externes se distinguent parfaitement, à l'exception des ongles et des cheveux.

Au cinquième mois, le fœtus offre de la graisse sous les tégumens, tandis qu'auparavant il n'y avait que de la gélatine.

Au sixième mois, toutes les proportions s'établissent encore mieux ; mais les fontanelles sont très-larges ; la peau fine, mince, d'une couleur pourprée ; les cheveux rares, courts et de couleur argentine ; les paupières collées et la pupille ordinairement fermée par une membrane ; les ongles manquent ou sont minces, courts et n'offrent qu'une légère lame ; les organes et les parties intérieures acquièrent également un développement sensible.

Au septième mois, la vitalité est plus marquée, toutes les parties plus consistantes; la peau devient rosée et sécrète un enduit graisseux blanchâtre; les paupières se séparent; la membrane pupillaire disparaît; les cheveux se colorent et deviennent plus longs; les ongles prennent plus de consistance.

Au huitième mois, peau plus dense, teinte plus claire, couche sébacée plus apparente, ongles plus fermes, cheveux plus longs, mamelles plus saillantes; on voit à la surface cutanée de petits poils, et l'organisation intérieure devient plus parfaite.

C'est au neuvième mois enfin que la maturité est complète. Toutes les parties sont plus consistantes; la tête est grosse et ferme; les fontanelles minces, larges; les cheveux plus longs, plus épais, plus colorés; l'enduit de la peau plus épais et plus abondant; les petits poils qui la recouvrent plus manifestes; les ongles plus fermes et plus denses, se prolongent jusqu'à l'extrémité des doigts; l'organisation intérieure a acquis toute la perfection nécessaire.

Ainsi, on reconnaîtra toujours un avorton, et on le distinguera facilement d'un enfant mur, né à terme et pouvant vivre hors du sein de sa mère, s'il montre, quelle que soit l'époque de la grossesse, les caractères suivans :

Un corps sec et maigre, une peau flasque et

mobile d'une couleur pourprée ou rosée, à cause du sang qui paraît à travers le derme, privée ou n'ayant que peu d'enduit sébacé ; des fontanelles grandes et les os du crâne très-mobiles : une face peu développée avec l'image de la tristesse ou de la vieillesse ; les lèvres et les oreilles d'une couleur pourpre ; les cheveux rares, courts et de couleur argentine ; les ongles peu formés et à peine sensibles ; les cils et les sourcils comme les cheveux ; l'occlusion pupillaire par une membrane ; le poids du corps au-dessous de quatre livres, et la longueur n'allant pas à seize pouces.

Malgré ses dénégations, une femme est convaincue d'être accouchée ; on trouve l'avorton qu'on présume être le produit de son accouchement. Peut-on découvrir que cet avorton lui appartient, en établissant le rapport qui existe entre son degré de maturité et l'époque de la grossesse où se trouvait la femme lorsqu'elle a avorté ?

Les signes qui annoncent l'avortement d'une femme, étant à peu près les mêmes que ceux qui se manifestent dans un accouchement ordinaire, il serait bien difficile et même impossible à un expert d'établir un véritable rapport entre un avorton donné, dont on déterminerait le temps qu'il aurait vécu dans le sein de sa mère, par le degré d'organisation et de maturité trouvé dans ses diverses parties, et le temps de grossesse où se trouvait la femme qui a avorté.

D'une part, l'avortement et l'accouchement

n'offrant d'autre différence, dans les signes qui les font reconnaître, que celle qu'ils sont plus évidens et d'une plus longue durée dans ce dernier que dans l'avortement ; et ces signes n'offrant aucun autre caractère distinctif suivant l'époque de la grossesse à laquelle l'avortement s'est effectué, il est à peu près impossible de déterminer cette même époque, si on n'a aucune autre donnée pour résoudre le problème.

D'une autre part, les signes d'immaturité d'un fœtus de tel ou tel nombre de mois, n'étant pas assez tranchans pour distinguer les diverses espèces d'avortons ; et d'ailleurs ces signes pouvant varier à l'infini, suivant la force et la santé de la mère, son âge, sa manière de vivre, ses passions et autres circonstances qui peuvent diminuer, augmenter ou changer leur valeur, il s'ensuit que l'expert se trouve dans l'impossibilité de prononcer, d'après les signes de l'accouchement, sur le rapport demandé, c'est-à-dire entre l'âge de l'avorton et l'époque de la grossesse.

Conséquemment nulle recherche lumineuse ne peut être faite à cet égard, et nulle induction ne peut être tirée en faveur ni contre la culpabilité de la femme soupçonnée de ce crime.

La femme montre tous les signes d'un avortement récent ; l'avorton est découvert : il est prouvé ou bien elle avoue qu'elle en est la mère. Comment découvrir que l'avortement est accidentel, comme la chose a si souvent lieu, ou qu'il est l'effet d'une manœuvre criminelle ?

Ici la question est difficile à résoudre, et la solution doit être plutôt cherchée dans les circonstances morales au milieu desquelles la femme est placée, et qui peuvent seules, dans la plupart des cas, jeter quelque jour sur une pareille matière, que dans les différences qui résultent de ces deux sortes d'avortement.

L'expert pourra néanmoins éclairer le juge, en lui faisant connaître les diverses causes qui produisent accidentellement les fausses couches, et les moyens dont le crime fait usage pour arriver à son but perfide.

Les causes qui contribuent à expulser le produit de la conception, sans que le crime y ait aucune part, sont :

Une disposition aux fausses couches, qui fait que certaines femmes, par la plus légère imprudence, et quelquefois même sans aucune cause apparente et malgré toutes les précautions convenables, avortent à une certaine époque de la grossesse pendant deux, trois, quatre fois, et ne peuvent jamais franchir l'époque critique quand l'habitude de l'avortement est bien établie chez elles ;

Toutes les passions fortes de l'âme, la colère, le chagrin, mais surtout une joie subite ou tout événement imprévu qui produisent une révolution dans l'économie animale, dont le résultat est la séparation et l'expulsion du fruit ;

Les maladies aiguës, principalement celles de la

poitrine ou des affections moins graves qui, en suscitant la toux, le vomissement, le ténesme ou des efforts plus ou moins pénibles, sont aussi la source de nombre d'avortemens ;

Certaines constitutions médicales ou des maladies épidémiques, jouissant de la fatale propriété de provoquer de fausses couches, ou de faire naître chez les femmes grosses une disposition telle, que la moindre cause accidentelle ou le remède le plus léger et la substance la plus innocente les déterminent avec la plus grande facilité ;

Les secousses physiques que toutes les femmes savent être la cause de nombre d'avortemens, telles que des courses prolongées et pénibles, des travaux excessifs, des efforts ou des mouvemens violens, le saut, la danse et les chutes. On peut ajouter à ces causes actives l'abus des spiritueux, des odeurs fétides ou très-fortes quoiqu'agréables, l'abus des plaisirs vénériens et de grandes erreurs dans le régime.

Toutes ces causes sont d'autant plus redoutables, qu'il y a plus de disposition à l'avortement ; car on voit souvent des femmes de la campagne, robustes, à l'épreuve de tous les accidens, et qui portent à bien leur fruit.

Si toutes ces causes produisent un avortement involontaire, les moyens suivans supposent nécessairement une intention criminelle.

Les saignées copieuses souvent réitérées ; celle du pied entre autres, quoique les évacuations sanguines ne soient nécessitées par aucune maladie grave, ni même par l'état pléthorique de la femme qui s'y soumet ;

Les vomitifs et les purgatifs fréquemment employés et puisés dans la classe de ceux qui produisent de fortes secousses, une irritation considérable dans la muqueuse abdominale et par contre-coup dans la matrice, surtout s'ils ont été donnés dans des circonstances où la femme n'offrait aucune disposition morbide qui réclamât de pareils moyens, et encore moins une secousse si forte ;

Les remèdes appelés emménagogues qui, en excitant une vive irritation dans la matrice et un afflux sanguin vers ce viscère, contribuent à détacher le placenta et à produire tous les phénomènes de l'avortement. On peut en dire autant des diurétiques chauds, et à plus forte raison des cantharides qui, par l'irritation et l'inflammation suscitées aux voies urinaires et par suite à l'organe utérin, déterminent les mêmes résultats ;

Enfin tous les remèdes chauds, incandescens, capables de porter un grand trouble dans la circulation, et d'accumuler le sang dans la matrice.

L'emploi de pareils moyens sans nécessité et sans indication quelconque, décèle une intention criminelle ; mais cette intention se manifeste d'une manière plus évidente encore par l'usage des abortifs locaux, tels que l'introduction par le vagin et l'orifice de la matrice d'un instrument pointu, propre à ouvrir les membranes et atteindre même le fœtus ; l'irritation et la dilatation du coû de la matrice par des agens mécaniques quelconques, à moins que ce dernier moyen ne soit employé par un accoucheur, dans la vue de sauver une femme d'une mort certaine ; la commotion électrique ou d'autres violences quelconques éprouvées au ventre et aux reins.

La plupart des abortifs généraux ne produisent pas toujours l'effet criminel que la femme en attend. Au lieu de provoquer l'avortement, ils suscitent quelquefois des maux graves et des souffrances aiguës, dont la mort est le résultat. Dans d'autres circonstances, ces tentatives criminelles amènent des affections lentes qu'on ne peut guérir, ou rendent les femmes, dont la santé était brillante auparavant, valétudinaires et sujettes à toutes sortes d'indispositions.

Le trouble dans l'économie animale, et ces maux graves résultant des abortifs pris intérieurement, seront pour le médecin expert un indice lumineux pour distinguer l'avortement accidentel ou involontaire, de celui qui réunit toutes les présomptions du crime.

Les circonstances antérieures, la réputation de l'accusée, sa conduite, pourront également concourir à constater sa culpabilité. Pareilles circonstances, toujours utiles d'après les médecins légistes dans toutes les occasions de médecine légale, le seront encore plus dans le crime d'avortement.

Si la femme a caché sa grossesse et a cherché à connaître les moyens qui provoquent une fausse couche; si elle a fait, sans aucune espèce de nécessité, des exercices violens et dangereux; si elle a usé de la saignée, et surtout de celle du pied, par le ministère de plusieurs chirurgiens, en laissant ignorer que ce moyen avait déjà été employé; si elle a demandé à des pharmaciens, chirurgiens ou autres personnes, des remèdes propres à combattre une suppression; si elle a fait usage de pareilles drogues ou de purgatifs drastiques sans conseil de médecin, et qu'on en trouve encore chez elle; si elle a supposé une maladie pour cacher son état; enfin, si on trouve aux parties génitales et au fœtus des traces d'une violence immédiate: voilà tout autant d'indices assez positifs d'un avortement criminel, qui auront d'autant plus de force pour constater le crime, qu'ils seront plus nombreux et de nature à exclure plus ou moins le doute.

Si, au lieu de ces circonstances, on trouve une femme qui a fait une chute suivie d'une commotion considérable; si cette chute offre des marques évidentes de contusion et est suivie d'une perte de sang; si elle a fait quelque effort involontaire qui ait pu nuire à la grossesse; si quelque cause interne a développé l'hémorragie utérine, et si la perte a été précédée d'un état pléthorique; enfin si l'irritabilité de l'accusée rend raison des phénomènes abortifs qui se manifestent, alors l'avortement n'annonce rien de criminel.

Rapport sur l'avortement.

Nous soussigné, etc.... requis, etc.... pour constater si l'avortement de mademoiselle.... âgée de dix - sept ans, était naturel ou provoqué, etc.... Arrivé dans la chambre, nous avons trouvé la demoiselle.... qui nous a dit être accouchée la veille sans cause connue : que l'enfant, du sexe masculin, était âgé de six mois environ ; qu'elle avait constamment évité les causes qui auraient pu déterminer une fausse couche ; qu'ainsi elle ne s'était point livrée à un exercice violent, etc. ; qu'elle n'avait jamais été saignée, ni fait appliquer des sangsues, ni pris des substances drastiques ou émétiques.

Le commissaire de police qui nous accompagnait a cru devoir faire des recherches dans une armoire où il a trouvé deux petits paquets, contenant un mélange que nous avons reconnu être de la sabine et de la rue. La demoiselle.... a paru surprise de cette découverte, et nous a assuré n'avoir point fait usage de pareils médicamens.

Nous avons procédé à la visite, et nous avons constaté par l'examen du sein, du cou de la matrice, du vagin, de l'écoulement qui provenait de ce canal, de son odeur et par la réunion des signes qui annoncent un accouchement récent, que cette demoiselle était véritablement accouchée la veille ainsi qu'elle l'a déclaré. On voyait à la surface interne des grandes lèvres environ douze morsures triangulaires ecchymosées, annonçant d'une manière non équivoque, qu'un nombre égal de sangsues avait été récemment appliqué. La portion de peau correspondante à la veine médiane céphalique et à la veine saphène était le siége de cicatrices légères , qui paraissaient être le résultat de saignées faites depuis peu. Du reste , la fille.... était en proie à des douleurs intolérables dans la région hypogastrique ; la peau était chaude et âcre , le pouls excessivement fréquent.

Le cadavre de l'enfant , d'une longueur de douze pouces , pesant deux livres deux onces , ayant la tête assez grosse relativement au corps , et un évasement des fontanelles très-marqué , les paupières collées , la pupille fermée par une membrane , la peau d'un rouge pourpré, les ongles peu formés et les cheveux courts et argentins, nous a présenté le caractère d'un avorton d'environ six mois.

On remarquait à la portion de la peau du crâne correspondante au milieu de la suture sagittale, une ouverture large d'environ un tiers de ligne , dont le contour était ecchymosé. En disséquant attentivement les parties blessées, il était aisé de reconnaître que la commissure membraneuse qui unit les deux pariétaux ainsi que la dure-mère , avaient été percées par le même instrument qui avait blessé la peau ; le sinus longitudinal supérieur était ouvert, et l'on voyait à la surface du cerveau et entre ses deux hémisphères un épanchement considérable de sang en grande partie liquide ; du reste, le cerveau, le cervelet et la moelle épinière n'étaient le siége d'aucune altération. Le thorax était aplati , les poumons d'un très-petit volume, de couleur rouge , n'étaient point crépitans et se précipitaient au fond de l'eau , soit qu'on les mît sur ce liquide entiers ou par fragmens ; le diaphragme était refoulé vers le thorax ; les viscères abdominaux paraissaient dans l'état naturel ; l'arrière-faix avait été soustrait.

Ces faits nous permettent de conclure , 1° que mademoiselle.... est accouchée depuis peu ; 2° que le fœtus, âgé d'environ six mois et bien constitué, est mort-né ; 3° que tout annonce qu'il aurait pu vivre s'il avait continué à se développer ; 4° qu'il a été blessé à la suture sagittale par un instrument piquant, qui a pénétré assez avant dans l'intérieur du crâne pour ouvrir les parois du sinus longitudinal supérieur ; 5° que cette blessure a été faite pendant qu'il était encore vivant ; 6° que c'est à elle qu'il faut attribuer la mort ; 7° qu'il est *excessivement probable* que la fille.... dont les récits sont évidemment mensongers, après avoir essayé inutilement de se faire avorter au moyen de la sabine, de la rue et des saignées, aura percé ou fait percer le crâne de l'enfant pendant qu'il était encore dans l'utérus ; 8° qu'il eût été possible d'affirmer le fait si les membranes n'eussent pas été soustraites et que l'on eût pu reconnaître qu'elles avaient été lésées à la partie correspondante à la suture sagittale.

En foi de quoi, etc.

SECTION IV. — *Suppression de part.*

L'accusation de crime d'infanticide est bien établie quand il résulte des aveux de la femme qui en est présumée coupable, ou des circonstances morales au milieu desquelles elle est placée, qu'elle est accouchée depuis peu et qu'elle est la mère d'un nouveau-né qui offre les signes évidens d'une mort provoquée par le défaut de soins indispensables au moment de sa naissance, ou par des violences qui font présumer le crime. La conviction de celui-ci s'acquiert ensuite par les recherches dans le cadavre de l'enfant, et telles qu'on les a détaillées à l'article de l'infanticide.

Dans les cas où la femme soustrait le produit de l'accouchement, il y a seulement suppression de part, délit moins grave que l'infanticide, quoique l'un soit assez souvent la conséquence de l'autre, parce qu'il est assez probable que la femme qui cèle sa grossesse et son accouchement, et qui fait disparaître son fruit sans qu'elle puisse rendre raison de ce qu'il est devenu, doit s'en être débarrassée d'une manière criminelle. Cependant elle pourra nier son accouchement, supposer une fausse grossesse, une suppression menstruelle; déclarer qu'elle est accouchée d'un avorton, d'un monstre incapable de vivre, ou d'un fœtus mort-né ; et ses allégations ne pourront être regardées comme fausses, tant qu'on n'aura pas trouvé le cadavre de l'enfant, qui seul pourra fournir les preuves nécessaires pour la convaincre de la fausseté de ses assertions.

Jusqu'alors la femme n'est coupable que de suppression de part et non d'infanticide. Sa culpabilité ne saurait être plus forte, quand même on trouverait le cadavre d'un nouveau-né, si elle n'avoue point en être la mère, ou si l'on ne trouve pas un rapport nécessaire entre l'état de ce cadavre et l'époque où la femme est censée être accouchée.

La suppression de part peut être prouvée de deux manières : 1° par les signes d'une véritable grossesse, qui auront été constatés en temps et lieu par un médecin instruit, lequel aura reconnu, dans les derniers mois de la gestation, les phénomènes de la dilatation de la matrice et sa réplétion par un corps dur, les mouvemens de l'enfant, le ballottement et les signes fournis par le stéthoscope ; 2° par la visite de la femme accusée, qui donnera pour résultat la collection des signes qui annoncent un accouchement récent.

La première preuve ou l'existence de la grossesse bien constatée, sera suffisante lors même que la femme n'offrirait plus, dans une nouvelle visite, aucune trace d'accouchement, attendu que les signes de ce dernier s'affaiblissent et disparaissent avec le temps.

Mais comme il est rare qu'une personne du sexe, mal intentionnée, ne cherche à se soustraire autant qu'il lui est possible à une pareille visite pendant sa grossesse, il en résulte que cette preuve manque le plus souvent, et qu'il est presque toujours indispensable de constater la suppression de part, par les phénomènes qui proviennent d'un accouchement.

Ces phénomènes diffèrent très-peu de l'avortement : la seule différence que l'on observe entre ces deux expulsions du fœtus, c'est que dans l'accouchement ces signes sont plus prononcés et de plus longue durée, tandis qu'ils le sont moins et disparaissent plutôt dans les fausses couches. Je ne reviendrai pas sur l'énumération qui en a été donnée à l'article de l'avortement; il me suffira de rappeler ici les principaux, ou ceux qui s'offrent le plus communément.

Signes généraux. Frissons et tremblemens vers les parties inférieures; efforts qui se dirigent vers ces parties; membres pelviens quelquefois enflés; lassitudes spontanées; vacillation et balancement dans la marche; pâleur de la peau et surtout de la face; œil abattu et cerné; pouls fébrile; peau molle, celle du ventre plissée et parsemée de différentes lignes blanchâtres et rougeâtres; ligne blanche, du pubis à l'ombilic, offrant un écartement assez marqué dans les muscles.

Signes particuliers ou locaux. Mamelles tuméfiées, distendues, douloureuses, contenant une humeur laiteuse qu'on peut exprimer des mamelons; on trouve à l'abdomen, près du nombril, un corps dur, arrondi, un peu sensible, qui s'affaisse et se resserre sous la main; ce corps est formé par l'utérus qui n'est pas encore revenu à son état naturel; écoulement par le vagin d'une couleur rougeâtre et blanchâtre, d'une odeur forte et propre aux lochies; orifice de la matrice mou, souple, dilaté à y pouvoir introduire les doigts, et donnant issue à l'humeur sanguinolente relatée; quelquefois déchirure de la fourchette non encore cicatrisée; écartement des os du bassin par le gonflement et le relâchement des articulations pelviennes ; celles-ci sont encore douloureuses. Enfin, moiteur de la peau, d'une odeur aigre et qui est particulière aux femmes accouchées.

Cet ensemble de signes [1] ou la réunion de la plupart d'entr'eux, démontre l'acte de l'acouchement ; et nul autre état antérieur, tel que l'ascite, la tympanite, l'hydropisie de matrice, la ménorrhagie suite d'une suppression, ou telle autre affection analogue, ne pourrait être suivie de tous les phénomènes ci-dessus dont l'ensemble est le résultat nécessaire de l'accouchement.

____

(1) Il faut ici, comme dans la plupart des cas de médecine légale, une collection de signes pour amener la certitude ; car il n'y en a aucun de ceux énumérés qui, pris isolément, ne soit capable d'induire en erreur et de faire supposer un accouchement, là où il n'y a que les traces d'une affection pathologique.

Ainsi : 1° La présence du lait aux mamelles peut se rencontrer dans la grossesse, la suppression des menstrues, et même chez des filles dont la virginité est intacte, et des individus du sexe mâle, ainsi qu'on en a vu des exemples ;

2° Le volume de la matrice et le globe qu'il forme dans l'hypogastre, peut être le résultat d'un squirre, d'un corps fibreux ou de l'hydropisie de l'utérus ;

3° L'écoulement des lochies, quoiqu'ayant un caractère particulier, peut néanmoins être confondu avec des fleurs blanches abondantes et avec la perte qui suit l'expulsion d'une mole ;

4° Les signes puisés dans les parties externes et internes de la génération et surtout à l'orifice de la matrice, quoique très-concluans, sont pourtant communs à l'expulsion d'un fœtus et à celle d'un faux germe ;

5° Les lignes rougeâtres et blanches de l'abdomen, les rides et vergetures sont aussi des signes équivoques, puisqu'ils peuvent être le résultat d'une ancienne grossesse, de l'hydropisie ascite ou d'un embonpoint considérable, suivi bientôt d'un état de maigreur.

Il est essentiel de faire observer que ces signes ne se présentent plus, ou que du moins ils se trouvent bien affaiblis, dix à douze jours après l'accouchement ; de là, la nécessité de visiter une femme accusée de suppression de part dans la huitaine de ses couches, afin que l'expert puisse prononcer, d'une manière positive, sur la question qui lui est soumise.

Passé cet intervalle, la matrice revient à son volume naturel, les déchirures se cicatrisent, le lait au sein peut disparaître ou être confondu avec un lait ancien ; l'écoulement utérin ressemble aux autres écoulemens de la matrice, parce qu'il perd ses caractères distinctifs ; l'odeur particulière de l'excrétion cutanée peut également s'évanouir, ou s'affaiblir beaucoup ; et tous les autres signes qui resteront pourront être imputés à un accouchement ancien comme à une couche récente.

La femme déclare qu'elle est accouchée ou bien le fait est prouvé d'une manière incontestable ; on trouve un nouveau-né qu'on croit être le produit de cet accouchement. Comment l'expert pourra-t-il découvrir que l'accusée qui nie la chose est véritablement la mère du nouveau-né en question ?

Pour acquérir la preuve, jusqu'à un certain point, que l'enfant délaissé ou le cadavre du nouveau-né appartient à l'accusée, il faut établir un rapport exact entre l'époque de l'accouchement et l'état de l'enfant ; entre le volume de celui-ci et les traces de la couche plus ou moins laborieuse.

Si ce rapport ne peut s'établir, et s'il y a au contraire une discordance prononcée, on ne pourra en conclure que l'enfant trouvé vif ou mort, ait été mis au monde par la femme qui est soupçonnée d'en être la mère.

Ainsi comment attribuer à une femme très-récemment accouchée, le cadavre d'un enfant en complète putréfaction ? Comment rapporter celui d'un nouveau-né encore très-frais et qu'on ne suppose que d'une naissance d'un à deux jours, à une femme qui, par une exploration exacte, se montre avec les signes d'un accouchement de dix à douze jours ?

Comment attribuer, par la même raison, à une femme qui, par l'écartement des articulations pelviennes et les autres signes d'un accouchement laborieux, est censée avoir mis au monde un enfant d'un gros volume, comment lui attribuer, dis-je, un faible avorton de cinq à sept mois, ou le cadavre d'un enfant jugé à terme, mais si mince et d'une tête si peu volumineuse, qu'il serait incapable d'avoir été cause d'un accouchement aussi laborieux ?

Pareillement un nouveau-né trouvé vivant et d'une naissance toute récente, et qu'on jugerait telle par la peau molle, rougeâtre, onctueuse et recouverte encore de l'humeur sébacée, par l'état non spongieux et saignant du cordon ombilical, et par l'absence des signes qui annoncent sa séparation du corps de l'enfant, ne pourra être imputé à une femme qui paraît être accouchée depuis plus de dix jours.

Et par une raison contraire, si tout annonce qu'elle s'est délivrée dans la journée ou le jour qui a précédé, on ne pourra la croire mère d'un enfant dont la peau est sans enduit et d'une couleur rouge tirant sur le blanc, dont le cordon est flétri, sec et presque détaché de sa base, et offrant un contour cicatrisé ; ou de tel autre enfant déjà très-apte à prendre avec force le sein d'une nourrice, et annonçant par ses cris, ses mouvemens et l'exercice de ses fonctions, qu'il a déjà joui d'un nombre de jours d'existence hors du sein de sa mère.

On n'attribuera pas non plus à une femme dont les traces d'accouchement sont toutes récentes, le cadavre d'un nouveau-né, fût-il encore frais, si l'ouverture de ce cadavre prouve qu'il a vécu quelques jours hors du sein maternel. Ces preuves seront déduites de la présence de substances alimentaires dans l'estomac, de l'entière évacuation de l'urine et du méconium, de l'oblitération ou du rétrécissement du trou de Botal, et autres phénomènes qui, joints aux signes fournis par le cordon ombilical, démontreront que l'enfant ayant quelques jours de vie extra-utérine, ne peut être rapporté à une femme dont l'accouchement est d'une époque bien moins éloignée.

Les nombreuses observations faites dans ces derniers temps sur les cadavres des nouveau-nés,

et qui établissent d'une manière à peu près certaine le petit nombre de jours qu'ils ont vécu après
la naissance, peuvent être d'une grande utilité pour
découvrir si une femme, convaincue de suppression
de part, est mère d'un nouveau-né trouvé dans
un endroit quelconque.

Cordon ombilical. Il résulte de ces observations
que le cordon ombilical se flétrit du premier au
troisième jour de la naissance. La chose arrive
plutôt si le cordon est mince, plus tard s'il est gros.
La dessication commence du premier au quatrième
jour, et peut être quelquefois complète au troisième. Quand le cordon est épais, ce n'est qu'au
cinquième. Elle commence au sommet du cordon,
s'étend vers le milieu et ensuite à la base. Il acquiert
par cette dessication une couleur roussâtre et brune ; il s'aplatit, se vrille ; les vaisseaux s'oblitèrent,
se sèchent, deviennent tortueux. Cependant la
dessication peut commencer au niveau de la ligature. Ce phénomène est un acte vital qui n'a pas
lieu si l'enfant meurt en naissant. Elle cesse à mesure que la mort arrive ; alors le cordon pourrit et
se putréfie au lieu de se dessécher. Par la putréfaction le cordon reste mou, les vaisseaux béans ;
il se manifeste une couleur d'un blanc verdâtre ;
l'épiderme se détache ; enfin il tombe en putrilage
du quatrième au cinquième jour. On voit rarement,
dit le professeur Orfila, le cordon ombilical d'un
enfant mort-né se sécher avant le cinquième ou
sixième jour.

On peut conclure qu'un enfant trouvé mort ou exhumé, qui offre un cordon roussâtre, aplati, vrillé avec les vaisseaux oblitérés ou séchés, n'était pas mort-né et qu'il a vécu un ou deux jours ; tandis que l'enfant aura été mort-né ou n'aura vécu que très-peu de temps si le cordon est encore mou et analogue à l'état général du cadavre.

La chute du cordon se fait le plus ordinairement du quatrième au cinquième jour ; ceci néanmoins est variable et ne peut se préciser d'une manière certaine, conséquemment ce signe ne fait connaître qu'aproximativement l'âge du nouveau-né.

Le cercle rouge à la base du cordon ou le travail inflammatoire ne précède ou n'accompagne pas toujours la chute du cordon. Cette rougeur ne peut donc avoir une grande valeur pour établir si l'enfant est mort avant, pendant ou après l'accouchement.

La cicatrisation de l'ombilic est complète, et le suintement tari du dixième ou douzième jour, et cela suivant l'épaisseur et le plus ou moins de volume du cordon. Le diamètre de la saillie ombilicale est toujours proportionné à celui du cordon. Ainsi en supposant un ombilic rétréci et un cordon grêle, la cicatrisation aura dû se faire avant le dixième jour ; et s'il s'agit d'un ombilic saillant, ce qui suppose un cordon épais, elle se sera faite plutôt après qu'avant cette époque.

Exfoliation de l'épiderme. Autre signe précieux pour déterminer le temps qu'un nouveau-né peut avoir vécu après sa naissance. Cette exfoliation est un phénomène de la vie extra-utérine, parce qu'on ne l'observe pas aux fœtus à leur sortie de l'utérus. Si donc on peut la constater sur le cadavre d'un enfant, on en conclura qu'il est mort après la naissance.

Elle commence à une époque très-variable ; toutefois elle n'a jamais lieu immédiatement après la naissance ; il faut au moins qu'un jour s'écoule pour qu'elle se manifeste, de façon que lorsqu'on verra l'épiderme de l'enfant se fendiller et se soulever, ce sera une preuve qu'il aura au moins un jour de naissance ou de vie extra-utérine.

Elle est ordinairement dans la plus grande activité du troisième au cinquième jour. On ne peut rien statuer sur sa durée et sa terminaison : rien de fixe ni de positif à cet égard ; elle peut se prolonger jusqu'à un ou deux mois.

Avant de rien conclure sur cette exfoliation, il est très-essentiel de s'assurer si elle est naturelle ou le résultat d'une maladie ou de la putréfaction.

Elle est naturelle si la peau de l'enfant, quoique rosée comme chez les nouveau-nés, n'est pas enflammée, et si l'épiderme se fendille, se renverse en se roulant comme une coquille ; en outre, enlevé avec le doigt, il se brise aussitôt, et ses connexions avec le derme ne se déchirent pas.

On la distingue facilement de l'exfoliation qui arrive aux phlyctènes et bulles érysipélateuses, en ce que celle-ci ne se montre qu'au niveau des

parties enflammées , et qu'il y a en outre épanchement d'un liquide.

L'exfoliation qui provient de la putréfaction
s'accompagne des phénomènes propres à l'état
putride , et quand on veut d'ailleurs séparer les
écailles qui se détachent, on voit des filamens qui
s'alongent et qui n'existent pas dans l'exfoliation
naturelle.

---

*Modèle de rapport pour constater l'accouchement,
en cas de suppression de part ou d'infanticide ;
par* Chaussier.

Nous soussignés , Professeurs à la faculté de médecine
de Paris , etc.... sur la réquisition de M. le Commissaire
de police de la division du Luxembourg , nous sommes
transportés , aujourd'hui dimanche 12 novembre 1809 ,
à dix heures du matin , dans une maison sise enclos de
la foire Saint-Germain , chambre au premier étage ,
occupée par la dame Catherine Tillard , femme séparée
Martinelle , à l'effet d'y visiter la fille Nanette Tillard ,
que l'on présume être accouchée le jeudi matin , neuf
de ce mois, et de constater son état.

Arrivés dans la chambre désignée , nous y avons
trouvé ladite Nanette Tillard alitée , et par l'examen
que nous en avons fait, nous avons reconnu les circonstances suivantes :

1° La face était légèrement pâle , l'œil abattu , un
peu cerné ;

2° Le pouls était fébrile , ample , onduleux ; la peau
était molle , souple , avec un peu de chaleur et une
moiteur qui avait l'odeur acide particulière que l'on
remarque dan les couches ;

3º. Les mamelles étaient tuméfiées , distendues , douloureuses ; il en était déjà sorti par le mamelon une certaine quantité d'humeur laiteuse , comme nous nous en
sommes assurés en examinant la chemise de la malade
qui était tachée à l'endroit des mamelons. De plus , en
pressant légèrement les mamelles , nous en avons exprimé une humeur laiteuse bien caractérisée par sa couleur et sa consistance ;

4° Le ventre était souple ; la peau était laxe , plissée ,
parsemée de petites lignes rougeâtres , blanchâtres , lui-
santes , entre croisées en différens sens , et qui de la
région des aines et du pubis se dirigeaient principalement vers l'ombilic ; et on reconnaissait que la ligne
médiane des muscles abdominaux avait souffert une
grande extension , car en la parcourant dans toute son
étendue , on y trouvait un écartement très-marqué ,
surtout du côté de la région ombilicale ; enfin , à travers
les parois du ventre , on sentait le corps de la matrice
qui était très-volumineux , ferme , arrondi, s'élevait à peu
de distance de l'ombilic et se contractait encore d'une manière très-sensible sous la main qui le pressait ;

5º Il s'écoulait par les parties génitales une humeur
blanchâtre mêlée de sang , qui avait la couleur et l'odeur
forte et propre aux lochies , comme nous nous en sommes
assurés en examinant les linges qui étaient sous la malade ;

6° Les parties génitales étaient légèrement tuméfiées
et très-dilatées dans toute leur étendue. L'orifice de la
matrice était laxe , mou ; il donnait issue à l'humeur
sanguinolente , blanchâtre , dont il a été parlé dans
l'article précédent , et il était tellement souple et dilaté ;
qu'on aurait pu facilement y introduire plusieurs doigts ;

7° Enfin il a été reconnu par le toucher que le bassin
était ample , évasé , bien conformé et disposé pour un
accouchement facile.

D'après ces différentes observations, nous assurons :

1.º Que Nanette Tillard est accouchée depuis trois ou quatre jours au plus, ce qui est bien constaté par l'état des mamelles, la sécrétion du lait qui s'y fait, l'odeur de la sueur, la nature de l'écoulement qui a lieu par les parties génitales ; l'état de ces parties, de la matrice et du ventre ;

2º Qu'aucune maladie ou affection autre que l'accouchement ne peut produire cet ensemble, cette série de circonstances que nous avons observées ;

3º Que d'après la disposition du bassin, Nanette Tillard a pu accoucher facilement et promptement.

Paris, an et jour susdits.

SECTION V. — *Supposition de part.*

S'il est des personnes du sexe qui répudient à tout prix le titre de mère, il en est d'autres qui, ne pouvant goûter les douceurs de la maternité, et voulant néanmoins, par cupidité ou par tout autre motif coupable, introduire un héritier dans leur famille, ont recours au triste expédient de simuler la grossesse pendant le temps convenable, et de feindre ensuite l'appareil douloureux et la plupart des phénomènes qui précèdent ou suivent l'accouchement.

La même ruse peut être employée par une fille amoureuse qui espère, en agissant de la sorte, de mettre sous les liens de l'hymen celui qui n'aura voulu se rendre encore à ses vœux par d'autres considérations.

Ce crime est moins révoltant , sans doute , que l'avortement et l'infanticide , cependant il était puni autrefois par le bannissement et l'infamie. Les lois nouvelles infligent la réclusion.

La médecine , consultée en pareille circonstance par les agens de la justice, pourra facilement convaincre la femme de sa fraude , si elle n'a jamais fait d'enfant et si l'accouchement est censé avoir eu lieu depuis moins de quinze jours.

En effet , par l'exploration la plus simple , l'expert mettra au plus grand jour l'imposture , s'il ne trouve aucun des signes de l'accouchement ; car la femme , malgré toutes ses ruses , ne pourra simuler le lait au sein , l'écoulement des lochies , l'odeur qui accompagne l'évacuation de ces fluides, et les divers changemens que la grossesse et la délivrance font subir au corps de l'utérus , mais surtout à son col et à son orifice.

La fraude pourra être encore découverte chez l'accusée quand même l'accouchement daterait d'un mois et même davantage , s'il s'agit d'une femme qui ne soit jamais accouchée et qui n'ait point eu de grossesse antérieure , parce que l'absence totale du lait , des vergetures à l'abdomen , et le défaut de traces de grossesse et d'accouchement dans l'utérus , telles qu'une plus grande dilatation du cou de cet organe , la rugosité du museau de Tanche , l'ouverture et la rondeur de l'orifice utérin fourniront un faisceau de preuves suffisantes pour établir , d'une manière positive , que la femme inculpée n'aura jamais été mère , et que par conséquent elle est vraiment coupable de supposition de part.

La médecine serait tout-à-fait impuissante , ou ne pourrait fournir que des preuves équivoques , si ce délit était imputé à une femme qui eût déjà fait des enfans et que la couche qui ferait matière du procès se fût opérée depuis plus d'un mois.

Les preuves testimoniales et les circonstances morales qui se rapportent à l'accusée et à son époux doivent, en pareil cas , comme dans celui de substitution de part , éclairer plus le juge que les ressources de la médecine.

Cependant le médecin expert pourra repousser la preuve négative d'accouchement déduite de l'âge de la femme , supposé qu'elle soit arrivée à 48 ou 5o ans , parce que des faits nombreux et concluans prouvent qu'une femme peut devenir mère passé cette époque ordinaire de la fécondité , et que celle-ci peut se prolonger au-delà de ce terme , ou se manifester à l'âge même de 6o ans.

Faute d'autres ressources, la médecine invoquerait en vain , en cas de supposition ou de substitution de part , la ressemblance des enfans à leurs parens, ainsi que des médecins légistes estimables paraissent le recommander. Il est vrai de dire que les enfans peuvent hériter et héritent ordinairement des défauts physiques et moraux de leurs ascendans ; ils héritent encore de leurs constitutions, de leurs goûts, de leurs maladies, vices de conformation, vices locaux, etc., etc. ; mais qu'en conclure pour des nouveau-nés ou pour des enfans qui n'ont que quelques jours d'existence, qui ressemblent à tout le monde et chez lesquels la nature n'a pas encore développé les traits, les formes, les vices physiques et les maux héréditaires que les pères transmettent à leurs enfans dans l'acte de la génération ? Ce signe est donc tout-à-fait illusoire et ne saurait être d'aucun secours pour éclairer la question de supposition de part.

FIN.

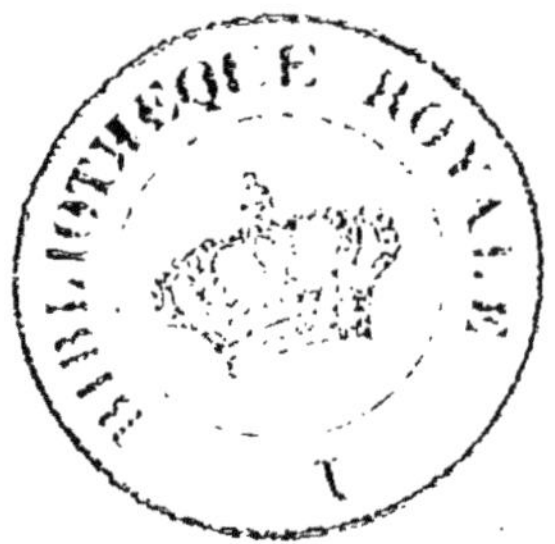

𝔗able des 𝔐atières.

Première Partie.

CHAPITRE Ier

CHAPITRE II.

CHAPITRE III.

Seconde Partie.

CHAPITRE UNIQUE.

TABLE DES MATIÈRES.

Troisième Partie.

CHAPITRE Ier

CHAPITRE II.

Fin de la Table.

BRIGNOLES, IMPRIMERIE DE PERREYMOND-DUFORT.

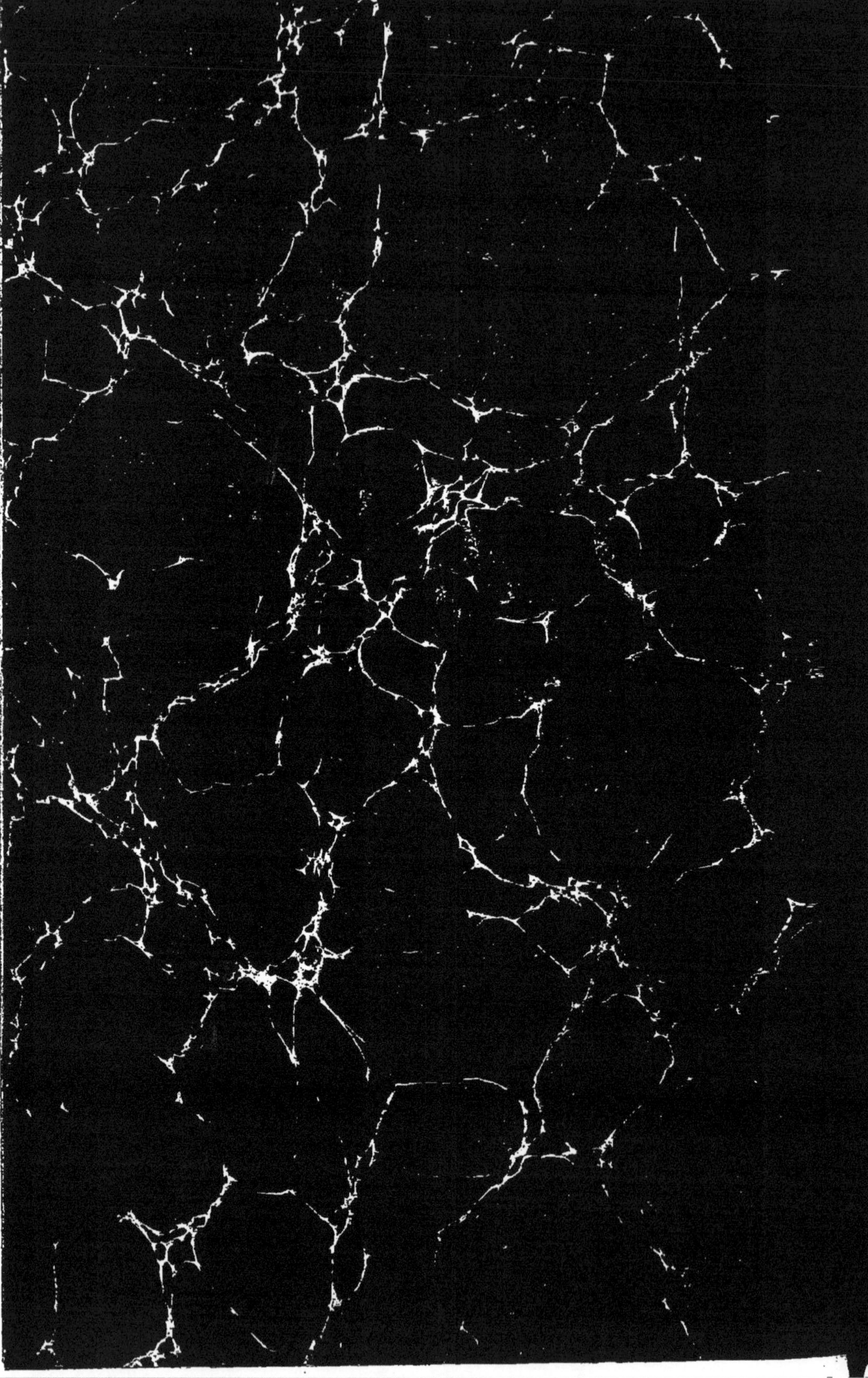

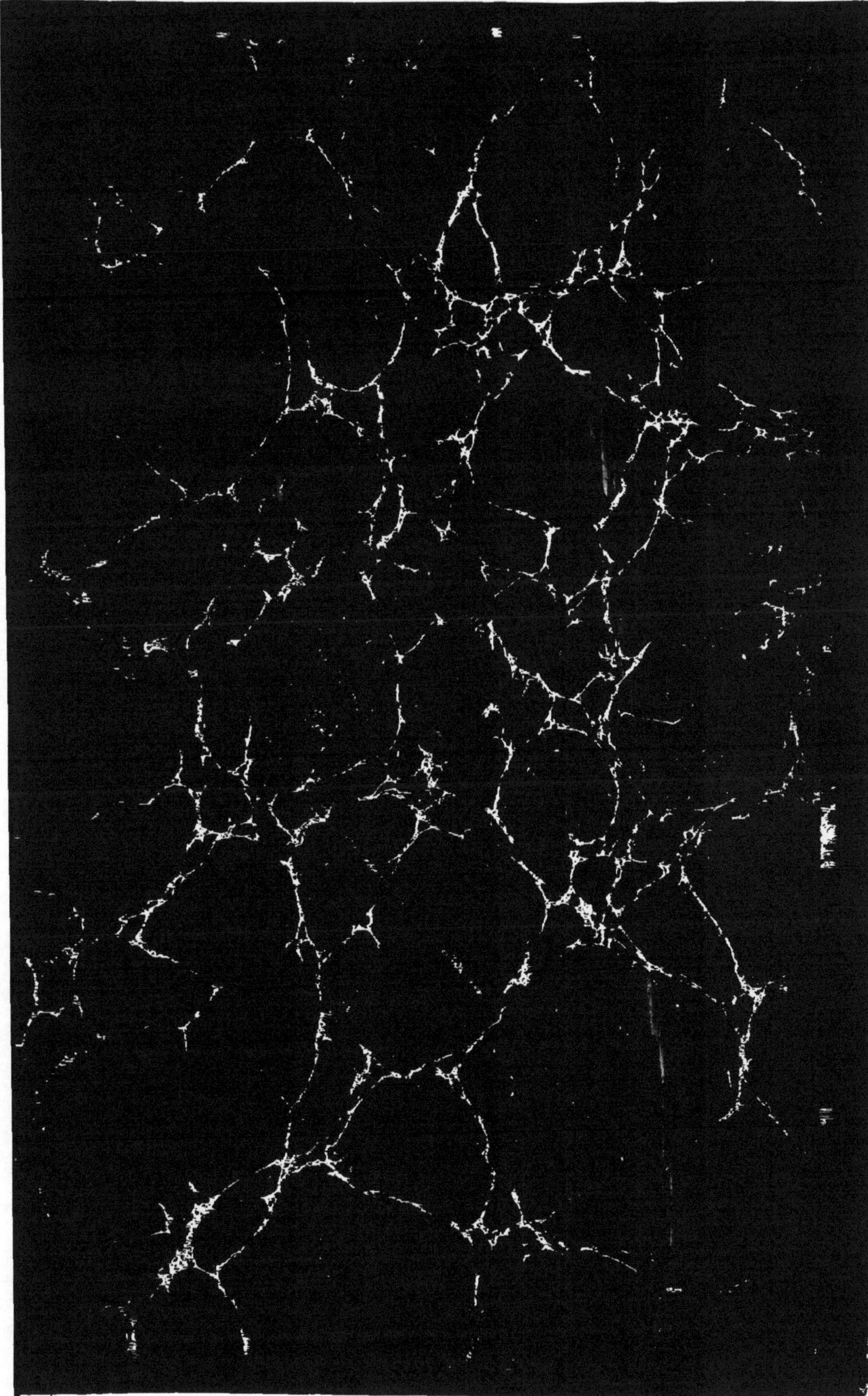

BIBLIOTHEQUE NATIONALE DE FRANCE

3 7531 02778513 9

www.ingramcontent.com/pod-product-compliance
Ingram Content Group UK Ltd.
Pitfield, Milton Keynes, MK11 3LW, UK
UKHW010909160726
13695UKWH00007B/52

9 782013 627580